肾癌药物药理学

主 编 杨 洋 徐天瑞 李 伟

U0288630

科学出版社

北 京

内 容 简 介

  本书系统、全面地介绍了肾癌的临床用药,临床试验阶段的抗肾癌药物,靶点明确的植物有效成分,中药在肾癌治疗中的应用及研究,以及精准医疗在肾癌治疗中的研究和所面临的挑战,涵盖临床应用和基础研究,系统介绍了肾癌药物药理的研究成果和发展方向。

  本书可作为药理学研究人员,以及肾病科、肿瘤科临床医生和相关专业研究生的参考用书。

图书在版编目（CIP）数据

肾癌药物药理学 / 杨洋,徐天瑞,李伟主编. —北京:科学出版社,2020.9
ISBN 978-7-03-066244-6

Ⅰ. ①肾… Ⅱ. ①杨… ②徐… ③李… Ⅲ. ①肾癌-抗癌药-药理学-研究 Ⅳ. ①R979.1

中国版本图书馆 CIP 数据核字（2020）第 181339 号

责任编辑:陈若菲 马晓伟 / 责任校对:张小霞
责任印制:李 彤 / 封面设计:龙 岩

科学出版社 出版
北京东黄城根北街 16 号
邮政编码: 100717
http://www.sciencep.com

北京中石油彩色印刷有限责任公司 印刷
科学出版社发行 各地新华书店经销
*
2020 年 9 月第 一 版 开本:787×1092 1/16
2020 年 9 月第一次印刷 印张:14 1/2
字数:340 000

定价:**88.00 元**
（如有印装质量问题,我社负责调换）

编写人员

主 编　杨　洋　徐天瑞　李　伟

副主编　安　输　刘　莹　郝　倩

　　　　　郭晓汐　朱　滢　陈　辉

　　　　　闫婧伊　刘玉梅

编 者（按姓氏笔画排序）

　　　　　王　进　石　鑫　冯承官

　　　　　李墨香　杨　萍　张立婧

　　　　　胡鹏程　洪善文

前　言

　　肾癌也称肾细胞癌，是一种起源于肾实质泌尿小管上皮系统的恶性肿瘤，占所有肾脏恶性肿瘤的 80%~90%，占所有恶性肿瘤的 2%~3%。随着全球经济的发展和人们生活水平的提高，肾癌的发病率一直在上升，并呈现欧洲和北美等发达国家和地区发病率高于不发达地区 10 余倍，以及男性高于女性约 2 倍的特征。与世界部分国家和地区肾癌发病率相比，我国肾癌发病率虽然较低，但也呈逐年上升趋势，并且多数患者就医时已处于癌症晚期。

　　美国国家综合癌症网络（National Comprehensive Cancer Network，NCCN）于 2019 年8 月发布了《NCCN 临床实践指南：肾癌（2020. V2）》，是目前国际上最新的关于肾癌预防、筛检、诊断、治疗和支持疗法的系统方案。与 2018 版和 2019 版指南相比，靶向药的地位不断提升。2020 版指南指出，阿西替尼单独或联合帕博利珠单抗，帕唑帕尼、舒尼替尼、纳武单抗单独或联合伊匹单抗、卡博替尼等，可作为不同情况下肾癌治疗的一线药物。另外，替西罗莫司、乐伐替尼、依维莫司、白细胞介素-2 等可作为后续治疗的重要选择。而舒尼替尼一直是近年来肾癌全身治疗的首选用药。我国传统中医药对肾癌症状也有描述和辅助治疗调理的方案，其以清利湿热和活血化瘀为主要治疗原则，以黄芪、龙葵、半枝莲和茯苓等为主要药物。中西医联合治疗也为临床提供了更多可行的选择。从植物药中分离提取的活性成分（如长春新碱和紫杉醇）具有优良的抗癌功效，其化学结构明确、药理作用清晰，为从中药和植物药中分离、提取活性物质应用于肾癌治疗指明了方向。

　　关于肾癌药物及其药理研究，一直没有较为系统、全面的总结，为方便读者了解肾癌的临床用药理论和相关药理研究，我们组织编写了本书。本书共六章。第一章从肾癌的流行病学、病因及分子机制研究、诊断、临床分期及手术治疗、放化疗和药物治疗不良反应及其应对措施等方面，对肾癌药物药理学的背景知识进行了概括。第二章和第三章对于临床肾癌治疗最常用的药物和处于临床试验阶段的药物进行了详细归纳，第二章从药动学（药物代谢动力学）、药理作用、临床应用和不良反应等方面描述了临床常用药物的药理特性；第三章从作用靶点及其机制、所处的临床试验阶段等方面对肾癌治疗相关临床试验药物进行了描述。植物药及其有效成分、中药组方对肾癌及其症状的调理和支持治疗也为临床肾癌治疗提供了更多选择，第四章和第五章重点叙述了植物有效成分和中药在肾癌治疗中的药理作用和研究进展。随着生物医药的发展和癌症基因组图谱的解析，精准医疗成为肿瘤治疗的新方向，第六章总结了精准医疗在肾癌治疗中的研究和应用。

　　本书旨在全面总结肾癌药物药理学研究成果，希望能为肾癌相关药理学临床和基础研究人员、肾癌中西医临床医生和相关专业学生提供系统的知识框架，从而快速而系统地了解肾癌治疗药物和药理学研究概况。在本书编写过程中，各编者结合自身的肾癌分子药理研究经验，将现有肾癌药理学资料条理化呈现，但由于能力有限，不足之处在所难免，希望各位读者批评指正。

　　本书由云南省肾癌诊治与转化工程技术研究中心（云南省科技创新平台建设计划2016DH001）、国家自然科学基金（81460417、U130225、81560455、81760264）、云南省高校靶点药物筛选与利用重点实验室（云南省教育厅重点实验室项目，批准号：1405188502）支持出版。

编　者

2020 年 3 月 15 日

目　　录

第一章　概　　论

第一节　肾癌的流行病学

一、总　　述

肾细胞癌（renal cell carcinoma，RCC），简称肾癌，是一种起源于肾实质泌尿小管上皮系统的恶性肿瘤。肾癌占所有癌症的 2%～3%，占所有肾恶性肿瘤的 80%～90%，占所有肾实质瘤的 70%～80%。肾癌的发病率在北美和欧洲达到每年 16/10 万，在不发达国家则能低至每年 1/10 万。2012 年，欧盟有大约 84 400 例肾癌新增病例和 34 700 例与肾癌相关的死亡。在过去的 20 多年中，全球的肾癌发病率增加了约 2%。与世界部分国家和地区肾癌发病率相比，我国肾癌发病率在世界上处于较低水平，但也在逐年上升。

二、肾癌在全球范围的发病率

国际癌症研究中心/国际癌症登记协会（IARC/IACR）发布的《五大洲癌症发病率》报告显示，肾癌的发病情况在不同的国家和地区都有区别。肾癌在欧洲和北美的发病率普遍高于其他地区，多个地区的年龄标准化发病率（age-standardized incidence rate，ASR）常年在 10/10 万以上。表 1-1 显示，2003～2007 年，欧洲部分国家中捷克共和国（23.4/10 万）、立陶宛（18.2/10 万）和爱沙尼亚（17.0/10 万）男性的肾癌 ASR 最高；捷克共和国（10.7/10 万）、冰岛（8.9/10 万）和立陶宛（8.4/10 万）女性的肾癌 ASR 最高。此外，欧洲部分地区如意大利松德里奥（18.5/10 万）、德国梅克伦堡（18.4/10 万）男性等均有较高的肾癌发病率。表 1-2 显示，2008～2012 年欧洲部分国家和地区肾癌的 ASR 依然维持在相对较高的水平。

表 1-1　欧洲部分国家和地区 5 年内（2003～2007 年）的肾癌 ASR

欧洲（国家/地区）	ASR（/10 万）	
	男性	女性
捷克共和国	23.4	10.7
意大利，松德里奥	18.5	7.0
德国，梅克伦堡	18.4	8.9
立陶宛	18.2	8.4
德国，勃兰登堡	17.7	8.9

续表

欧洲（国家/地区）	ASR（/10万）	
	男性	女性
意大利，伦巴第南部（2003～2005 年）	17.4	6.2
法国，下莱茵省	17.1	7.2
爱沙尼亚	17.0	7.4
拉脱维亚（2004～2007 年）	16.1	7.8
斯洛伐克	16.0	8.2
白俄罗斯	15.4	7.8
冰岛	15.2	8.9
法国，卡尔瓦多斯	14.4	5.8
西班牙，阿斯图里亚斯	13.8	4.2
波兰，喀尔巴阡山省	13.2	6.6
西班牙，巴斯克地区	13.1	5.0
奥地利	13.0	6.7
俄罗斯，圣彼得堡	13.0	6.6
瑞士，提契诺州	12.5	5.7
斯洛文尼亚	12.1	5.4
克罗地亚	12.0	5.7
比利时（2004～2007 年）	11.8	6.0
挪威	11.2	5.8
荷兰	10.5	5.6
英国，威尔士	10.4	5.6
芬兰	10.3	6.2
英国，苏格兰	10.2	5.4
西班牙，塔拉戈纳	10.1	4.1
乌克兰	10.1	4.9
爱尔兰	9.9	5.4
丹麦	9.6	4.8
英国，北爱尔兰	9.6	5.3
英国，英格兰	9.2	4.8
瑞典	8.2	5.0
马耳他	8.0	3.9
葡萄牙，亚速尔群岛	7.6	5.3
保加利亚	7.5	3.3
塞尔维亚	7.2	4.1
塞浦路斯	5.9	2.3

表 1-2 欧洲部分国家和地区 5 年内（2008～2012 年）的肾癌 ASR

欧洲（国家/地区）	ASR（/10 万）	
	男性	女性
捷克共和国	21.6	9.4
意大利，费拉拉	18.8	7.2
立陶宛	18.7	9.0
白俄罗斯	18.0	9.0
爱沙尼亚	17.7	7.8
拉脱维亚	17.7	8.5
斯洛伐克	17.7	9.1
法国，下莱茵省	15.0	7.5
冰岛	14.5	8.3
斯洛文尼亚	12.9	5.0
克罗地亚	12.6	5.8
挪威	12.2	5.7
爱尔兰	11.5	5.7
乌克兰	11.1	5.5
奥地利	10.8	5.7
马耳他	10.8	6.0
比利时	10.7	5.3
丹麦	10.1	4.8
英国	9.8	5.4
荷兰	9.7	5.1
保加利亚	7.8	3.3
塞浦路斯	6.3	3.4

还有报告显示，美国男性肾癌的发病率从 11.2/10 万（1998～2002 年）上升到了 13.9/10 万（2008～2012 年），女性则从 5.9/10 万（1998～2002 年）上升到了 7.5/10 万（2008～2012 年）。尽管美国人群中肾癌总体发病率不及欧洲发病率最高的国家，但美国部分州的发病率都非常高（表 1-3，表 1-4）。2017 年的报告显示，肯塔基州男性肾癌发病率为 17.3/10 万，女性为 9.7/10 万；路易斯安那州男性肾癌发病率为 18.2/10 万，女性为 10.3/10 万。

表 1-3 美国部分州 5 年内（2003～2007 年）的肾癌 ASR

美国部分州	ASR（/10 万）	
	男性	女性
路易斯安那州	17.0	9.6
肯塔基州	16.6	9.2
北卡罗来纳	16.5	8.0
密西西比州	16.1	8.7
得克萨斯州	16.0	8.9
密苏里州	15.9	8.3

续表

美国部分州	ASR（/10万）	
	男性	女性
印第安纳州	15.8	9.1
艾奥瓦州	15.8	8.4
伊利诺伊州	15.7	8.4
宾夕法尼亚州	15.7	8.2
罗得岛州	15.6	8.4
阿肯色州	15.4	8.2
马萨诸塞州	15.3	7.6
俄克拉何马州	15.3	8.5
纽约州	15.2	7.4
威斯康星州	15.2	7.9
新泽西州	15.1	7.6
田纳西州	15.1	8.2
特拉华州	15.0	7.9
西弗吉尼亚州	15.0	8.6
亚拉巴马州	14.6	7.8
康涅狄格州	14.6	7.6
密歇根州	14.5	8.2
俄亥俄州	14.2	8.3
缅因州	14.1	8.6
内布拉斯加州	14.1	7.9
南卡罗来纳州	14.1	8.0
佛蒙特州	14.1	8.1
华盛顿州	14.1	7.6
新罕布什尔州	13.8	7.4
怀俄明州	13.8	6.8
阿拉斯加州	13.7	8.4
弗吉尼亚州	13.6	7.0
佛罗里达州	13.5	7.1
佐治亚州	13.5	7.2
亚利桑那州	13.3	7.4
爱达荷州	12.9	7.1
俄勒冈州	12.8	7.5
科罗拉多州	12.7	6.3
加利福尼亚州	12.5	6.3
新墨西哥州	12.1	6.5
蒙大拿州	11.6	6.7
犹他州	10.0	5.9

表 1-4　美国部分州 5 年内（2008～2012 年）的肾癌 ASR

美国部分州	ASR（/10 万）	
	男性	女性
路易斯安那州	18.2	10.3
肯塔基州	17.3	9.7
密西西比州	16.7	9.5
得克萨斯州	15.8	8.9
艾奥瓦州	15.3	7.7
田纳西州	15.3	8.5
西弗吉尼亚州	15.1	9.1
俄克拉何马州	15.0	9.0
亚拉巴马州	14.9	7.9
伊利诺伊州	14.9	8.0
特拉华州	14.7	8.0
北卡罗来纳州	14.7	8.0
罗得岛州	14.7	7.6
宾夕法尼亚州	14.5	7.7
印第安纳州	14.4	8.4
密歇根州	14.4	7.9
马萨诸塞州	14.3	7.1
密苏里州	14.3	8.2
阿肯色州	14.2	8.5
纽约州	14.2	7.0
威斯康星州	14.2	8.0
内布拉斯加州	14.1	7.6
新泽西州	14.1	6.9
明尼苏达州	14.0	6.9
俄亥俄州	14.0	8.1
康涅狄格州	13.9	6.2
佐治亚州	13.7	7.3
缅因州	13.7	7.1
华盛顿州	13.5	7.1
南卡罗来纳州	13.4	7.6
亚利桑那州	13.3	7.7
南达科他州	13.3	6.5
马里兰州	13.1	7.2
新罕布什尔州	13.1	6.6
佛蒙特州	13.0	6.0
阿拉斯加州	12.5	6.8

续表

美国部分州	ASR（/10万）	
	男性	女性
加利福尼亚州	12.5	6.4
北达科他州	12.5	7.6
俄勒冈州	12.5	6.9
弗吉尼亚州	12.4	7.0
怀俄明州	12.4	6.4
爱达荷州	12.2	7.4
佛罗里达州	12.0	6.2
蒙大拿州	12.0	6.5
新墨西哥州	11.8	7.1
科罗拉多州	11.4	6.3
内华达州	11.3	6.4
犹他州	10.6	6.6

中国暂时没有统一的机构统计全国肾癌的发病率等数据，《五大洲癌症发病率》中只有部分地区的数据可供参考。2003～2012 年的数据显示，部分地区肾癌发病率在十年间没有明显变化（表 1-5，表 1-6）。但是，统计年份比较齐全的几个地区的数据显示，这些地区的肾癌发病率在 2007 年之前就已经呈现出逐年增长的趋势（表1-7）。

表 1-5　中国部分地区 5 年内（2003～2007 年）的肾癌 ASR

中国部分地区	ASR（/10万）	
	男性	女性
北京	8.0	4.9
上海	7.3	3.9
香港	5.2	2.7
嘉兴（2005～2007 年）	5.0	1.8
武汉	4.0	2.7
中山（2004～2007 年）	3.0	1.8
澳门	2.8	2.7
嘉善	2.4	1.8
磁县	1.6	1.3
启东	1.4	0.8
海宁	1.2	0.8
阳城	1.2	0.6
盐亭	0.6	0.4

表 1-6　中国部分地区 5 年内（2008～2012 年）的肾癌 ASR

中国部分地区	ASR（/10 万）	
	男性	女性
上海	8.0	3.7
北京	7.9	3.8
哈尔滨	6.6	2.8
鞍山	5.5	2.6
香港	5.2	2.2
本溪	5.0	2.4
马鞍山	5.0	2.0
沈阳	5.0	2.5
武汉	4.4	2.4
杭州	4.3	2.5
合肥	4.2	2.4
无锡	4.2	2.1
江门	3.8	1.6
嘉善	3.8	2.8
嘉兴	3.7	2.5
连云港	3.7	1.6
铜陵	3.6	1.7
广州	3.3	1.4
珠海	3.0	1.6
中山	2.9	1.8
柳州	2.5	1.2
海门	2.3	1.7
偃师	2.3	1.1
射阳	1.7	1.2
磁县	1.6	1.2
灌云	1.6	1.4
衡东	1.6	0.9
启东	1.6	0.9
涉县	1.3	0.7
仙居	1.3	1.1
西平	1.3	0.6
建湖	1.2	1.1
淮阴（淮安）	1.1	0.7
林州	1.0	1.3
盐亭	0.4	0.6

表 1-7　中国部分地区（1978～2007 年）的肾癌 ASR

时间（年）	香港 ASR（/10 万）		嘉善 ASR（/10 万）		上海 ASR（/10 万）		天津 ASR（/10 万）	
	男性	女性	男性	女性	男性	女性	男性	女性
1978～1982	2.8	2.0	–	–	1.8	1.0	–	–
1983～1987	3.3	2.2	–	–	2.0	1.2	2.3	1.4
1988～1992	3.8	2.3	–	–	2.9	1.6	3.5	1.7
1993～1997	3.7	2.2	1.0	0.6	3.1	1.8	4.5	2.0
1998～2002	4.8	2.6	1.8	0.8	5.6	2.9	–	–
2003～2007	5.2	2.7	2.4	1.8	7.3	3.9	–	–

　　尽管数据统计更新并不及时，但是就目前的情况来看，肾癌在我国和世界范围内都呈现发病率逐渐增长的趋势，这非常值得研究人员和医护人员关注，并且应该引起人们的警惕。

三、发病的年龄和性别趋势

　　在不同的年龄段之间，肾癌的发病率也有很大差异。最新发布的《五大洲癌症发病率》第 11 卷的报告选取了中国、印度、美国、澳大利亚（图 1-1）四个国家，分析了肾癌发病率与年龄的关系，从中可以看出，在 30 岁以下的人群中，肾癌的发病率很低，一般不超过 5/10 万。30 岁以后，随着年龄增长，肾癌的发病率也迅速上升。到 70 岁左右，中国、美国肾癌的发病率呈现一定的下降趋势，而印度、澳大利亚的发病率变化不大。

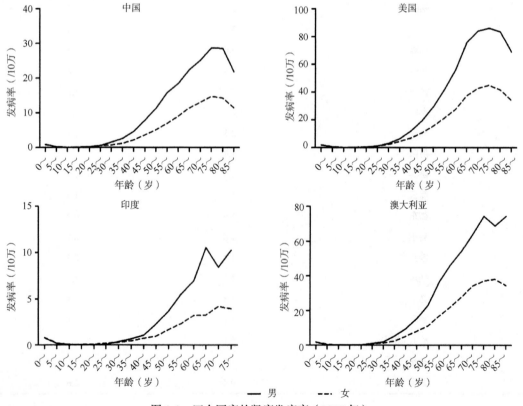

图 1-1　四个国家的肾癌发病率（2017 年）

此外，我们可以看到，肾癌的发病率在性别上也呈现出明显并且相似的差异。随着年龄的增长，男性肾癌的发病率始终约为女性肾癌发病率的 2 倍。男女发病率的不同可能是由于对某些病因学因素的接触量不同，也可能是由于机体对致癌物质的敏感性有性别差异。

第二节 肾癌的病因及分子机制研究

肾癌是成人中最常见的肾脏恶性肿瘤，是一种病因复杂的异质性疾病。其通常始于近曲小管的内层，这个部位是肾脏中输送原尿的肾小管的一个组成部分。如第一节所述，肾癌的发病率正在快速增长，其病因十分复杂且尚未明确，除了遗传因素和肾癌家族史之外，已确定的常见危险因素有吸烟、肥胖和高血压。除了这些生活方式因素外，环境和药物也被认为是重要的影响因素。

一、吸 烟

吸烟是众所周知的肾癌发病危险因素。我国是世界上最大的烟草生产国和消费国，吸烟引发的肿瘤及相关疾病已成为国民健康的严重威胁。世界癌症研究基金会 2015 年的癌症预防生存分析报告指出，吸烟者患肾癌的风险与不吸烟者相比增加了 52%，有吸烟史者肾癌风险也比不吸烟者增加了 25%。

烟草组成成分具有多样性和复杂性，烟草包含 69 种已知致癌物质，如烟碱（尼古丁）、一氧化碳、焦油、多环芳烃类等；烟草中含有的自由基和氧化物可攻击 DNA 和蛋白质等大分子，从而激活与肿瘤发生、发展过程相关的信号通路，促进肿瘤形成与进展；同时激活炎性反应和多种信号通路，并增加组织和细胞内自由基和氧化性物质的产生，进一步促进肿瘤的形成与发展。上皮-间充质转化（epithelial-mesenchymel transition，EMT）是指上皮细胞通过特定程序转化为具有间质表型细胞的生物学过程。研究发现吸烟可诱导肾癌细胞 ACHN 和 A498 发生 EMT，吸烟处理可使 EMT 相关标志物表达明显上调，包括上皮钙黏素（E-cadherin）、紧密连接蛋白（ZO-1）、波形蛋白（vimentin）和神经钙黏素（N-cadherin）的表达下调。这一过程中，肾癌细胞发生显著的形态变化，同时迁移侵袭能力发生了显著变化。

二、超重和肥胖

超重和肥胖会增加患肾癌的风险。之前的研究表明，体重指数（body mass index，BMI）每增加 $5kg/m^2$，男性患肾癌的风险增加 24%，女性患肾癌的风险增加 34%。其潜在机制推测如下：在胰岛素水平升高和高血压风险增加的情况下，激素发生了改变。与正常体重者相比，BMI 至少为 $35kg/m^2$ 的个体患 RCC 的风险会增加 71%。Wang 和 Xu 发现，与正常体重相比，肥胖带给肾癌的相对风险为 1.77，并且 BMI 每增加 $1kg/m^2$，肾癌的风险增加 4%。并且多项调查证实，超重是男性和女性患肾癌的危险因素。

肥胖与肾癌之间存在关联，但两者之间的关系复杂，且具体机制并不清楚，可能与脂肪因子异常表达、慢性炎症反应、内分泌环境改变等有关。

三、高　血　压

高血压是肾癌的另一个潜在风险因素。之前的一些研究表明血压升高与肾癌风险增加之间存在关联，并观察到肾癌风险升高与抗高血压或利尿药物摄入有关。适当的血压控制可以降低肾癌的风险。

高血压患者会伴随慢性肾脏缺氧，低氧诱导因子（hypoxia inducible factor，HIF）是肾癌形成的关键因素。HIF 是一种转录激活因子，主要包括氧依赖性亚基 HIF-1α、HIF-2α、HIF-3α 及非氧依赖性亚基 HIF-1β、HIF-2β。脂肪细胞堆积造成的局部缺氧、高血压等代谢异常均可使 HIF-1α 的表达水平增高。HIF-1α 介导转化生长因子-α、血小板衍化生长因子等的转录过程，这些细胞因子能促使细胞癌变、刺激肿瘤增殖、促进肾肿瘤血管生长，可增强肿瘤细胞生长、侵袭、转移的能力。HIF-1α 还能阻断三羧酸循环，通过促进编码糖酵解基因的表达，使肿瘤适应缺氧的微环境。其主要机制包括促进丙酮酸转化为乳酸，抑制氧化磷酸化酶的表达及阻断丙酮酸转化为乙酰辅酶 A。

四、糖　尿　病

研究数据证实糖尿病患者的肾癌风险会显著增加。糖尿病（diabetes mellitus，DM）是代谢综合征的主要后果之一，在肾癌患者中更常出现。肥胖是导致 2 型糖尿病的最重要的风险因素，尤其是向心性肥胖，其特征在于内脏脂肪量增加。脂肪细胞分泌负责胰岛素抵抗的物质，如游离脂肪酸。

1. 胰岛素抵抗和高胰岛素血症　2 型糖尿病发病的最主要特征就是胰岛素抵抗，由于机体各方面的原因使胰岛素促进葡萄糖摄取和利用的效率下降，从而分泌过多胰岛素，产生高胰岛素血症。高胰岛素可提高胰岛素样生长因子-1（insulin-like growth factor 1, IGF-1）的水平，而 IGF-1 可以促进细胞的增殖和分化，并抑制肿瘤细胞的凋亡，增强其促进有丝分裂的作用，从而诱发肾癌。Dellon 等发现高胰岛素血症可以增加磷酸化，由胰岛素受体激活的蛋白激酶 B（protein kinase B，PKB，又名 Akt）和细胞外信号调节激酶（extracellular regulated protein kinases，ERK）途径可促进肾癌的发生和发展。

2. 高血糖　正常生理条件下，机体内的绝大多数细胞以短链脂肪酸、氨基酸、葡萄糖为原料进行有氧代谢和无氧酵解；而癌细胞的糖代谢则不同，其以葡萄糖为原料进行无氧糖酵解，高血糖可以不同程度地促进肿瘤细胞的生长。糖尿病患者因长时间受高血糖的刺激，致使毛细血管基膜增厚，通透性降低，线粒体的呼吸酶受损，从而导致细胞呼吸功能发生障碍，无氧糖酵解功能增强，正常细胞为适应这种状态而逐渐恶变，促进了肿瘤的发生。另外，高血糖可诱导炎症因子的产生，从而促进肾癌细胞生长。

3. 免疫功能紊乱　糖尿病患者存在细胞免疫调节功能紊乱、B 细胞和 T 细胞亚群比例失调的现象。免疫功能受损会使突变的肿瘤细胞逃脱机体的免疫监视，从而继续增殖，诱发恶性肿瘤。

五、代谢综合征

最近的研究发现了代谢综合征（metabolic syndrome，MS）与肾癌的相关性。Ozbek 等发现 MS 患者的肿瘤大小和分级显著增高。MS 的每个组成部分都被认为与肾癌有密切的因果关联。女性 BMI 较高，男性 BMI、血压、血糖、三酰甘油水平较高等单独或者综合因素都可能增加 RCC 风险。Eskelinen 等发现只有高血压与肾癌死亡风险增加有关，而与其他（如 MS）无关。

1. 慢性炎症反应 MS 是一种慢性炎症状态，可促进炎症因子的释放。炎症会诱导细胞的基因突变，增加细胞的癌变概率。一系列促炎细胞因子（如肿瘤坏死因子-α、白细胞介素-6、白细胞介素-8，以及转录因子，如激活蛋白-1、核转录因子-κB、转录激活因子-3 等）可调控肿瘤信号通路，改变肿瘤微环境，从而促进细胞增殖及肿瘤生长和发展。

2. 哺乳动物雷帕霉素（西罗莫司）靶蛋白（mammalian target of rapamycin，mTOR） mTOR 是胰岛素/IGF 下游信号中的一种丝氨酸/苏氨酸蛋白激酶，是雷帕霉素发挥药理作用的靶点。mTOR 分为 mTORC1 和 mTORC2 两种形式，当磷脂酰肌醇 3-激酶（PI3K）被生长因子（胰岛素、IGF 等）、氧、氨基酸、能量等活化后，PKB 与其及 mTORC1 结合，进一步激活下游的 40S 核糖体蛋白 S6 激酶和真核细胞，翻译起始因子 4E 结合蛋白 1，从而促进蛋白质、核糖体合成，起到促进细胞增殖的作用。MS 可影响 mTOR 的水平，mTOR 过度激活可导致胰岛素抵抗。过度活化的 mTOR 还可促进血管生成、抑制细胞凋亡，从而促进肾癌的发生、发展。

3. 低氧诱导因子（HIF） 是一种转录激活因子，主要包括氧依赖性亚基 HIF-1α、HIF-2α、HIF-3α 及非氧依赖性亚基 HIF-1β、HIF-2β。脂肪细胞堆积造成的局部缺氧、高血压等代谢异常均可使 HIF-1α 的表达水平增高。HIF-1α 可介导转化生长因子-α、血小板衍化生长因子等的转录过程，这些细胞因子可促使细胞癌变、刺激肿瘤增殖、促进肾肿瘤血管生长，能增强肿瘤细胞生长、侵袭、转移的能力。HIF-1α 还能阻断三羧酸循环，促进编码糖酵解基因的表达，从而使肿瘤适应缺氧的微环境。其主要机制包括促进丙酮酸转化为乳酸，抑制氧化磷酸化酶的表达及阻断丙酮酸转化为乙酰辅酶 A。

六、成 人 身 高

虽然身高不是可修改的参数，但是强有力的证据表明，成年人的身高与肾癌风险呈正相关。导致这种线性增长的发育因素是其背后相关的潜在机制。

七、药 物

1. 镇痛药 如对乙酰氨基酚、阿司匹林等非甾体抗炎药（nonsteroidal anti-inflammatory drug，NSAID）是肾癌的潜在危险因素。证据表明，不同的药物及其剂量摄入，发生肾癌的风险各不相同。常规使用 NSAID 与肾癌的风险增加相关，并且这种风险会随着使用频率和持续时间的增加而增加。

2. 抗高血压药物　抗高血压药物与肾癌风险增加有关。来自美国肾癌研究的最新数据证实了特定类型的抗高血压药物与肾癌风险的关系，乳头状肾细胞癌与长期使用利尿剂和钙通道阻滞药密切相关。螺内酯的使用与患肾癌的风险无关。

3. 其他药物　二甲双胍和其他抗糖尿病药物可降低肾癌风险。口服避孕药可以降低患肾癌的风险。他汀类药物可提高肾癌患者的生存概率。

八、其 他 物 质

1. 酒精（乙醇）　适度的乙醇摄入似乎对肾癌具有保护作用。有研究报道，每日 15g 的乙醇摄入量会降低肾癌的风险，但额外的饮酒并没有带来预防效果。此外，不同类型的乙醇饮料可能具有相同的预防效果。

2. 水果和蔬菜　Brock 等的一项研究表明，植物纤维摄入量与肾癌风险降低有关。摄入富含纤维和纤维素的植物性食物可显著降低肾癌的风险。

3. 加工过的肉类中的亚硝酸盐　加工过的肉类中的亚硝酸盐可能会增加患透明细胞肾癌的风险。有研究称，消耗红肉量和加工肉类量高的女性患肾癌的风险较高，而男性则与此因素没有关联。在食用加工肉类的女性中，绝经前女性的肾癌发病率较高。家禽和鱼类的消耗都与肾癌的风险无关。对于这些发现的生物学解释，现在仍不清楚。

九、遗传因素和肾癌家族史

我们对肾癌遗传基础的了解大部分来自对遗传性肾癌形式的研究。家族性肾癌的种类很多，包括肾透明细胞癌，遗传性乳头状肾癌（hereditary papillary renal cell carcinoma，HPRCC），常染色体显性遗传性癌症 Birt-Hogg-Dubé（BHD）综合征，遗传性平滑肌瘤病肾细胞癌（hereditary leiomyomatosis renal cell carcinoma，HLRCC），琥珀酸脱氢酶肾细胞癌（succinate dehydrogenase renal cell carcinoma，SDH-RCC），结节性硬化症（tuberous sclerosis，TS）和多发性错构瘤综合征（Cowden syndrome）。所有这些都与基因的单一突变体的遗传有关，基因的不同突变会带来不同类型的肾癌风险。鉴定相关基因及其功能的研究突出了肾癌的代谢性质，并对非家族性、散发性肾癌的遗传学给出了重要见解。肾癌本质上是一种代谢疾病，目前至少有 12 种不同的基因与肾癌的发生发展相关，*VHL*、*MET*、*FLCN*、*TSC1*、*TSC2*、*TFE3*、*TFEB*、*MITF*、*FH* 和 *PTEN* 基因都参与其中，这些基因的功能涉及单细胞对周围环境中营养物缺乏的反应能力并可相应地改变细胞代谢，它们在细胞中发挥感知氧气、铁、营养素或能量的作用。

1. *VHL* 基因　VHL 蛋白（*VHL* 基因产物）与延长蛋白 C、延长蛋白 B、CUL2 和 Rbx1 形成复合物，以靶向低氧诱导因子 1α（HIF-1α）和 HIF-2α，用于泛素介导的降解。当细胞中存在正常量的氧和铁时，脯氨酰羟化酶（PHD）可以将羟基主动转移到低氧诱导因子蛋白的氧依赖性结构域中的两个特定脯氨酸残基上，这使得 VHL 复合物能够结合和泛素化 HIF，并在蛋白体中降解。如果细胞内没有足够的氧或铁，PHD 酶会失去活性，因此 HIF-α 亚基不会降解。HIF-1α 和 HIF-2α 是调节许多下游基因活性的转录因子，这些基因在处理低氧/铁水平时是重要的，这对于癌症的生长和维持非常重要，包括血管内皮生长因子（VEGF）、血小板衍生生长因子（PDGF）、表皮生长因子（EGF）和葡萄糖转运蛋白 GLUT1。HIF 途径的激活是对低氧/铁的自然反应，一旦存在正常氧水平就再次关闭，但是当 *VHL* 基因突变时，VHL 复合物不能结合并降解 HIF，即使在常氧水平中也是如此。因此，HIF-α 亚基是连续稳定的，它们可累积，并且下游基因如 *VEGF*、*PDGF*、*EGF* 和 *GLUT1* 的转录被极大且稳定地上调。这种情况发生在 VHL 肾肿瘤中，因为丧失了一个剩余的 *VHL* 野生型拷贝，导致无活性或无 VHL 蛋白的产生，并且由于两种野生型基因的活性丧失而在散发性肾肿瘤中发挥作用。

2. *MET* 基因 *MET* 编码生长因子、肝细胞生长因子（HGF）的细胞表面受体。磷脂酰肌醇 3-激酶（PI3K）信号通路的生长因子依赖性激活可增加营养转运蛋白的细胞表面表达，导致葡萄糖、氨基酸和其他营养素的摄取增加，并通过 PI3K、Akt 和 PI3K-RAS-ERK 途径上调来促进生长和增殖。此外，HGF/MET 信号通过 RAS-ERK1/2-p90RSK 途径诱导 Ser428 上 LKB1 的磷酸化，导致其与其低能量感应伙伴 5′-AMP 激活的蛋白激酶（AMPK）解偶联。如果这是以不受控制的方式发生的，它将在低能量水平存在下抑制 AMPK 活化，并暗示 HKB/MET 在 LKB1-AMPK-mTOR 营养和能量传感途径中失调。因此，正常生长模式可以通过生长因子受体活性水平和周围营养水平来控制，而突变的组成型活性 HGF/MET 可以驱动与周围环境条件无关的不受控制的生长，并克服 AMPK 的负调控。

3. *FLCN* 基因 研究表明，*FLCN* 基因或 FLCN 的产物与两种新基因 *FNIP 1* 和 *FNIP 2* 的蛋白质产物形成复合物，后者可与 AMPK 的 γ 亚基结合。AMPK 是细胞中一种关键的能量和营养传感器，与 AMP 水平和低营养水平相比，通过下调细胞生长、脂质和蛋白质代谢来降低 ATP 水平。当卵泡蛋白在鼠或人肿瘤中失活时，可观察到 mTOR 途径的 mTORC1 和 mTORC2 都被激活，并且两者通常都被 AMPK 信号转导下调。

4. *TSC1* 和 *TSC2* 基因 结节性硬化症的特征在于 *TSC1* 或 *TSC2* 基因的种系突变，其蛋白质产物是 LKB1/AMPK/TSC/mTOR 营养和能量传感途径的必要部分，并且这两种基因都充当肿瘤抑制因子。*TSC2* 编码结核蛋白，*TSC1* 编码错构瘤蛋白，两者结合形成异二聚体，其在 Rheb 上起到 GTP 酶活化蛋白复合物的作用，Rheb 是 RAS 家族 GTP 酶，其反过来可抑制 mTOR 的活性。因此，TSC 蛋白复合物的水平可直接控制 mTOR 途径的活性，并且其本身以相反的方式控制 AMPK 和 Akt。已有研究显示 TSC2 缺失会导致 HIF-1α 的积累和 HIF 相关基因的表达增加，包括血管内皮生长因子和用雷帕霉素处理 TSC2 缺陷细胞使 HIF 水平正常化，表明 TSC2 可通过抑制 mTOR 活性调节 HIF 的翻译。

5. *TFE3* 基因和 *TFEB* 基因 TFE3 是 MITF/TFE 转录因子家族的成员，与 *TFE3* 基因相关的肾癌现在被认为是一种独特且常常具有侵袭性的肺泡/乳头状肾癌，往往发生在年轻个体（中位年龄 24 岁）中，该病女性多于男性。*TFE3* 基因易位使磷酸化 S6 的表达增加，这是 mTOR 通路激活的标志，并且 HIF-1α 水平稳定升高。*TFEB* 基因相关性肾癌是一种新近描述的小儿肾癌形式，具有独特的肺泡形态模式。*TFE3* 和 *TFEB* 基因相关肾癌之间的组织学相似性表明，根据相似基因会受两种转录因子影响的理论，常见的 MiT 家族靶标可能与肿瘤发生有关。

6. FH 基因　富马酸水合酶（FH）缺陷型肾癌的特征在于有氧糖酵解。*FH* 缺陷的肾癌细胞系不能正常呼吸，它们几乎不吸收氧气并产生大量乳酸。由于三羧酸循环和电子传递链都没有正常运作，这些细胞非常依赖葡萄糖转运和糖酵解来产生能量。*FH* 缺陷型肾癌细胞活化的磷酸化 AMPK 减少，AMPKα 和 AMPKβ 的产生减少。这种 AMPK 水平的降低可导致脂肪酸合成增加和 mTOR 途径的活化增加。用二甲双胍治疗 *FH* 缺陷型肾癌可增加 AMPK 水平，这是一种已知的药物功能，并可在体外模型中显著抑制侵袭。治疗这种具侵袭性的肾癌的潜在方法可能涉及靶向 AMPK 及通过靶向脉管系统来抑制葡萄糖摄取。

7. PTEN 基因　Cowden 综合征是一种常染色体显性疾病，由 *PTEN* 基因的种系突变引起，其中受影响的个体有多器官表现的风险，包括乳腺癌、甲状腺癌、子宫内膜癌和肾癌。*PTEN* 基因的蛋白质产物 PTEN 是催化 PIP3（磷脂酰肌醇 3，4，5-三磷酸）转化为 PIP2（磷脂酰肌醇 4，5-二磷酸）的磷酸酶。在 *PTEN* 缺陷肿瘤中，PIP3 水平升高且 Akt 持续激活，使 TSC 复合物磷酸化，导致 TSC2 降低和 mTOR 通路上调。

十、肾癌的转移及其分子机制

肾癌的发生发展除了会对肾脏本身造成损害之外，肾癌的转移还会影响身体的其他部位。肾癌的转移途径有淋巴转移和血道转移，两者的转移发生率相当。一般转移的器官包括肺、肝、骨、脑。当肾癌细胞进入血管后，会随着肾静脉汇入下腔静脉，而后扩散至全身。肾癌的转移大致分为以下几个步骤：①癌细胞之间的黏附能力逐渐减弱，而癌细胞与基底膜之间的黏附能力逐渐增加。②癌细胞通过分泌蛋白酶破坏基底膜，并以阿米巴样运动从基底膜损伤处到达血管壁，进入血管也是同样的方式。③癌细胞进入血管后绝大部分被 NK 细胞消灭，但是一旦癌细胞与血小板凝集成癌栓就不能轻易被消灭。④癌栓随着血液的流动进入远端器官，并且在血管内与内皮细胞黏附，从而穿透血管内皮和基底膜，形成转移灶。

肾癌细胞之所以容易出现对肝、肺、脑、骨的转移，是因为其对上述器官具有亲和性。具体原因在于：①肺、肝等是身体内血液输送丰富的器官，当肾静脉血进入下腔静脉后，通过心脏进入肺部的毛细血管床；②肿瘤细胞只在适合其存活的微环境中选择性生长，该微环境要适合肿瘤细胞分泌各种细胞因子和生长因子，并且肿瘤细胞通过分泌特异性蛋白与靶器官的血管内皮细胞结合；③肿瘤的转移与各个器官的免疫状态密切相关。

肾癌的转移过程包括肿瘤细胞脱落、侵袭、黏附、转移生长等，通过发现和验证与肾癌转移相关的分子标志物对肾癌转移的分子机制进行深入研究。这些分子标志物通过影响细胞黏附、细胞外基质、血管生长、免疫调节、基因改变等来促进肾癌转移。

1. 细胞黏附分子　是介导细胞间或细胞与细胞外基质间相互接触和结合分子的统称。细胞黏附分子的主要作用在于参与细胞的识别、信号转导、活化、增殖分化及伸展移动。细胞黏附分子包括钙黏附素家族、免疫球蛋白超家族（IGSF）、P-选择素、整合素。

（1）钙黏附素家族：这类分子在钙离子存在时能抵抗蛋白水解酶的水解，对于形成和维护细胞之间的连接有积极作用，其包括上皮钙黏素（E-cadherin）、神经钙黏素（N-cadherin）和胎盘钙黏素（P-cadherin）。上皮钙黏素一般主要在上皮细胞表达，当上皮钙黏素减少时，肿瘤细胞之间或肿瘤细胞与基质之间的黏附能力会减弱，从而可促进肿瘤细胞的转移。而Ronkainen 检测 152 例肾癌患者的样本发现，无论是转移或者是未转移的样本都低表达上皮钙黏素。因此，其认为上皮钙黏素不能作为肾癌转移的标志物。神经钙黏素主要在神经肌肉组织和晶状体等进行表达，当上皮组织的肿瘤细胞异位时会高表达神经钙黏素，此时肿瘤细胞脱落并与血管内皮细胞黏附。同样 Shimazui 在对 46 例肾癌样本进行分析时也发现神经钙黏素高表达。

（2）免疫球蛋白超家族：主要是由免疫球蛋白和具有免疫球蛋白结构的蛋白质构成，大多数都属于整合膜蛋白，位于淋巴细胞的表面，与免疫功能相关。在免疫球蛋白超家族中有一些成员是参与细胞黏附的，并且是非钙依赖性的，包括细胞间黏附分子（ICAM-1、CD54）、血小板内皮细胞黏附分子（PECAM-1、CD31）、血管细胞黏附分子（VCAM-1）和神经细胞黏附分子（NCAM、L1-CAM、CD56）等。细胞间黏附分子是一类跨膜蛋白质，主要在血管内皮细胞高表达，它能促进血管的生成，使肿瘤细胞逃脱免疫监控。Perut 等研究发现细胞间黏附分子能与淋巴细胞功能相关抗原-1（LFA-1）结合，使肾癌转移的微环境改变，从而在其中发挥重要的作用。血小板内皮细胞黏附分子主要存在于血小板、血管内皮细胞、中性粒细胞等表面，促使血小板黏附于血管内皮，使血管内皮的屏障功能维持正常。Virman 等研究发现，在 223 例肾癌患者中，PECAM-1 高表达的患者预后好于低表达组。血管细胞黏附分子是一种跨膜糖蛋白，可促使细胞黏附在血管内皮。Chaves 等研究发现，在转移性肾癌模型中，可以通过抑制内皮抑素基因来升高血管细胞黏附分子的表达水平。神经细胞黏附分子（NCAM、L1-CAM、CD56）一般在神经组织、上皮组织和肌肉组织都能表达。Doberstein 等研究发现，当神经细胞黏附分子表达增高时，预示肾癌的转移率增加。

（3）P-选择素和整合素：P-选择素存在于血小板和内皮细胞中。在肿瘤组织中，P-选择素表达会增加，并参与肿瘤细胞与血管内皮细胞的黏附作用。Mantur 等研究发现 P-选择素能促进肾癌的转移，通过作为肾癌细胞和靶器官血管内皮细胞的桥梁来发挥作用。整合素是一种连接细胞和细胞外基质的跨膜受体，在信号传递、细胞运动等方面发挥作用。Bockhorn 等研究发现整合素能促进肾癌细胞的转移。

2. 降解细胞外基质酶类

（1）基质金属蛋白酶（matrix metalloproteinase，MMP）：是一类降解细胞外基质的肽链内切酶系，并且其需要钙、锌等金属离子作为辅助因子。肿瘤细胞能通过 MMP 来降解细胞外基质，从而破坏屏障发生转移。而组织金属蛋白酶抑制物（TIMP）作为基质金属蛋白酶的抑制剂，能抑制其活性，使微环境中的降解与合成处于稳定状态。当此稳态被打破时，肿瘤细胞会出现迁移。Miyake 等研究发现小鼠肾透明细胞癌的转移能力与 MMP-2 的表达呈正相关。当用 γ-氨基丁酸刺激人肾癌细胞系时，MMP-2 和 MMP-9 的表达会增加且肾癌细胞的转移能力也增加。

（2）丝氨酸蛋白酶类：能使蛋白质中的肽键断裂，将大分子变小，使其在消化、凝血和补体系统充分发挥作用，同时它还能降解肿瘤细胞周围的基质，促进肿瘤细胞的转移。

Ohba 等研究发现，在 106 例肾癌患者的组织样本中，丝氨酸蛋白酶类与肾癌的转移、侵袭能力显著相关。

3. 生长因子

（1）血管内皮生长因子（VEGF）：主要作用于血管内皮细胞，促进细胞生长。它包括 VEGF-A、VEGF-B、VEGF-C、VEGF-D、VEGF-E。大多数肿瘤细胞都会高表达 VEGF，从而在肿瘤细胞旁新生血管网，利于肿瘤细胞的转移。Yang 等研究发现 33 例肾癌患者的 VEGF-A 高表达，提示肾癌预后不良。

（2）血小板衍生生长因子（PDGF）：是一种由多种细胞分泌的促有丝分裂因子。与肿瘤细胞最为密切的是 PDGF-B，PDGF-B 能诱导血管内皮细胞迁移和增殖，从而促进肿瘤血管生成。Wang 等研究发现 174 例肾透明细胞癌患者的 PDGF-B 及其受体的表达水平与肿瘤的致死率相关，并且实验发现将 *PDGF-B* 基因转染人肾癌细胞，并接种于小鼠体内，PDGF-B 与肿瘤的生长、转移及血管的密度呈正相关。

（3）表皮生长因子（EGF）和表皮生长因子受体（EGFR）：EGF 能促进细胞分裂；EGFR 能促进细胞生长和增殖，并且广泛存在于成纤维细胞、上皮细胞和胶质细胞等表面。研究发现，EGF 和 EGFR 高表达能促进肿瘤细胞的增殖和转移，且高表达 EGFR 的肾癌患者预后效果更差。

4. 免疫调节分子

（1）B7 家族：B7 属于免疫球蛋白超家族，是 T 细胞活化的第二信使。与肿瘤细胞关系最为密切的是 B7-H1，它在肿瘤细胞中表达，可使肿瘤细胞逃脱免疫监控。Thompson 等研究发现 B7-H1 高表达诱导肾癌加速发展；Harshman 等发现干扰 B7-H1 通路时，肾癌的进程得到缓解。

（2）趋化因子：是一种能吸引白细胞迁移到炎症区域的小分子蛋白。趋化因子受体表达于白细胞和血管内皮细胞表面。Pan 等研究发现对肾癌模型的小鼠注射 CXCL12 抗体时，能减缓转移。同样，Wang 等用 CXCL12 刺激肾癌细胞时，肾癌细胞的转移能力加强。

5. 转移相关基因　　*VHL* 基因和 *PTEN* 基因在遗传因素中已有叙述。

第三节　肾癌的诊断、临床分期及手术治疗

一、肾癌的诊断

由于肾癌的发病率与病死率逐年升高，对肾癌的早期诊断及合适的治疗可使患者病死率降低。临床常采用功能医学成像技术诊断肾癌，其可从形态和功能变化两个方面对疾病的发生、发展及预后进行高效率的评估及监测，因此在肿瘤的早期检查、诊断、治疗及预后评估等方面有广泛的应用，CT 功能成像、功能 MRI 和超声检查为最常见的功能医学成像技术。

（一）超声检查

超声（US）检查的原理是将弱超声波照射到被检查者身体上，然后将组织的反射波进

行图像化处理，从而进行观察的一种技术手段。因有无创性检查的优点，其在常规肾癌诊断中是较为有前景的检查方法。

1. 彩色能量多普勒 其通过红细胞能量释放进行检查，红细胞聚集的数量代表能量的多少，不同能量所显示的颜色也不同。其因超声声束入射角度、患者血流速度对灵敏度的影响较小，并且对肾癌血流灌注检查的特异性高等优点而在临床上被广泛使用。

2. 彩色多普勒血流成像 是在多普勒效应理论上，以脉冲多普勒技术为基础，采用自相关函数计算、运动目标显示器（MTI）、数字扫描转换及彩色编码等技术得到血流的彩色显像技术。其具有可实时动态观察肾癌血流信息、更好地显示肿瘤病灶血供及肿瘤血管分布情况等特点。

3. 超声引导下肾穿刺活检 为肾癌诊断、治疗及判断预后的方法之一，具有准确、并发症少等优点，在临床上被广泛使用。但与其他无创性超声诊断相比，超声引导下肾穿刺活检对患者有潜在伤害。

（二）功能磁共振成像

磁共振成像（magnetic resonance imaging，MRI）是利用磁共振现象从人体中获得电磁信号并重建出人体信息的一种技术，MRI 具有对人体电离辐射损伤程度较小、能够清晰显示软组织结构、多序列成像及多种图像类型等优点，可为明确的病变组织提供丰富影像信息。MRI 在生物、化学及物理等领域被广泛使用，1973 年其作为一种检测手段被应用于医学临床检测中。

1. 扩散加权成像 其通过检查活体组织内水分子扩散运动现象，可进一步分析发生病变的内部结构和组织成分，这对检查活体组织的功能状态具有较高的参考价值，目前主要应用于肾脏疾病中的弥漫性疾病和肾脏功能的诊断。此外，其对于鉴别肾癌分级和分型有一定的价值。

2. MR 血氧水平依赖成像 其是通过组织中氧合血红蛋白与去氧血红蛋白比例变化来反映组织活动功能的一种成像技术，是由解剖学影像技术与分析代谢水平结合而成的新技术。1990 年，血氧水平依赖（blood oxygen level dependent，BOLD）效应这一概念被提出，研究发现磁共振信号随着氧合血红蛋白含量减少而降低，而且还发现降低的信号发生在血液内及血管外，因此认为这种效应是由血液磁场的变化引起的。张莹莹等对肾癌和肾癌旁组织进行分析后发现患有肾癌的患者肾皮质的氧合水平明显高于髓质的氧合水平，且髓质的氧合水平分布不均匀，这就证明了 MR 血氧水平依赖成像技术在诊断肾癌及肾癌旁组织氧合水平方面有一定的价值。目前其常用于诊断高血压肾病、缺血性肾病、合并肾动脉硬化、糖尿病肾病及弥漫性肾病等疾病。

3. MR 灌注成像 是通过动脉自旋标记（aterial spin labeling，ASL）和对比剂首次通过法检测组织中微观血流动力学信息。其主要应用于由肾器质性病变或肾动脉狭窄引起的对肾实质灌注产生影响的肾癌等疾病的诊断。ASL 具有影像处理方式简单、可重复等优势，在临床上比较有应用前景。但对比剂首次通过法在诊断过程中可能会因为钆剂使被检测者出现肾功能不全等不良反应。

（三）计算机断层成像

计算机断层成像（computed tomography，CT）是在传统的 X 线诊断技术中纳入计算机处理和电视图像显示的一种诊断手段，其原理是利用人体不同组织对 X 线的吸收与透过率有所差别，采用灵敏度极高的精密仪器检测人体，将所获取的数据纳入计算机，计算机对数据处理后可获得被检查部位的断面或立体图像，进而可发现体内被检查部分的细小病变。

1. CT 灌注成像　通过静脉团注对比剂，并在同一区域快速、重复 CT 扫描，进而建立起动脉、组织、静脉时间-密度曲线（TDC），然后再通过数学模型计算出灌注参数与彩色函数图，最后通过评价组织的灌注量与通透性来诊断。其能够直观反映肿瘤血管生成的变化，主要用于鉴别肾癌与肾盂癌、肾脏良性肿瘤与肾癌，但使用的对比剂对患者有肾损伤及辐射损伤等副作用。

2. 能谱 CT　通过探测器接收信号并转化成数据空间的数据，再把数据空间中单位体素按某种物质分类，计算出在不同的千伏（kV）下，X 线在单位体素中的衰减数，最后转换数据模型得到 CT 值进而形成图像。其主要用于鉴别 RCC 与复杂囊肿，以及预测肾癌病理分级。

二、肾癌的临床分级和分期

1. 肾癌的病理分级　肾癌的病理分级与预后相关。临床上基于显微镜下癌细胞核型的分级以 1982 年 Fuhrman 四级分类最为常用。然而，Fuhrman 分级并不适用于肾嫌色细胞癌，而且在大多数新的肾癌亚型中尚未得到验证。在 2016 版 WHO 肾脏肿瘤新分类中，Fuhrman 分级被 WHO/ISUP（international society of urological pathology）分级系统取代。此分级系统已在肾透明细胞癌和乳头状肾细胞癌分级中广泛使用。两种分级系统的比较见表 1-8。

表 1-8　**Fuhrman 分级和 WHO/ISUP 分级比较**

分级	Fuhrman 分级	WHO/ISUP 分级
1	细胞核呈均匀一致的圆形，直径 10μm，核仁不明显或不可见	400 倍放大核仁不可见或不明显，呈嗜碱性
2	细胞核稍大，稍不规则，直径 15μm，核仁明显	400 倍放大核仁清晰可见，呈嗜酸性，在 100 倍下可见但不明显
3	细胞核明显不规则，直径 20μm，大核仁	100 倍下可见明显的核仁，呈嗜酸性
4	细胞核怪异或分叶，直径大于 20μm 或更大，大核仁，染色质凝块，细胞梭形	明显的多型性的核，多核瘤巨细胞和（或）横纹肌样和（或）肉瘤样分化

2. 癌细胞的 Robson 分期　可分为Ⅰ期、Ⅱ期、Ⅲ期及Ⅳ期。Ⅲ期又可分为Ⅲa 期、Ⅲb 期及Ⅲc 期，Ⅳ期可分为Ⅳa 期和Ⅳb 期。如图 1-2 所示，每一分期的特点如下所示。

Ⅰ期：癌细胞位于肾包膜内，癌细胞直径<7cm。

Ⅱ期：癌细胞开始入侵肾周围的脂肪，但仍然位于肾包膜内。癌细胞直径≥7cm。

Ⅲ期：癌细胞已经入侵部分淋巴结及肾静脉。

Ⅲa 期：癌细胞侵犯肾静脉或下腔静脉。

Ⅲb 期：侵袭区域性淋巴结。

Ⅲc 期：同时侵袭肾静脉、下腔静脉、淋巴结（同侧肾上腺）。

Ⅳ 期：癌细胞迁移到远处及侵入邻近的其他器官。

Ⅳa 期：癌细胞侵犯除肾上腺外的邻近器官。

Ⅳb 期：癌细胞远处转移。

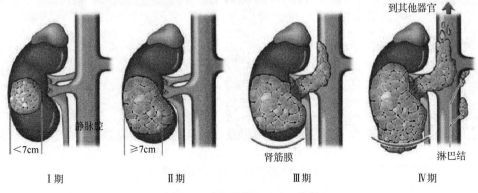

图 1-2　癌细胞的 Robson 分期

3. 肾癌细胞 TNM 分期　由美国癌症联合会（AJCC）和国际抗癌联盟（UICC）建立的 TNM 分期是目前国际公认的癌症分期标准。TNM 分期是一种基于解剖学的分类系统，根据肿瘤大小、淋巴结受累数目和有无转移并可结合手术及病理检查确定肿瘤所处阶段。肾癌 TNM 分期将肾癌分为原发性肿瘤（T）、区域淋巴结（N）和远处转移（M），此 3 期可再进一步细分，临床上可形成不同组合（表 1-9）。其中，远处转移（M）的转移灶主要分布于肺、软组织、骨骼和肝脏等器官和组织，转移灶在各部位的发生率也不同（表 1-10）。

表 1-9　2017 年 TNM 分期组合

分期	肿瘤情况		
Ⅰ 期	T1		
Ⅱ 期	T2	N0	M0
Ⅲ 期	T3	N0	M0
	T1，T2，T3	N1	M0
Ⅳ 期	T4	任何 N	M0
	任何 T	任何 N	M1

表 1-10　远处转移（M）分期

分布部位	含量（%）
肺部	75
软组织	35
骨骼	20
肝脏	20
肾上腺	19
皮肤	8
中枢神经	8

（1）原发性肿瘤（T）分为 Tx 期、T0 期、T1 期、T2 期、T3 期、T4 期，如图 1-3 所示。T1 期、T2 期、T3 期还可进一步细分，分别为 T1a 期、T1b 期、T2a 期、T2b 期、T3a 期、T3b 期及 T3c 期。

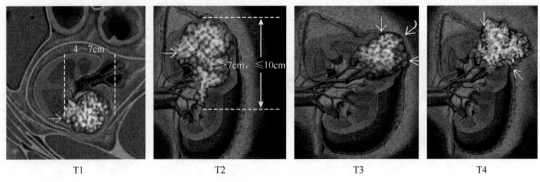

图 1-3　原发性肿瘤（T）分期

Tx 期：无法评估原发性肿瘤。

T0 期：找不到证明原发性肿瘤的证据。

T1 期：癌细胞位于肾脏，且肿瘤最大直径≤7cm。

T1a 期：肿瘤最大直径≤4cm。

T1b 期：肿瘤最大直径＞4cm 且≤7cm。

T2 期：癌细胞位于肾脏，且肿瘤最大直径＞7cm 且≤10cm。

T2a 期：肿瘤最大直径＞7cm 且≤10cm。

T2b 期：癌细胞位于肾脏，肿瘤最大直径＞10cm。

T3 期：癌细胞侵入肾静脉或周围组织，但仍位于肾包膜中。

T3a 期：肿瘤大致延伸到肾静脉或其节段（含肌肉分支）或肿瘤侵入肾周围和（或）肾窦脂肪，但仍然未超过肾包膜。

T3b 期：肿瘤侵及下腔静脉。

T3c 期：肿瘤大致延伸到横膈膜上方的腔静脉或侵入腔静脉壁。

T4 期：癌细胞穿透肾包膜，侵及邻近器官。

（2）区域淋巴结（N）分为 Nx 期、N0 期、N1 期，如图 1-4 所示。

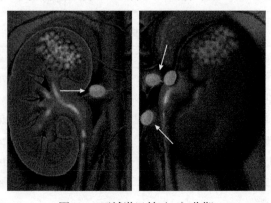

图 1-4　区域淋巴结（N）分期

Nx 期：无法评估区域淋巴结。

N0 期：没有发生区域淋巴结转移。

N1 期：发生区域淋巴结转移。

（3）远处转移（M）分为 M0 期和 M1 期。

M0 期：无远处转移。

M1 期：有远处转移。

4. 肿瘤干细胞对肿瘤分期的影响 肿瘤干细胞是指在肿瘤组织中具有自我更新和分化潜能，能够分化成为该肿瘤中各种异质性肿瘤细胞的细胞，Bonnet 于 1997 年发现白血病外周血中 $CD3^+$、$CD38^-$ 细胞具有干细胞性质，具有自我更新和分化成为各阶段的白血病子细胞的能力，之后在实体肿瘤中陆陆续续发现肿瘤干细胞，现在从所有人体器官的恶性肿瘤中几乎都能分离出肿瘤干细胞。肿瘤组织中一般存在 3 种肿瘤细胞，第一种是分化成熟、走向凋亡的肿瘤细胞，第二种是能快速分裂、扩增的肿瘤前体细胞，第三种是数量很少但具有多分化潜能的肿瘤干细胞。

肿瘤干细胞和正常干细胞有许多的相同点：①肿瘤干细胞和正常干细胞都具有无限增殖和分化的特点；②肿瘤干细胞和正常干细胞同时都具有端粒酶活性，而正常干细胞恶变的重要条件是继续保持端粒酶活性及基因的突变；③肿瘤干细胞和正常干细胞的分裂方式相同，即对称分裂和非对称分裂，对称分裂指分裂成两个相同的干细胞，非对称分裂指一个子代细胞为分化细胞，而另一个子代细胞仍保留干细胞特性；④具有相似的调节生长的信号转导途径，如 Notch、Wnt、Shh 信号转导；⑤同时具有迁移的特性。

肿瘤干细胞和正常干细胞的不同点：①正常干细胞具有自我更新的有序性，且处于一个平衡状态，而肿瘤干细胞的自我更新则是无序性的、不平衡的状态；②正常干细胞最终可分化为正常细胞，而肿瘤干细胞不能分化为成熟细胞；③正常干细胞可防止错误的复制，而肿瘤干细胞不具有这一特点。

肿瘤转移经历了肿瘤细胞从原发灶脱落、进入淋巴道或者血道，最终到达并侵袭身体其他器官的这一过程，在肿瘤转移的过程中，肿瘤干细胞起着非常重要的作用。在进入循环的肿瘤细胞中，有 80% 的肿瘤细胞能存活下来并且可侵袭其他器官，但却只有 0.01% 的肿瘤细胞最终能够增殖成为转移病灶，通过这一发现说明只有极少部分肿瘤细胞能够在转移处的微环境中增殖，并产生适应转移处微环境的子代肿瘤细胞。肿瘤干细胞具有以下利于出现转移的特性：①只有肿瘤干细胞才具有启动和维持肿瘤扩大的繁殖能力；②实体肿瘤边缘的肿瘤干细胞可发生上皮-间充质转化（EMT），从而利于肿瘤细胞的侵袭和转移；③肿瘤干细胞利用端粒酶活性来抵抗凋亡并促进血管生成能力。如上所述，所以通常认为肿瘤干细胞为肿瘤发生、发展及转移的起始细胞。

三、手术在肾癌治疗中的应用

肾细胞癌（以下简称肾癌）是泌尿系常见的恶性肿瘤，是起源于肾实质的恶性肿瘤，占肾脏恶性肿瘤的 80%～90%。其患病率仅次于膀胱癌，位居泌尿系肿瘤的第二位，占成人恶性肿瘤的 3%，肾癌具有较高的恶性倾向，确诊时 25%～30% 的患者已属晚期，30%～

40%无远处转移的肾癌患者在接受手术治疗后也会发生远处转移，因此肾癌的治疗具有极大的挑战性。随着人们健康意识的提高，健康检查的逐渐普及，B超、CT等影像检查手段被广泛应用，无症状肾癌的检出率逐年增高。肾癌对放疗和化疗均不敏感，治疗方案主要以外科手术为主，对于早期肾癌来说，手术是最重要的治疗手段，及早且选择合适的手术方式对于肾癌患者的预后起着关键作用。

局限性肾癌是指2010年版美国癌症联合委员会（AJCC）TNM分期中的T1～2N0M0期肾癌，临床分期为Ⅰ期或Ⅱ期，习惯上称为"早期肾癌"。随着影像学技术的广泛应用及健康体检的普及，局限性肾癌在肾癌患者中所占的比例已经超过50%。而局部进展性肾癌是指伴有区域淋巴结转移、肾静脉瘤栓、下腔静脉瘤栓、肾上腺转移，或肿瘤侵及肾周脂肪组织和（或）肾窦脂肪组织（但未超过肾周筋膜）。无远处转移的肾癌，2010年版AJCC临床分期为Ⅲ期，既往称为"局部晚期肾癌"。对于局限性和局部进展性肾癌患者而言，外科手术仍然是首选的可能治愈肾癌患者的治疗方式。目前治疗肾癌的主要手术方式为根治性肾切除术和保留肾单位手术。

1. 根治性肾切除术（radical nephrectomy，RN）　传统根治性肾切除术范围包括肾周筋膜、肾周脂肪、患肾、同侧肾上腺、区域淋巴结。当前观念已发生变化，不推荐术中常规行肾上腺切除和区域淋巴结清扫。

保留同侧肾上腺的根治性肾切除术适应证：①临床分期Ⅰ期或Ⅱ期；②肿瘤位于肾中、下部分；③术前CT显示肾上腺正常。如手术中发现同侧肾上腺异常，应切除同侧肾上腺。

4%～10%的肾癌患者可能合并腔静脉瘤栓，其中55%～70%能够通过根治性肾切除联合腔静脉瘤栓切除而治愈。临床大多根据Mayo Clinic的瘤栓五级分类法进行分类，推荐术前进行MRI检查明确瘤栓累及范围，以利于制订治疗方案。

2. 保留肾单位手术（nephron sparing surgery，NSS）　NSS适应证和相对适应证对肾肿瘤的大小没有具体限定。手术中需要切除的肿瘤周围正常实质的厚度并非一个关键性的问题，而应保证最终手术标本切缘阴性。

3. 肾动脉介入栓塞　近年来肾癌的发病率呈上升趋势，肾癌早期无特殊症状，临床发现时已为中晚期，肿瘤已粘连，手术难度大。术前行肾动脉栓塞治疗可使肿瘤不同程度地缩小，减少术中出血量。选择性肾动脉介入栓塞治疗是治疗肾癌的有效方法。肾脏血供主要来自肾动脉，此外还有肾包膜动脉、副肾动脉等。肾癌癌肿有95%以上血供来源于肾动脉。因此，阻断病变侧肾动脉可使肿瘤供血动脉发生闭塞，肿瘤区域发生严重缺血、坏死、萎缩致使肿瘤缩小，有时可刺激机体产生免疫反应。主要适应证及处理方式如下：①体积巨大、富血管性、可手术切除的肾癌，行术前栓塞；②侵犯静脉的巨大肿瘤，术前栓塞；③孤立肾肾癌患者，保护肾功能，超选择性肾动脉栓塞治疗；④不能手术切除的肾癌，姑息性栓塞治疗；⑤晚期、伴有严重出血、疼痛、高钙血症、高血压等症状的肾癌，栓塞治疗以缓解和控制症状。

4. 开放性肾癌手术　该手术在很长一段时期内被作为肾癌手术的主要方式，目前仍具有不可撼动的地位。近些年逐步成熟的各种微创手术，在治疗分期早、相对容易切除的肾癌方面大有取代开放性手术的趋势。可以肯定的是，开放性手术作为处理高难度肾癌的最后防线，仍会长期存在于医疗一线。

5. 腹腔镜手术 腹腔镜根治性肾切除术（RN）在国内外已非常普及，目前已是局限性肾癌外科手术的常规术式。与开放性手术相比，腹腔镜 RN 在减少术后疼痛、切口和瘢痕，以及缩短住院时间和术后恢复时间等方面均具有明显优势，而两种术式的疗效相近。目前，普通腹腔镜已可完成包括巨大肾癌、腔静脉癌栓等各种局部进展期肾癌的高难度手术，且可经腹腔入路、腹膜后入路完成各种 T1 期肾肿瘤的部分切除术。近年来，国内学者引入了肾癌的腹腔镜下的超早期手术，通过早期阻断肾动脉减少术中出血，更利于复杂肾癌根治术的实施。随着技术的成熟，目前国内普通腹腔镜技术正朝着操作规范、培训规范的方向发展。传统的肾癌根治术仍是局限性肾癌治疗的标准术式，对于手术切口的选择不必强调经腹部入路；由于无症状肾癌及早期肾癌所占比例明显提高，对于早期患者，在保证疗效的同时，应注意提高患者的生存质量；对双侧肾功能正常的早期肾癌患者行保留肾单位手术，以及选择适当的患者行保留肾上腺的根治性肾切除术的疗效有待大样本随机对照研究证实；腹膜后淋巴结清扫术不增加手术的并发症及病死率，但远期疗效有待进一步临床研究结果证实。

第四节　放化疗在肾癌治疗中的现状

肾癌分为肾透明细胞癌、乳头状肾细胞癌、肾嫌色细胞癌及 Bellini 集合管癌，其中肾透明细胞癌发病率占肾癌总发病率的 85%。

按照肾癌的扩散程度，可以将肾癌的治疗大致分为两个大的方向。①肾癌初期（未扩散或扩散较轻）：此阶段多采用手术治疗，对于肿瘤直径<4cm 的患者，目前多采用腹腔镜切除术治疗，其效果明显且创伤较小。而根治性肾切除术是治疗肾癌最有效、最彻底的方法，但由于肾癌细胞存在异质性，5 年内仍有 20%～30%的患者会出现局部复发或转移。②肾癌中后期：目前此阶段肾癌多以靶向性药物联合免疫治疗为主。截至 2017 年，美国食品药品监督管理局已批准了 9 种靶向药物，包括舒尼替尼、帕唑帕尼、索拉非尼、贝伐珠单抗及阿西替尼等。此外，热疗可通过物理加热使肿瘤组织的温度达到 40～44℃，从而引起肿瘤细胞生长受阻甚至死亡，其同样被用于肾癌晚期的辅助治疗。

一、肾癌的放疗

（一）放疗在肾癌中的临床适用范围

目前肾癌被归类为放射抗性肿瘤，因此，放射疗法主要用于对肿瘤转移的局部缓解。加之放疗会对癌旁组织产生"误杀"现象，在能进行手术治疗或能够使用一线靶向药物治疗和免疫疗法治疗的情况下，不推荐进行放疗。

对于晚期肾癌不能进行手术治疗的患者，放疗可以作为一种姑息疗法来缓解癌症带来的疼痛、血尿等症状，减轻患者的痛苦，改善患者的生活质量。就放疗而言，可以分为单纯放疗、配合手术进行的放疗及联合生物治疗进行的放疗。

（二）影响肾癌放疗的因素及分子机制

内皮细胞凋亡难易决定了包括肾癌在内的几种恶性肿瘤的放射敏感性。肾癌拥有广泛的脉管系统，也因此具有了丰富的内皮细胞，这可能是影响其放射敏感性的原因。目前已经发现不同的辐射方式可以影响内皮细胞的凋亡。

1. 剂量对放疗的影响及其机制　常规每日 1.8～3.0Gy 的分次辐射剂量便可引起细胞的程序性死亡或 p53 介导的细胞凋亡。在每个辐射完成后，细胞内部重复发生缺氧和复氧，这些重复发生的胞内缺氧和复氧可以诱发活性氧物质的爆发，反过来又可以加剧胞内缺氧。低氧诱导因子（HIF1A）由 bHLH 结构域、PAS 结构域、ODD 结构域及反式激活结构域四部分共同组成，研究发现，HIF1A 的表达依赖于胞内氧气含量，在常氧水平下表达与降解可维持动态平衡；但在低氧水平下 ODD 结构域与 pVHL 蛋白结合可以阻止 HIF1A 亚基泛素化降解，从而提高 HIF1A 蛋白表达水平，而肿瘤正是通过 HIF1A 蛋白高水平表达而适应了低氧环境。在低氧条件下，VHL 肿瘤抑制因子不结合 HIF1A，HIF1A 不再泛素化和蛋白酶体降解，因此在细胞内累积。此外，肿瘤细胞胞内缺氧环境还会引起存储在细胞溶质中的 HIF1A mRNA 转录物的翻译，最终导致的胞内 HIF1A 积累会诱导促血管生成因子（如 VEGF 和成纤维细胞衍生的生长因子）的上调和血管生成抑制剂的下调，这些因子阻止了原始信号，保护了肿瘤的内皮并导致了放射抗性。多次低剂量辐射诱导的细胞死亡主要由癌细胞中的氧依赖性 DNA 损伤（双链断裂和未修复或者错误修复的断裂）介导。

单次高剂量放射治疗（single-fraction high-dose radiotherapy，立体定向放射治疗）拥有与多次低剂量辐射完全不同的机制。每次 15～20Gy 的辐射剂量可以导致内皮细胞在肿瘤细胞死亡 2～3 天后快速凋亡。在单次高剂量放射治疗（如每次 15Gy）的几分钟内，观察到 ASM 酶（鞘磷脂酶）从细胞内区室（如溶酶体）转移到质膜的外部小叶，这是个富含鞘脂和胆固醇的膜微区，我们称之为脂筏（raft）。详见图 1-5。

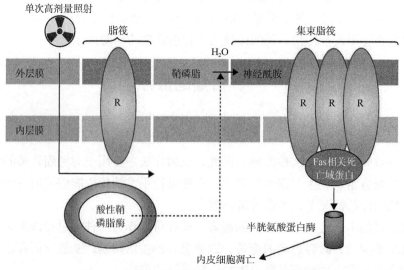

图 1-5　单次高剂量放射治疗激活神经酰胺途径

在 DNA 未受损的前几秒辐射内，ASM 酶水解鞘磷脂（sphingomyelin），产生促凋亡信使神经酰胺（ceramide），神经酰胺可以通过诱导凋亡的信号复合物协调肿瘤坏死因子（TNF）受体介导的细胞凋亡和 FAS-FASL（也称为 FASLG）介导的跨膜信号转导，以及 DR5-TRAIL 介导的细胞凋亡。单分数立体定向放射治疗也可能通过神经酰胺合成酶激活神经酰胺合成（图 1-5）。

ASM 酶几乎完全以分泌形式存在，其在内皮细胞的丰度是其他细胞中的 20 倍，这也就解释了内皮细胞对单分数立体定向放射治疗的高放射敏感性，而微血管内皮细胞凋亡似乎对肿瘤细胞的死亡至关重要，因为亚致死辐射诱导的癌细胞损伤仅在内皮细胞凋亡时才会变得致命。Garcia-Barros 及其同事的研究表明，与 $ASMase^{+/+}$ 小鼠相比，$ASMase^{-/-}$ 小鼠的 MCA129 纤维肉瘤的生长速度会加倍，内皮细胞凋亡程度则会减半。在 $ASMase^{+/+}$ 小鼠中，诱导这种内皮细胞凋亡的辐射阈值为 8～10Gy，在 20～25Gy 下具有最大的凋亡反应，在辐射后 4～8h 发生内皮细胞凋亡。但在 $ASMase^{-/-}$ 小鼠中，需要超过 20Gy 的辐射剂量才能克服肿瘤细胞的放射抗性。

2005 年，Sathishkumar 等认识到 S-ASMase（经由高尔基体分泌途径产生的 ASMase）在内皮细胞凋亡中的重要性。其研究发现，单次高剂量放射治疗（每次 15Gy）可以提高放射敏感者体内 S-ASMase 的基础活性。同样的关系在神经酰胺的反应中也存在。

常规的 18～30Gy 的放射剂量可能不会诱发导致肿瘤死亡的必要内皮细胞凋亡反应。相比之下，较高的放射治疗剂量可有效破坏肿瘤血管（微脉管系统），而肿瘤发生高度依赖于血管生成，因此可以取得更好的疗效。

在内皮细胞中，ASMase 几乎完全以可分泌形式存在并存储于细胞内囊泡中。目前有假设认为这些囊泡可以接触内部质膜，并且在单次高剂量放射治疗后与膜合并，进而清空其内容物。神经酰胺的产生对诱导内皮细胞凋亡非常重要，而内皮细胞凋亡是肾癌中辐射诱导的癌细胞死亡的主要原因。因此 ASMase 在水解鞘磷脂生成神经酰胺并介导细胞凋亡方面十分重要。此外，单分数立体定向放射治疗不会生成 HIF1A，而 HIF1A 的上调是抑制内皮凋亡的重要因素，因此此放射治疗并不会导致 HIF1A 诱导的内皮保护。

2. 脉管系统对放疗的影响及机制　由于 VHL 肿瘤抑制因子的突变或转录沉默（高甲基化），大多数肾透明细胞癌是高度血管化的。HIF1A 的降解需要 pVHL，缺乏 pVHL 会导致 HIF1A 的积累并影响肿瘤细胞的血管生成，因此可以预测肾癌对单分数立体定向放射治疗较为敏感。

放射疗法靶向肾癌中的内皮细胞是非常重要的，同时难度也较大。肾癌中存在两种不同类型的血管：表达 CD31 的未分化血管和表达 CD31 及 CD34 的分化血管。当未分化血管占主导地位时，肿瘤的分级较高，往往比分化血管占优势的患者病情更为严重，患者的生存期也更短。造成此结果的一个重要原因是周细胞存在于分化血管中而不存在于未分化血管。肾癌中周细胞的分布是异质的，在外周肿瘤区域中表达丰富，在肿瘤中心低表达。未分化血管不成熟、较小，具有比分化血管更厚的壁，并且没有（或非常小的）腔，因此在急性缺氧时，肾癌中经常发生中央肿瘤坏死。

（三）放射治疗的临床前研究

1994 年，Chakrabarty 等使用 3Gy 的辐射剂量对源自小鼠的肾癌细胞进行了为期一个月的治疗。结果显示，肿瘤细胞的平均转移数减少 47%～67%。当与免疫疗法（重组白细胞介素-2）联合使用时，减少的肿瘤细胞数量可达 90%。

2006 年，Walsh 等做了一项实验，他们向 19 只裸鼠的右侧腹部注射人 A498 肾癌细胞，然后对其中 12 只小鼠分 3 次给予 48Gy 剂量的放射治疗，另外 7 只小鼠作为对照不做处理。放疗开始时，所有小鼠平均肿瘤体积相似，为 80～85mm³。放射治疗期间每周测量小鼠肿瘤体积。7 周后，数据表明受照射的小鼠肿瘤体积保持恒定（相对肿瘤体积为 1），而对照小鼠相对肿瘤体积为 16（$P<0.001$）。

（四）放疗的临床应用

目前放疗多作为一种治疗癌症的辅助手段发挥作用。放疗作为辅助疗法的生物学目的是根除肾切除术后留下的肿瘤细胞。哥本哈根肾细胞癌研究小组在 20 世纪 80 年代进行了一项随机试验。研究者随机分配 Ⅱ 期或 Ⅲ 期临床试验患者，使他们分别接受 50Gy 剂量的（常规非图像引导）放射治疗或不接受放射治疗。在对患者腹腔进行全剂量放射治疗后发现，20% 的患者因毒性作用而死亡，幸存者的生活质量也不理想。因此，不建议在肾切除术后进行辅助放疗。

但也有 Ⅲ 级和 Ⅳ 级证据表明，肾切除术后放疗可以改善对肿瘤细胞的局部控制。Huguenin 和 Pia 等对肾癌转移灶的化疗结果显示，放疗可以改善因神经系统转移灶转移而继发的神经疾病症状，并且约有 65% 的患者的骨损害得到了改善。然而这种传统的放疗范围宽泛且效果较差，并且邻近组织器官（如肝、肾、肠、脊髓等）对射线的耐受有限，所以这种做法饱受争议。随着精准定位技术的发展，如利用超声、CT 或 MRI 等检测手段结合放射疗法可以较大幅度地提高放疗精度，减少对癌周组织的损伤。目前放疗主要还是结合手术或联合生物疗法进行。

在患病初期，适当的放射疗法可以在一定程度上缩小肿瘤的体积或是遏制肿瘤的扩大，有利于手术的进行。应用立体定位技术，对单发的肾癌脑转移灶进行放射外科治疗，可以取得良好的控制效果，使复发率降至 9%；对于有多处脑转移灶的患者，在放射外科治疗后辅以正面的全脑照射，也可以使其受益。

在对 40 例接受根治性肾切除术的患者进行的回顾性分析中，接受术后放疗的患者中有 2/3（46～50Gy，常规辐照方式）的患者 5 年内的总生存率和生活质量得到了提升。对术后的瘤床辅以每次 2Gy、总剂量为 46Gy 的放疗可降低术后癌症复发率。在对 pT3 期的肿瘤患者辅以 41.4～63.0Gy 的放射治疗后，其局部复发率显著降低。根据 Hallemeier 等报道的 22 例原发性局部晚期（14%）或复发（86%）患者的最新情况，与仅仅接受手术治疗的患者相比，接受术前放疗、手术切除和术中放疗多模式治疗的患者 5 年内的癌症局部控制率超过 60%，高于仅接受手术治疗者，体现了放疗作为辅助手段的价值。

哥本哈根小组的随机试验反映出与上述回顾性研究不同的结果，当然这也可能是由肿瘤间的差异引起的。该试验中的大多数患者肿瘤处于 pT1～pT2 期，而上述回顾性研究的结果显示 pT3 期肿瘤患者才会特别受益于辅助放疗。此外，在哥本哈根小组的试验中，放射治疗计划是非图像引导的，因此会伴有大量严重的并发症。而随着精准定位技术的发展和应用，定点放疗的副作用已显著降低。

另一项治疗数据显示，对 7 名肾癌患者分 3 次施以每次 10Gy 剂量的放射治疗，在随后的 54 个月内进行随访，发现只有 1 名患者出现局部复发，其中 2 名患者在为期 4 年以上的随访期间，血清肌酐浓度略有增加（约 25%），肾小球滤过充分，肿瘤在治疗后的第 1 年内趋于增长，之后体积稳定下降。尽管上述数据水平较低（Ⅳ级，C 级推荐），但这些研究结果表明，立体定向放射治疗可能是肾癌复发或不能进行手术的肾癌患者少有的可依赖性姑息治疗方案。

因此，综合上述一系列的临床案例可以看出，虽然放射疗法对机体的损伤较大，且伴有的副作用也给患者带来很大的痛苦，但不能否认放疗在遏制肿瘤细胞方面的作用，尤其是对肾癌晚期等不能接受手术治疗的患者来说，放疗在其治疗方案中有重要意义。

二、肾癌的化疗

（一）肾癌化疗的现状

在过去的十余年中，肾细胞癌的医学治疗从非特异性免疫治疗（细胞因子时代）转变为针对 VEGF 的靶向治疗，现在已转变为新型免疫治疗。目前已经有抗血管内皮生长因子、血小板衍生生长因子及类似雷帕霉素的哺乳动物靶标抑制剂等多种药物显示出对晚期 RCC 患者具有很好的疗效。尽管取得了不错的进展，但在药效测定生物标志物的寻找及药剂最佳组合等方面还有很长的一段路要走。

化疗药物在早期临床试验中还是表现出了不错的药物活性。2010 年，Passalacqua 等的研究表明化疗可能对用细胞因子或靶向药物治疗的患者的后期辅助治疗有效。最近，由化学疗法和靶向药物组成的组合方案在Ⅰ期和Ⅱ期临床试验中同样显示出不错的临床疗效，但目前还没有Ⅲ期临床试验评估化疗在转移性肾细胞癌（mRCC）中的效用。化疗与其他肾癌治疗方法评价方式的不同在一定程度上影响了其应用。一般而言，评估 mRCC 化疗方案的临床试验主要利用客观反应率（ORR）定义 mRCC 对药物是完全缓解（CR）还是部分缓解（PR），并进行疗效评价；而靶向药物的疗效评价是将患者用药后的无进展生存期（PFS）或总生存期（OS）作为主要评价指标。此外，靶向药物作用机制复杂，化学疗法很难与之进行点对点的结合，因此化学疗法与肾癌的很多现代治疗方法很难形成相应的组合应用体系。

（二）单药化疗

肾癌最常用的化疗药物有长春花生物碱、吉西他滨和氟嘧啶衍生物等。但也有数据显示连续使用 5～7 天长春碱并不能有效改善肾癌患者病情，同时使用雌莫司汀或抑制 P 糖蛋白（P-gp）外排通道的药剂也不会增强长春碱的药效。吉西他滨作为治疗 mRCC 的药物表现出不错的活性：患者反应率为 6%～10%，PFS 为 3.7 个月，中位 OS 为 12 个月。目前，在所有已知化疗单药中,氟嘧啶表现出了最好的药效。Hrushesky 等研究出了氟尿苷(FUDR)新的用药方案,可使患者在相对安全的情况下使用更高剂量的药物,使得约 19.6%的可评估患者的客观反应能够持续 10.8 个月,中位 OS 达到了 15 个月。后续进行的试验表明使用这种 FUDR 新方案患者的反应比例为 11%~20%,与 Hrushesky 结果一致。卡培他滨(capecitabine)是一种可以在体内转变成 5-氟尿嘧啶（5-FU）的抗代谢氟嘧啶脱氧核苷氨基甲酸酯类药物,临床应用发现其可提高 mRCC 患者细胞系中胸苷磷酸化酶水平,对于单独使用卡培他滨,只有不到 10%的患者会产生药效反应。常用氟嘧啶相关用药方案如表 1-11 所示。

表 1-11　转移性肾细胞癌治疗的常用氟嘧啶相关用药方案

研究人员（年份）	药物	研究类型	患者数量（人）	评估方式	肿瘤类型	响应比例	生存数据（月）
Hrushesky 等（1990）	氟尿苷	回顾性	68	ORR	NA	ORR：19.6% PR：12.5% CR：7.1% SD：38.2%	PFS：10.8 OS：15
Kish 等（1994）	氟尿苷	Ⅱ期临床	61	ORR	NA	ORR：5.2% PR：3.2% CR：2% SD：25%	PFS：NA OS：12
Wenzel 等（2002）	卡培他滨	Ⅱ期临床	26	ORR	透明细胞	ORR：8.7% PR：21.7% CR：0 SD：56.5%	PFS：6 OS：13
Petrioli 等（2007）	卡培他滨	Ⅰ期、Ⅱ期临床	21	ORR	透明细胞	ORR：4.7% PR：4.7% CR：0 SD：42.8%	PFS：3.6 OS：7.2
Tsimafeyeu 等（2012）	卡培他滨	Ⅱ期临床	51	ORR	非透明细胞	ORR：26% PR：33% CR：4% SD：47%	PFS：10.1 OS：18.3
Rini 等（2000）	卡培他滨+5-FU	Ⅱ期临床	41	ORR	未标明	ORR：17% PR：17% CR：0 SD：12%	PFS：7 OS：11.6
Waters 等（2004）	卡培他滨+吉西他滨	Ⅱ期临床	21	ORR	混合（主要是透明细胞）	ORR：16% PR：16% CR：0 SD：53%	PFS：7.6 OS：14.2
Stadler 等（2006）	卡培他滨+吉西他滨	Ⅱ期临床	60	ORR	混合（主要是透明细胞）	ORR：11% PR：11% CR：0 SD：NA	PFS：5.6 OS：14.5

续表

研究人员（年份）	药物	研究类型	患者数量（人）	评估方式	肿瘤类型	响应比例	生存数据（月）
Tannir 等（2008）	卡培他滨+吉西他滨	Ⅱ期临床	84	PFS	透明细胞	ORR：8.4% PR：7.5% CR：1.2% SD：NA	PFS：4.6 OS：17.9
van Veldhuizen 等（2009）	卡培他滨+吉西他滨	Ⅱ期临床	43	ORR	透明细胞	ORR：10% PR：7.5% CR：2.5% SD：48%	PFS：NA OS：23
Desai 等（2002）	沙利度胺+吉西他滨+5-FU	Ⅱ期临床	21	ORR	未标明	ORR：10% PR：10% CR：0 SD：NA	PFS：NA OS：NA
Harshman 等（2008）	沙利度胺+卡培他滨	Ⅰ期临床	13	ORR	透明细胞	ORR：0 PR：0 CR：0 SD：42%	PFS：4.5 OS：10.2
George 等（2002）	顺铂+吉西他滨+5-FU	Ⅱ期临床	21	ORR	未标明	ORR：5% PR：5% CR：0 SD：47%	PFS：7 OS：10
Bennouna 等（2003）	FOLFOX-4（奥沙利铂+氟尿嘧啶+亚叶酸钙）	Ⅱ期临床	59	ORR	混合(主要是透明细胞)	ORR：0 PR：0 CR：0 SD：25%	PFS：3 OS：10.6
Marur 等（2008）	卡培他滨+多西他赛	Ⅱ期临床	25	ORR	混合(主要是透明细胞)	ORR：0 PR：0 CR：0 SD：40%	PFS：1.7 OS：11.1

注：ORR，客观反应率；PR，部分缓解；CR，完全缓解；SD，疾病稳定；PFS，无进展生存期；OS，总生存期；NA，无评价。

总体而言，早期临床试验反映出 mRCC 患者对化疗药物的单独使用反应率较低。1993年，Yagoda 和 Petrylak 对 3502 名晚期肾癌患者使用过的 72 种化疗药物进行了回顾，发现只有 5.6%的患者有客观反应（95%CI：4.8%～6.4%）。Motzer 和 Russo 于 2000 年研究了1990～1998 年使用较为广泛的 33 种化疗药物，同样证明了化疗药物的单独用药很难产生较高的反应率。

（三）联合化疗

因为氟嘧啶类药物有不错的反应率，人们开始研究氟嘧啶类药物组合用药的可能（表1-10）。在所研究的联合化疗方案中，吉西他滨和氟嘧啶类药物的组合功效最为可观，并在晚期实体瘤患者的吉西他滨和 5-FU 的 I 期剂量递增试验中首次证明了其活性。用药结果显示，有 1 例患者肿瘤大小减少 70%，4 例患者反应轻微，10 例患者病情稳定。对连续使用5-FU 治疗的 41 例患者每周同时注射吉西他滨的 II 期试验显示患者 ORR 为 17%，PFS 为28.7 周，中位 OS 为 11.6 个月，同时有报道表明卡培他滨和吉西他滨的组合具有同样的疗效。而在吉西他滨和 5-FU 的组合用药过程中添加顺铂、奥沙利铂、多西他赛或沙利度胺不仅不会改善疗效，还会导致毒性显著增加。

（四）化疗加免疫疗法

虽然如白细胞介素-2（IL-2）或干扰素α（IFN-α）这样的免疫治疗会带来很大的副作用，但因为其疗效显著，这类免疫药物还是被广泛用于肾癌的治疗。在 2000 年之前，高剂量 IL-2是唯一被批准用于治疗 mRCC 的药物，其 ORR 为 10%～15%，药效可观。目前已经评估了化疗药物氟嘧啶、吉西他滨和长春碱联合免疫疗法在增强 IFN-α 和 IL-2 活性的同时，希望通过降低用药剂量来减少细胞毒性的方案。虽然一些化疗联合细胞因子的 II 期临床研究表明其疗效较单药 IL-2 或 IFN-α 好，但此结论缺少 III 期临床研究验证（表 1-12）。

表 1-12 化疗和免疫疗法联合方案治疗转移性肾细胞癌

研究人员 （年份）	用药方案	研究类型	患者数量 （人）	主要终点	肿瘤类型	响应比例	生存数据 （月）
Amato 等 （2008）	沙利度胺+IFN-α+卡培他滨	II 期临床	30	ORR	混合（主要是透明细胞）	ORR：30% PR：23% CR：7% SD：73%	PFS：3.8 OS：16+
Amato 等 （2008）	沙利度胺+IFNα-2a+吉西他滨+卡培他滨	I 期临床	12	ORR	混合	ORR：25% PR：25% CR：0% SD：17%	PFS：NA OS：NA
Atzpodien 等（1993）	IL-2+IFN-α+5-FU	II 期临床	35	ORR	未标明	ORR：48.6% PR：37.1% CR：11.4% SD：37.1%	PFS：7 OS：NA
Gebrosky 等（1997）	IFN-α+5-FU	II 期临床	21	ORR	未标明	ORR：43% PR：25% CR：19% SD：NA	PFS：5.5 OS：NA

续表

研究人员 （年份）	用药方案	研究类型	患者数量 （人）	主要终点	肿瘤类型	响应比例	生存数据 （月）
Sunela 等 （2010）	IFNα-2a+卡培他滨	Ⅱ期临床	26	ORR	未标明	ORR：27% PR：23% CR：4% SD：42%	PFS：7.5 OS：17
Gore 等 （2010）	IFN-α+IL-2+5-FU	Ⅲ期临床	462	OS	未标明	OR：21% PR：19% CR：2% SD：42%	PFS：5.3 OS：18.8
Ryan 等 （2002）	吉西他滨 +5-FU +IL-2+ IFN-α	Ⅱ期临床	41	ORR	未标明	OR：14.6% PR：12.2% CR：2.4% SD：56%	PFS：6.6 OS：20.6
Gez 等 （2002）	IFN-α+IL-2+5-FU +长春碱	Ⅱ期临床	62	ORR	混合（主要是 透明细胞）	OR：29% PR：12% CR：17% SD：32%	PFS：NA OS：NA
Pyrhönen 等 （1999）	IFN-α+长春碱	Ⅲ期临床	80	OS	NA	OR：16.5% PR：7.6% CR：8.9% SD：39.2%	PFS：3.25 OS：16.9

注：ORR，客观反应率；PR，部分缓解；CR，完全缓解；SD，病情稳定；PFS，无进展生存期；OS，总生存期；NA，无评论。

在一系列小型Ⅱ期临床试验中，吉西他滨和卡培他滨的免疫治疗组合使患者的 OR 达到了 25%～30%。Atzpodien 等的Ⅱ期临床试验让 35 名肾癌患者先使用 IFN-α 和 IL-2 4 周，接着使用 IFN-α 和 5-FU 4 周，发现在仅有中度全身毒性的情况下，患者的 ORR 达到了 48.6%。此后很多人重复了这项试验，其中规模最大的是一项Ⅲ期临床试验，该试验随机分配 1006 名 mRCC 初治患者单独使用 IFN-2α 或与 IL-2 和 5-FU 联合使用，结果显示联合用药的 ORR 为 23%，而单独使用 IFN-2α 的 ORR 为 16%（$P=0.0045$）。生存期和 PFS 在治疗组中没有显著差异，但是接受联合用药方案的大部分患者因毒性原因不得不中断治疗或减少剂量。

当与免疫疗法组合使用时，长春碱在Ⅱ期临床试验中的临床活性得以增强。在一项比较长春碱和 IFN-α 联合用药与单独使用长春碱的随机Ⅲ期临床试验评估中，研究者证实了联合用药组 OS 的延长（分别是 67.6 周和 37.8 周，$P=0.0049$）和 ORR 的增加（16.5%比 2.5%，$P=0.0025$）。但鉴于该研究的对照组是长春碱而不是 IFN-α，因此该试验只能说明与长春碱单药治疗相比，细胞因子可改善预后，而且大部分益处可能是由 IFN-α 的加入造成的，而不是长春碱和 IFN-α 的协同效应。

（五）化疗加靶向治疗

随着对 RCC 了解的深入及药物设计的进步，mRCC 已经开始进入靶向治疗时代。目前包括多激酶抑制剂（MKI）、mTOR 抑制剂和血管内皮生长因子定向剂在内的多种靶向药物在Ⅲ期试验中显示出显著的疗效，并被认为是 mRCC 的标准治疗方案。鉴于癌症药物的无法根治性，大多数接受了靶向药物治疗的患者还是要接受二线或三线治疗。与免疫疗法一样，人们试图通过与传统化疗药物联合研究来改善靶向药物活性（表 1-13）。

表 1-13　靶向治疗和联合化疗治疗转移性肾细胞癌

研究人员（年份）	治疗方案	研究类型	患者数量（人）	事先治疗	肿瘤类型	风险评估	响应比例	生存时间（月）
Hongyun 等（2009）	索拉非尼+吉西他滨+5-FU	Ⅱ期临床	21	NA	未标明	MSKCC：NA　ECOG 评分：0~2	CR：5%　PR：NA　SD：NA	PFS：13
Michaelson 等（2008）	舒尼替尼+吉西他滨	Ⅰ期临床	19	NA	未标明	MSKCC：预后差 47.4%　ECOG 评分：0~1	CR：NA　PR：NA　SD：NA	PFS：NA
Bellmunt 等（2010）	吉西他滨+卡培他滨+索拉非尼	Ⅱ期临床	44	无	透明细胞	MSKCC：预后好 22.5%，中等67.5%　ECOG 评分：0~1	CR：0　PR：50%　SD：42.5%	PFS：11.1　OS：25.8
Tagawa 等（2011）	索拉非尼+吉西他滨+卡培他滨	Ⅰ期、Ⅱ期临床	25	有	混合	MSKCC：预后好 28%，中等64%，预后差8%　ECOG 评分：0~1	CR：0　PR：28.6%（Ph Ⅰ）；0（Ph Ⅱ）　SD：53%（Ph Ⅰ）；72.7%（Ph Ⅱ）	PFS：5.0（Ph Ⅰ）；4.1（Ph Ⅱ）　OS：18.3（Ph Ⅰ）；17.8（Ph Ⅱ）
Chung 等（2011）	贝伐珠单抗+吉西他滨+卡培他滨	Ⅱ期临床	29	有	混合（主要是透明细胞）	MSKCC：预后好 24%，中等66%　ECOG 评分：0~1	CR：0　PR：24%　SD：NA	PFS：5.3　OS：9.8

注：5-FU，5-氟尿嘧啶；ORR，客观反应率；PR，部分缓解；CR，完全缓解；SD，稳定疾病；PFS，无进展生存期；OS，总生存期。

PhⅠ，临床Ⅰ期试验；PhⅡ，临床Ⅱ期试验；预后好，无上述危险因素的患者预后好；中等，1~2 项为中等；预后差，3 项为预后差；NA，无评价。

MSKCC：纪念斯隆-凯特琳癌症中心的危险因素分组标准（Memorial Sloan-Kettering Cancer Center Criteria）。这些危险因素包括高 LDH（超过 1.5 倍正常值）、高血钙（纠正钙＞10mg/dl 或 2.5mmol/L）、贫血、诊断到全身治疗的时间小于 1 年及 KPS 评分＜80 分。

ECOG：美国东部肿瘤协作组（Eastern Cooperative Oncology Group）。ECOG 体力状况评分表将患者的活动状态分为 0~5 级，共 6 级。0 级：活动能力完全正常，与起病前活动能力无任何差异。1 级：能自由走动及从事轻体力活动，包括一般家务或办公室工作，但不能从事较重的体力活动。2 级：能自由走动及生活自理，但已丧失工作能力，日间不少于一半时间可以起床活动。3 级：生活仅能部分自理，日间一半以上时间卧床或坐轮椅。4 级：卧床不起，生活不能自理。5 级：死亡。

化疗药物与靶向药物联合治疗已被用于各种实体肿瘤，如卵巢癌、乳腺癌和结肠癌，并证明可以显著改善患者预后。目前认为化疗与靶向治疗联合用药的机制是两种药物分别介导了涉及肿瘤生长和发展的多个非重叠途径。研究表明，靶向药物可以调节肿瘤的血管系统，介导肿瘤缺氧微环境的逆转及辅助性增强细胞毒性化学疗法的作用。

Miyake 等在 2012 年已经证明了氟嘧啶和 MKI 可在肾癌小鼠异种移植模型中发挥协同抗肿瘤作用。在临床方面测试了 21 名患者，对受试患者施以吉西他滨、5-FU 和索拉非尼的联合治疗方案。结果表明，38% 的患者病情大幅改善，86% 的患者病情在一定程度上得到了控制。经过 13 个月以上的治疗观察，28% 的患者的客观反应 PFS 超过了 26 个月。舒尼替尼是另一种多激酶抑制剂，当与吉西他滨联合使用时，可使患者的 ORR 降至单独使用舒尼替尼时的 50%，PFS 为 3 个月。有 I 期临床试验数据证实，舒尼替尼和吉西他滨的组合耐受性良好且活性适中，向该方案中加入卡培他滨并不能增强药效，反而会使毒性增加。贝伐珠单抗是一种抑制 VEGF 的单克隆抗体，已在 II 期临床试验中与卡培他滨和吉西他滨联合研究，证明该方案在药物耐受性及改善患者病情方面都表现良好，缺点则是增加了药物毒性，研究不得不提前终止。沙利度胺是一种蛋白酶体抑制剂，被认为在 mRCC 中具有抗血管生成特性，与吉西他滨和 5-FU 联合使用会导致毒性的显著增加，临床效益较小。

此外，人们还针对低剂量的连续化疗研究了相关的靶向药物，旨在使累积毒性最小化的同时尽可能增强协同作用。这种慢性、低剂量日常化疗称为节律化学疗法，其毒性较小，并且可以干扰骨髓衍生的内皮祖细胞向肿瘤新血管系统的募集，增强靶向的抗血管生成作用。Bellmunt 等在 II 期临床试验中评估了这种方法，方案如下：吉西他滨（1000mg/m^2）1 次/周、卡培他滨（500mg/m^2）2 次/天、索拉非尼（400mg，21 天）2 次/天。作者假设注射吉西他滨会发挥直接的细胞毒性，而索拉非尼和节律性卡培他滨会对肿瘤血管系统产生双重抗血管生成作用，结果在 50% 的患者中观察到 PR，另外 43% 的患者病情稳定。该方案具有中度毒性，25% 的患者发生 3 级不良事件，30% 的患者因不可接受的毒性而停止治疗。Tagawa 等后续进行的相关药物节律化学疗法未能重复显示相关结果。因此，尽管节律化学疗法在临床前研究中具有令人鼓舞的结果，但关于其在 mRCC 中的疗效还需要进一步临床验证。

（六）肾非透明细胞癌的化疗

大约 20% 的肾癌被归类为非透明细胞变体，这些变体包括乳头状癌、嫌色细胞癌、集合管癌、髓质癌和未分类的肾癌亚型。化疗被认为是治疗肉瘤样癌和集合管变异癌的标准疗法。

集合管癌是一种罕见的侵袭性肾癌亚型，起源于肾集合管，类似于尿路上皮癌。早期研究表明，甲氨蝶呤、长春碱、多柔比星和顺铂（MVAC）对集合管癌无效。在 23 例转移性集合管癌患者中进行了吉西他滨和顺铂或卡铂的 II 期试验，显示 ORR 为 26%，PFS 为 7.1 个月，OS 为 10.5 个月。目前，此方案已经成为该肾癌亚型的标准治疗方法。2002 年，Escudier 等使用多柔比星和异环磷酰胺进行了转移性肉瘤样肾癌全身化疗的第一次前瞻性研究，发现患者的中位肿瘤进展时间（TTP）和存活时间分别为 2.2 个月和 3.9 个月。2004 年，Nanus 等报道了 18 例转移性肉瘤样肾癌患者中多柔比星和吉西他滨联合用药的数据：患者药物总反应率为 39%，其中包括 2 例完全缓解和 5 例部分缓解的患者，并且在治疗后的 6～8 年内，完全缓解的患者没有复发。

目前已对化疗结合靶向治疗在具有肉瘤样分化的肾癌中进行了评估。MD 安德森癌症中心的研究人员发现吉西他滨加卡培他滨与贝伐珠单抗的组合耐受性良好且具有中度活性。在患有转移性肉瘤样肾癌的患者中进行的一项前瞻性舒尼替尼和吉西他滨的Ⅱ期临床试验显示，60%的患者病情得到改善，仅出现疲劳、贫血和高血压等中度毒性现象。该方案在晚期肉瘤样肾细胞癌的随机Ⅱ期临床试验目前也在进行中。

（七）肾癌化疗耐药的分子基础

肾癌对化疗耐药的机制尚不清楚，其中一种假说是 ABC 转运蛋白（如通透性 P-gp）过表达而使细胞内药物积累减少，但是 P-gp 拮抗剂的临床试验并不支持 P-gp 是化疗耐药的关键介质。另一种假说是分子药物靶标的改变可能会赋予肾癌耐药性。*VHL* 基因的突变被认为是肾透明细胞癌的基本致病原因，VHL 失活导致 HIF 的胞内积累，HIF 是参与血管生成和肿瘤细胞增殖的微管依赖性转录因子，肾透明细胞癌的发病机制表明 VHL、HIF 和微管细胞骨架是该疾病的药物靶标。尽管抗微管化学疗法，如紫杉烷和长春花生物碱已被成功用于治疗多种肿瘤类型，但它们在肾癌中效果较差。在肾癌中观察到对抗微管疗法的抗性，但在紫杉烷的微管蛋白药物结合位点中没有发现可能解释这种抗性的突变。目前已经知道 β 微管蛋白Ⅲ的过度表达与几种上皮肿瘤类型中的紫杉烷抗性相关，包括非小细胞肺癌、卵巢癌、胃癌和前列腺癌，尚未在肾癌中研究 β 微管蛋白Ⅲ表达与耐药的关系。

细胞毒性化疗可以在一定程度上改善 mRCC 患者的病情，但因为患者个体差异，治疗效果差异较大。目前正在进行的靶向治疗联合细胞毒性化疗的研究是一个突破的方向，未来应该加强对肾癌抗药机制的研究，从基因层面找到更多的药物靶点，从而改善肾癌难治的现状。

第五节　抗肾癌药物的不良反应及其应对措施

靶向治疗药物已成为晚期肾癌的主要治疗方法，但采用此类药物治疗会引起相关的不良反应，根据中华医学会泌尿外科学分会肾癌诊治指南编写组与中国肾癌联盟专家修订的《2015 中国肾癌靶向治疗药物不良反应管理专家共识》将此类不良反应分为三类，分别为常见不良反应、少见但严重的不良反应及其他。

一、常见不良反应

肾癌药物的常见不良反应包括高血压、血液学毒性、手足综合征及皮肤毒性、胃肠道不良反应。采用美国国家癌症研究所不良事件通用术语标准（NCI-CTCAE4.0；1mmHg=0.133kPa），将其分为 1、2、3、4、5 五个等级，当达到 4 级时可危及生命，则需紧急治疗，当达到 5 级时可导致死亡。针对不同的不良反应，有不同的应对措施。

1. 高血压　使用 VEGF 及 VEGFR 抑制类药物治疗肾癌会产生高血压症状。对于常见不良反应的高血压，在治疗期间应当将血压水平控制在 140/90mmHg 以下的正常范围内，当达到 1 级且伴有症状或达到 2 级时，须使用抗高血压药物来控制病情的恶化。研究证明，高血压可能是 VEGFR 抑制剂完全暴露的标志。因此，治疗肾癌期间出现不良反应时，为了避免影响治疗效果，应当及时干预，以将不良反应程度降到最低。

2. 血液学毒性 症状表现为贫血、中性粒细胞及血小板减少。发生中性粒细胞减少和贫血的概率约为 70%、血小板减少的概率约为 65%。针对此情况，在治疗期间应当实时监测血常规并将其控制在正常范围之内。

3. 手足综合征（hand-foot syndrome，HFS）**及皮肤毒性** HFS 表现为手掌-足底反应迟钝或由化疗引起肢端红斑，为一种皮肤毒性。索拉非尼治疗肾癌时发生 HFS 及皮肤毒性的概率较高，出现此症状时应当及时治疗。HFS 达 2 级时，应当停止给药，直到病情降至 1 级时方可将药量减半或是重新给予相同剂量的药物。

4. 胃肠道不良反应 症状表现为恶心、呕吐及腹泻等，当呕吐和腹泻达 4 级时须及时治疗，否则会危及生命安全。服用质子泵抑制剂或 H_2 受体拮抗剂能有效地预防恶心，而服用多巴胺拮抗剂能有效地治疗呕吐。胃肠道不良反应达 1 级或 2 级时无须调整给药量，但当达到 3~4 级时则须减半药量或停用。

二、少见但严重的不良反应

1. 肝脏毒性 主要表现为肝炎、氨基转移酶（aminotransferase）及胆红素升高，且使用帕唑帕尼时发生肝脏毒性的概率高于其他药物。为减少肝脏毒性，在治疗肾癌过程中应实时监测肝功能，适当使用护肝药物能够减少肝损伤，如发生天冬氨酸转氨酶（AST）高于正常值的 8 倍时应当暂停给药，若再次治疗时 AST 高于正常值的 3 倍应当停止给药。同时发生氨基转移酶高于正常值的 3 倍、胆红素高于正常值的 2 倍时也须停止给药。

2. 心脏毒性 主要表现为左心室功能不全和局部缺血等。服用 VEGFR 抑制剂类药物发生心脏毒性的概率为 2%~10%。对于电解质异常及心动过缓的患者，应当对其定期进行心电图检查和血钾、血镁的检查。

三、其他不良反应

1. 色素改变及皮肤黄染 色素的改变可使患者在治疗期间毛发脱落，一般发生于治疗后的 5~6 周，停止给药后会恢复。使用舒尼替尼治疗肾癌时，有 30% 的患者会出现皮肤黄染，对于该类不良反应，在治疗前应当告知患者，一般不需要调整药物剂量及增加其他的辅助治疗。

2. 口腔不良反应 症状主要包括口腔炎、黏膜炎、口腔溃疡及味觉改变等。使用靶向药物治疗出现口腔不良反应的概率为 10%~30%，预防措施一般为保持口腔清洁、尽量少吃辛辣食物。对于已感染的患者则可使用抗感染药物。出现口腔不良反应病情较轻者无须停药或药量减半，但当出现病情严重情况时则需停药或剂量减半。

常用药物的不良反应详见第二章和第三章中各种药物的不良反应部分。

参 考 文 献

邓路婵，周黎明，2014. 基质金属蛋白酶与恶性肿瘤转移的关系. 四川生理科学杂志，36（2）：80-82.

何花，郭玉林，朱凯，等，2013. 肾细胞癌 CT Robson 分期与 TNM 分期对比分析. 中国医学影像技术，29（12）：2007-2010.

李金贵，胡自力，2007. 肾动脉介入栓塞在肾癌治疗中的应用. 重庆医学，36（11）：1100-1103.

李梅，武毅，刘仁旺，等，2015. 间充质干细胞对非小细胞肺癌细胞增殖和侵袭能力的初步探讨. 中国肺癌杂志，11：674-679.

李艳花，李宏，杨美英，等，2011. 肾癌介入栓塞治疗的护理体会. 牡丹江医学院学报，32（1）：75.

马建辉，2003. 肾癌的外科诊治现状. 中华泌尿外科杂志，24（8）：569-572.

彭新庆，2017. 85 例肾癌手术治疗临床分析. 世界最新医学信息文摘，17（81）：152.

田明，2016. 间充质干细胞促进肾癌细胞迁移与增殖及黄芪对间充质干细胞的影响. 北京：北京中医药大学.

张莹莹，徐荣天，刘屹，等，2012. BOLD MRI 分析肾癌及癌旁肾组织氧合状况. 中国医学影像技术，28（4）：756-759.

赵红，夏文平，李培，2012. 多层螺旋 CT 灌注成像在肾脏良恶性肿瘤鉴别诊断中的临床应用. 医学研究杂志，41（4）：125-127.

中华医学会泌尿外科学分会肾癌指南编写组，2016. 中国肾癌靶向治疗药物不良反应管理专家共识. 中华泌尿外科杂志，37（1）：2-6.

CSCO 肾癌专家委员会，2015. 中国肾癌诊治指南（2015 版）. 北京：人民卫生出版社，13-16.

Amato R J, 2000. Chemotherapy for renal cell carcinoma. Semin Oncol, 27（2）：177-186.

Amato R J, Mohammad T, 2008. Interferon-alpha plus capecitabine and thalidomide in patients with metastatic renal cell cancer. J Exp Ther Oncol, 7（1）：41-47.

Amato R J, Khan M, 2008. A phase I clinical trial of low-dose interferon-alpha-2A, thalidomide plus gemcitabine and capecitabine for patients with progressive metastatic renal cell carcinoma. Cancer Chemother Pharmacol, 61（6）：1069-1073.

Atzpodien J, Kirchner H, Hanninen E L, et al, 1993. Interleukin-2 in combination with interferon-alpha and 5-fluorouracil for metastatic renal cell cancer. Eur J Cancer, 29A（Suppl 5）：S6-S8.

Baldewijns M M, Van Vlodrop I J, Vermeulen P B, et al, 2010. VHL and HIF signalling in renal cell carcinogenesis. J Pathol, 221（2）：125-138.

Bates S E, Bakke S, Kang M, et al, 2004. A phase Ⅰ/Ⅱ study of infusional vinblastine with the P-glycoprotein antagonist valspodar（PSC 833）in renal cell carcinoma. Clin Cancer Res, 10（4）：4724-4733.

Bellmunt J, Trigo J M, Calvo E, et al, 2010. Activity of a multitargeted chemo-switch regimen（sorafenib, gemcitabine, and metronomic capecitabine）in metastatic renal-cell carcinoma: a phase 2 study（SOGUG-02-06）. Lancet Oncol, 11（4）：350-357.

Bellocco R, Pasquali E, Rota M, et al, 2012. Alcohol drinking and risk of renal cell carcinoma: results of a meta-analysis. Ann Oncol, 23（9）：2235-2244.

Bockhorn M, Roberge S, Sousa C, et al, 2004. Differential gene expression in metastasizing cells shed from kidney tumors. Cancer Res, 64（7）：2469-2473.

Bray F, Colombet M, Mery L, et al, 2017. Cancer Incidence in Five Continents, Vol.Ⅺ（electronic version）. Lyon: International Agency for Research on Cancer. Available from: http://ci5.iarc.fr, accessed [date].

Brock K E, Ke L, Gridley G, et al, 2012. Fruit, vegetables, fibre and micronutrients and risk of US renal cell carcinoma. Br J Nutr, 108（6）：1077-1085.

Brugarolas J B, Vazquez F, Reddy A, et al, 2003. TSC2 regulates VEGF through mTOR-dependent and -independent pathways. Cancer Cell, 4（2）：147-158.

Bulut S, Aktas B K, Erkmen A E, et al, 2014. Metabolic syndrome prevalence in renal cell cancer patients. Asian Pac J Cancer Prev, 15（18）：7925-7928.

Chakrabarty A, Hillman G G, Maughan R L, et al, 1994. Radiation therapy enhances the therapeutic effect of immunotherapy on pulmonary metastases in a murine renal adenocarcinoma model. Vivo, 8（1）：25-31.

Chaves K C, Peron J P, Chammas R, et al, 2012, Endostatin gene therapy stimulates upregulation of ICAM-1 and VCAM-1 in a metastic renal cell carcinoma model. Cancer Gene Ther, 19（8）：558-565.

Cho E, Curhan G, Hankinson S E, et al, 2011. Prospective evaluation of analgesic use and risk of renal cell cancer. Arch Intern Med, 171（16）：1487-1493.

Chung E K, Posadas E M, Kasza K, et al, 2011. A phase Ⅱ trial of gemcitabine, capecitabine, and bevacizumab in metastatic renal carcinoma. Am J Clin Oncol, 34（2）：150-154.

Colt J S, Hofmann J N, Schwartz K, et al, 2017. Antihypertensive medication use and risk of renal cell carcinoma. Cancer Causes

Control, 28（4）: 289-297.

Curado M P, Edwards B, Shin H R, et al, 2007. Cancer Incidence in Five Continents, Vol. IX. IARC Scientific Publications: International Agency for Research on Cancer Press.

Dason S, Allard C, Sheridanjonah A, et al, 2013. Management of renal collecting duct carcinoma: a systematic review and the McMaster experience. Curr Oncol, 20（3）: e223-e232.

De Mulder P H, Weissbach L, Jakse G, et al, 1996. Gemcitabine: a phase II study in patients with advanced renal cancer. Cancer Chemother Pharmacol, 37（1）: 491-495.

Delahunt B, Sika-Paotonu D, Bethwaite P B, et al, 2007. Fuhrman grading is not appropriate for chromophobe renal cell carcinoma. Am J Surg Pathol, 31: 957-960.

Delahunt B, Cheville J C, Martignoni G, et al, 2013. The International Society of Urological Pathology（ISUP）grading system for renal cell carcinoma and other prognostic parameters. Am J Surg Pathol, 37: 1490-1504.

Dellon E S Shaheen N J, 2005. Diabetes and hepatocellular carcinoma: associations, biologic plausibility, and clinical implications. Gastroenterology, 129（3）: 1132-1134.

Desai A A, Vogelzang N J, Rini B I, et al, 2002. A high rate of venous thromboembolism in a multi-institutional phase II trial of weekly intravenous gemcitabine with continuous infusion fluorouracil and daily thalidomide in patients with metastatic renal cell carcinoma. Cancer, 95（8）: 1629-1636.

Díaz-Pérez F I, Hiden U, Gauster M, et al, 2016. Post-transcriptional down regulation of ICAM-1 in feto-placental endothelium in GDM. Cell Adh Migr, 10（1-2）: 18-27.

Djouad F, Bony C, Apparailly F, et al, 2006. Earlier onset of syngeneic tumors in the presence of mesenchymal stem cells. Transplantation, 82（8）: 1060-1066.

Doberstein K, Wieland A, Lee S B, et al, 2011. L1-CAM expression in ccRCC correlates with shorter patients survival times and confers chemoresitance in renal cell carcinoma ceus. Carcinogenesis, 32（3）: 262-270.

Escudier B, Droz J P, Rolland F, et al, 2002. Doxorubicin and ifosfamide in patients with metastatic sarcomatoid renal cell carcinoma: a phase II study of the Genitourinary Group of the French Federation of cancer centers. J Urol, 168（3）: 959-961.

Eskelinen T J, Kotsar A, Tammela T L J, et al, 2017. Components of metabolic syndrome and prognosis of renal cell cancer. Scand J Urol, 51（6）: 435-441.

Esteve-Puig R, Canals F, Colome N, et al, 2009. Uncoupling of the LKB1-AMPKalpha energy sensor pathway by growth factors and oncogenic BRAF. PLoS One, 4（3）: e4771.

Ferguson R E, Taylor C, Stanley A, et al, 2005. Resistance to the tubulin-binding agents in renal cell carcinoma: no mutations in the class I beta-tubulin gene but changes in tubulin isotype protein expression. Clin Cancer Res, 11（9）: 3439-3445.

Forman D, Bray F, Brewster D H, et al, 2014. Cancer Incidence in Five Continents, Vol. X. IARC Scientific Publication No. 164. Lyon: International Agency for Research on Cancer Press.

Fukszand K R, 2005. Engaging the vascular component of the tumor response. Cancer Cell, 8（2）: 89-91.

Fyfe G, Fisher R I, Rosenberg S A, et al, 1995. Results of treatment of 255 patients with metastatic renal cell carcinoma who received high-dose recombinant interleukin-2 therapy. J Clin Oncol, 13（3）: 688-696.

Garciabarros M, Paris F, Cordoncardo C, et al, 2003. Tumor response to radiotherapy regulated by endothelial cell apoptosis. Science, 300（5622）: 1155-1159.

Graham S, Dutcher J, Sacris L, et al, 2011. Incidence and nursing management of hand foot skin reaction in patients treated with oral tyrosine kinase inhibitors for metastatic renal cell carcinoma. Oncology Nursing Forum, 34: 521-521.

Hallemeier C L, Choo R, Davis B J, et al, 2012. Long-term outcomes after maximal surgical resection and intraoperative electron radiotherapy for locoregionally recurrent or locoregionally advanced primary renal cell carcinoma. Int J Radiat Oncol Biol Phys, 82（5）: 1938-1943.

Harshman L C, Drake C G, Choueiri T K, 2014. PD-1 blockade in renal cell carcinoma: to equilibrium and beyond. Cancer Immunol Res, 2（12）: 1132-11341.

Hasumi H, Baba M, Hong S B, et al, 2008. Identification and characterization of a novel folliculin-interacting protein FNIP2. Genes, 415（1-2）: 60-67.

Hidayat K, Du X, Zou S Y, et al, 2017. Blood pressure and kidney cancer risk: meta-analysis of prospective studies. J Hypertens, 35（7）: 1333-1344.

Hill R P, Marieegyptienne D T, Hedley D W, 2009. Cancer Stem Cells, Hypoxia and Metastasis. Semin Radiat Oncol, 19（2）: 106-111.

Hrushesky W J, von Roemeling R, Lanning R M, et al, 1990. Circadian-shaped infusions of floxuridine for progressive metastatic renal cell carcinoma. J Clin Oncol, 8（9）: 1504-1513.

Huguenin P V, Kieser S, Glanzmann C, et al, 1998. Radiotherapy for metastatic carcinomas of the kidney or melanomas: an analysis using palliative end points. Int J Radiat Oncol Biol Phys, 41（2）: 401-405.

Jaakkola P, Mole D R, Tian Y M, et al, 2001. Targeting of HIF-alpha to the von Hippel-Lindau ubiquitylation complex by O_2-regulated prolyl hydroxylation. Science, 292（5516）, 468-472.

Jain R K, 2005. Normalization of tumor vasculature: an emerging concept in antiangiogenic therapy. Science, 307（5706）: 58-62.

Jun L, Liu J, Liang J, et al, 2010. Effective connectivities of cortical regions for top-down face processing: a dynamic causal modeling study. Brain Res: 1340, 40-51.

Kabat G C, Heo M, Kamensky V, et al, 2013. Adult height in relation to risk of cancer in a cohort of Canadian women. Int J Cancer, 132（5）: 1125-1132.

Kabat G C, Miller A B, Rohan T E, 2007. Reproductive and hormonal factors and risk of lung cancer in women: a prospective cohort study. Int J Cancer, 120（10）: 2214-2220.

Kamura T, Koepp D M, Conrad M N, et al, 1999. Rbx1, a component of the VHL tumor suppressor complex and SCF ubiquitin ligase. Science, 284（5414）: 657-661.

Kanai M, 2014. Therapeutic applications of curcumin for patients with pancreatic cancer. World J Gastroenterol, 20（28）: 9384-9391.

Kenney P A, Wood C G, 2012. Re: Comparative effectiveness of axitinib versus sorafenib in advanced renal cell carcinoma（AXIS）: a randomised phase 3 trial. Eur Urol, 62（1）: 182-183.

Kerbel R S, Kamen B A, 2004. The anti-angiogenic basis of metronomic chemotherapy. Nat Rev Cancer, 4（3）: 423-436.

Kjaer M, Frederiksen P L, Engelholm S A, 1987. Postoperative radiotherapy in stage Ⅱ and Ⅲ renal adenocarcinoma: a randomized trial by the Copenhagen Renal Cancer Study Group. Int J Radiat Oncol Biol Phys, 13（5）: 665-672.

Kolesnick R, Fuks Z, 2003. Radiation and ceramide-induced apoptosis. Oncogene, 22（37）: 5897-5906.

Kollmannsberger C, Soulieres D, Wong R, et al, 2012. Sunitinib therapy for metastatic renal cell carcinoma: recommendations for management of side effects. Can Urol Assoc J, 1（zsuppl）: S41-S54.

Kossler S, Nofziger C, Jakab M, et al, 2012. Curcumin affects cell survival and cell volume regulation in human renal and intestinal cells. Toxicology, 292（2-3）: 123-135.

Landskran G, De la Fuente M, Thuwajit P, et al, 2014. Chronic inflammation and cytokines in the tumor microenvimnment. J Immunol Res: 1-19.

Larkin J, Fishman M, Wood L, et al, 2014. Axitinib for the treatment of metastatic renal cell carcinoma recommendations for therapy management to optimize outcomes. Am J Clin Oncol, 37（4）: 397-403.

Lin Y G, Kunnumakkara A B, Nair A, et al, 2007. Curcumin inhibits tumor growth and angiogenesis in ovarian carcinoma by targeting the nuclear factor-kappaB pathway. Clin Cancer Res, 13（1）: 3423-3430.

Linehan W M, Ricketts C J, 2013. The metabolic basis of kidney cancer. Semin Cancer Biol, 23（1）: 4655.

Linehan W M, Srinivasan R, Schmidt L S, 2010. The genetic basis of kidney cancer: a metabolic disease. Nat Rev Urol, 7（5）: 277-285.

Liu D, Chen Z, 2013. The effect of curcumin on breast cancer cells. J Breast Cancer, 16（2）: 133-137.

Ljungberg B, Bensalah K, Canfield S, et al, 2015. EAU guidelines on renal cell carcinoma: 2014 update. Eur Urol, 67（5）: 913-924.

Ljungberg B, Campbell S C, Choi H Y, et al, 2011. The epidemiology of renal cell carcinoma. Eur Urol, 60（4）: 615-621.

Mackenzie I S, Morant S V, Wei L, et al, 2017. Spironolactone use and risk of incident cancers: a retrospective, matched cohort study. Br J Clin Pharmacol, 83（3）: 653-663.

Macleod L C, Hotaling J M, Wright J L, et al, 2013. Risk factors for renal cell carcinoma in the VITAL study. J Urol, 190（5）: 1657-1661.

Mani S, Vogelzang N J, Bertucci D, et al, 2001. Phase I study to evaluate multiple regimens of intravenous 5-fluorouracil administered in combination with weekly gemcitabine in patients with advanced solid tumors: a potential broadly altive regimen for aewanced solid tumor malignanlies. Cancer, 92（6）: 1567-1576.

Mantur M, Kemona H, Kozlowski R, et al, 2003. Effect of tumor stage and nephrectomy on CD62P expression and sP-selectin conlen tration in renal.-Neoplasma, 50（4）: 262-265.

Miwa M, Ura M, Nishida M, et al, 1998. Design of a novel oral fluoropyrimidine carbamate, capecitabine, which generates 5-fluorouracil selectively in tumours by enzymes concentrated in human liver and cancer tissue. Eur J Cancer, 34（8）: 1274-1281.

Miyake M, Anai S, Fujimoto K, et al, 2012. 5-fluorouracil enhances the antitumor effect of sorafenib and sunitinib in a xenograft model of human renal cell carcinoma. Oncol Lett, 3（6）: 1195-1202.

Miyake M, Goodison S, Lawton A, et al, 2005. Angiogenin promotes tumoral growth and angiogenesis by regulating matrix metallopeptida se-2 expression viathe FRK1/2 pathway. Oncogene, 34（7）: 890-901.

Moch H, Humphrey P, Ulbright T, et al, 2016. WHO Classification of Tumours of the Urinary System and Male GenitalOrgan. Lyon: International Agency for Research on Cancer (IARC) Press.

Mocha H, Delahunt B, Ficarra V, et al, 2009. Reassessing the current UICC/AJCC TNM staging for renal cell carcinoma. Eur Urol, 56（4）: 636-643.

Motzer R J, Hutson T E, Tomczak P, et al, 2007. Sunitinib versus interferon alfa in metastatic renalcell carcinoma. N Engl J Med, 356（2）: 115-124.

Motzer R J, Russo P, 2000. Systemic therapy for renal cell carcinoma. J Urol, 163（2）: 408-417.

Nanus D M, Garino A, Milowsky M I, et al, 2004. Active chemotherapy for sarcomatoid and rapidly progressing renal cell carcinoma. Cancer, 101（7）: 1545-1551.

Nayan M, Punjani N, Juurlink D N, et al, 2017. Statin use and kidney cancer survival   outcomes: a systematic review and meta-analysis. Cancer Treat Rev, 52: 105-116.

Neidhart J A, Anderson S A, Harris J E, et al, 1991. Vinblastine fails to improve response of renal cancer to interferon alfa-n1: high response rate in patients with pulmonary metastases. J Clin Oncol, 9（5）: 832-836.

Nieto M A, 2009. Epithelial-Mesenchymal Transitions in development and disease: old views and new perspectives, Int J Dev Biol, 53（8-10）: 1541-1547.

Ohba K, Miyata Y, Kanda S, et al, 2005. Expression of urokinase-type plasminogen activator, urokinase-type plasminogen. J Urol, 174（2）: 461-465.

Osada J, Pietruczuk M, Dabrowska M, et al, 2000. An assessment of lymphocytic population in peripheral blood of patients with renal cell carcinoma before and after embolization. Rocz Akad Med Bialymst, 45: 228-239.

Oudard S, Banu E, Vieillefond A, et al, 2007. Prospective multicenter phase II study of gemcitabine plus platinum salt for metastatic collecting duct carcinoma: results of a GETUG (Groupe d'Etudes des Tumeurs Uro-Génitales) study. J Urol, 177（5）: 1698-1702.

Ozbek E, Otunctemur A, Sahin S, et al, 2013. Renal cell carcinoma is more aggressive in Turkish patients with the metabolic syndrome. Asian Pac J Cancer Prev, 14（12）: 7351-7354.

Pan J, Mestas J, Burdick M D, et al, 2006. Stromal derived factor-1 (SDF-1/CXCL12) and CXCR4 in renal cell carcinomametasfasis. Mol Cancer, 5: 56.

Pandey A, Forte V, Abdallah M, et al, 2011. Diabetes mellitus and the risk of cancer. Minerva Endocrinol, 36（3）: 187-209.

Pandya SS, Mier J W, Mcdermott D F, et al, 2011. Addition of gemcitabine at the time of sunitinib resistance in metastatic renal cell cancer. BJU Int, 108（8pt2）: E245-E249.

Passalacqua R, Buzio C, Buti S, et al, 2010. Phase III, randomised, multicentre trial of maintenance immunotherapy with low-dose interleukin-2 and interferon-α for metastatic renal cell cancer. Cancer Immunol Immunother, 59（4）: 553-561.

Perut F, Cenni E, Unger R E, et al, 2009. Immunogenic properties of renal cell carcinoma and the pathogenesis of osteolytic bone mestases. Int J Oncol, 34（5）: 1387-1393.

Petrioli R, Paolelli L, Francini E, et al, 2007. Capecitabine as third-line treatment in patients with metastatic renal cell carcinoma after failing immunotherapy. Anti-Cancer Drugs, 18（7）: 817-820.

Pischon T, Nimptsch K, 2016. Obesity and risk of cancer: an introductory overview. Recent Results Cancer Res, 208: 1-15.

Pyrhonen S, Salminen E, Ruutu M, et al, 1999. Prospective randomized trial of interferon alfa-2a plus vinblastine versus vinblastine alone in patients with advanced renal cell cancer. J Clin Oncol, 17（9）: 2859-2859.

Raspaglio G, Filippetti F, Prislei S, et al, 2008. Hypoxia induces class III beta-tubulin gene expression by HIF-1α binding to its 3' flanking region. Gene, 409（1-2）: 100-108.

Renehan A G, Tyson M, Egger M, et al, 2008. Body-mass index and incidence of   cancer: a systematic review and meta-analysis of prospective observational studies. Lancet, 371, 196（2）: 569-578.

Ridge C A, Pua B B, Madoff D C, 2014. Epidemiology and staging of renal cell carcinoma. Semin Intervent Radiol, 31（1）: 3-8.

Rini B I, Vogelzang N J, Dumas Ma C, et al, 2000. Phase II trial of weekly intravenous gemcitabine with continuous infusion fluorouracil in patients with metastatic renal cell cancer. J Clin Oncol, 18（2）: 2419-2426.

Rini B I, Campbell S C, Escudier B, 2009. Renal cell carcinoma. Lancet, 373（9669）: 1119-1132.

Rini B. I, Grunwald, 2012. Axitinib for first-line metastatic renal cell carcinoma (mRCC): overall efficacy and pharmacokinetic (PK) analyses from a randomized phase Ⅱ study. Journal of Clinical Oncology：30.

Rizzo M，Bartoletti R，Selli C，et al，1989. Interferon alpha-2a and vinblastine in the treatment of metastatic renal carcinoma. Eur Urol，16（4）：271-277.

Rohrmann S，Linseisen J，Overvad K，et al，2015. Meat and fish consumption and the risk of renal cell carcinoma in the European prospective investigation into cancer and nutrition. Int J Cancer，136（5）：E423-E431.

Rotolo J，Stancevic B，Zhang J，et al，2012. Anti-ceramide antibody prevents the radiation gastrointestinal syndrome in mice. J Clin Invest，122（5）：1786-1790.

Sathishkumar S，Boyanovsky B，Karakashian A，et al，2005. Elevated sphingomyelinase activity and ceramide concentration in serum of patients undergoing high dose spatially fractionated radiation treatment：implications for endothelial apoptosis. Cancer Biol Ther，4（9）：979-986.

Seo B R，Min K J，Cho I J，et al，2014. Curcumin significantly enhances dual PI3K/Akt and mTOR inhibitor NVP-BEZ235-induced apoptosis in human renal carcinoma Caki cells through　down-regulation of p53-dependent Bcl-2 expression and inhibition of Mcl-1 protein stability. PLoS ONE，9（4）：e95588.

Setiawan V W，Stram D O，Nomura A M，et al，2007. Risk factors for renal cell cancer：the multiethnic cohort. Am J Epidemiol，166（8）：932-940.

Sharifi N，Farrar W L，2006. Perturbations in hypoxia detection：a sharedlink between hereditary and sporadic tumor formation？ Med Hypotheses，66（4）：732-735.

Shimazui T，Kojima T，Onozawa M，et al，2006. Expression profile of N-cadherin differs from other classical cadherinsas a prognostic marker in renal cell carcinoma. Oncol Rep，15（5）：1181-1184.

Siegel R L，Miller K D，Jemal A，2017. Cancer Statistics. 2017. CA Cancer J Clin，67（1）：7-30.

Sobus S L，Warren G W，2014. the biologic effects of cigarette smoke on cancer cells. Cancer，120（23）：3617-3626.

Song D Y，Song S，Song Y，et al，2012. Alcohol intake and renal cell cancer risk：a meta-analysis. Br J Cancer，106（11）：1881-1890.

Sternberg C N，Davis I D，Mardiak J，et al，2010. Pazopanib in locally advanced or metastatic renal cell carcinoma：results of a randomized phase Ⅲ trial. J Clin Oncol，28（6）：1061-1068.

Stinauer M A，Kavanagh B D，Schefter T E，et al，2011. Stereotactic body radiation therapy for melanoma and renal cell carcinoma：impact of single fraction equivalent dose on local control. Radiat Oncol，6（6）：34.

Bellmunt J，Suarez C，Gallardo E，et al，2014. Phase Ⅰ study of sunitinib in combination with gemcitabine/capecitabine for the first-line treatment of metastatic or unresectable renal cell carcinoma. Journal of Clinical Oncology，19（9）：917-918.

Sudarshan S，Karam J A，Brugarolas J，et al，2013. Metabolism of kidney cancer：from the lab to clinical practice. Eur Urel，63（2）：244-251.

Sunela K L，Koskinen S，Kellokumpulehtinen P 1，2010. A phase Ⅱ study of combination of pegylated interferon alfa-2a and capecitabine in locally advanced or metastatic renal cell cancer. Cancer Chemother Pharmacol，66（1）：59-67.

Svedman C，Karlsson K，Rutkowska E，et al，2008. Stereotactic body radiotherapy of primary and metastatic renal lesions for patients with only one functioning kidney. Acta Oncol，47（8）：1578-1583.

Tannir N M，Thall P F，Ng C S，et al，2008. A phase Ⅱ trial of gemcitabine plus capecitabine for metastatic renal cell cancer previously treated with immunotherapy and targeted agents. J Urol，180（3）：867-872.

Thompson R H，Kuntz S M，Leibovich B C，et al，2006，Tumor B7-H1 is associated with poor prognosis in renal cell carcinoma patientswith long-term fouow-up. Cancer Roscarch，66（7）：3381-3385.

Trillsch F，Kuerti S，Eulenburg C，et al，2016. E-Cadherin fragments as potential mediators for peritoneal metastasis in advancedepifelial. Br J Cancer，114（2）：213-220.

Ulutin H C，Aksu G，Fayda M，et al，2006. The value of postoperative radiotherapy in renal cell carcinoma：a single-institution experience. Tumori，92（3）：202-206.

Villaamil V M，Gallego G A，Valladares-Ayerbes M，et al，2012. Multiple biomarker tissue arrays：a computational approach to identifying protein-protin interactions in the EGFRFERK signalling pathuay. J Mol Signal，7（1）：14.

Virman J，Bono P，Luukkaala T，et al，2015，VEGFR3 and CD31 as prognostic factors in renal cell cancer. Anticancer Res，35（2）：921-927.

Walpole E，Dutcher J P，Sparano J，et al，1993. Survival after phase-Ⅱ treatment of advanced renal-cell carcinoma with taxol or high-dose interleukin-2. J Immunother Emphcsis Tumor Zmmuol，13（4）：275-281.

Walsh L，Stanfield J L，Cho L C，et al，2006. Efficacy of ablative high-dose-per-fraction radiation for implanted human renal cell cancer in a nude mouse model. Eur Urol, 50（4）: 795-800.

Wang F, Xu Y, 2014. Body mass index and risk of renal cell cancer: a dose–response meta-analysis of published cohort studies. Int J Cancer, 135（7）: 1673-1686.

Wang L, Wang Z, Yang B, et al, 2009, CXCR4 nuclear localization follows binding of its ligand SDF-1 and occurs in metgstatic but not promary renal cell carcinoma. Oncol Rep, 22（6）: 1333-1339.

Wang W, Qi L, Tan M, et al, 2015. Effect of platelet-derived growth factor-B on renal cell carcinoma growth and prrogression. Urol Oncol, 33（4）: 168. e17-e27.

Ward P S, Thompson C B, 2012. Metabolic reprogramming: a cancer hallmark even warburg did not anticipate, Cancer Cell, 21（3）: 297-308.

Waters J S, Moss C, Pyle L, et al, 2004. Phase II clinical trial of capecitabine and gemcitabine chemotherapy in patients with metastatic renal carcinoma. Br J Cancer, 91（10）: 1763-1768.

Weikert S, Boeing H, Pischon T, et al, 2008. Blood pressure and risk of renal cell carcinoma in the European prospective investigation into cancer and nutrition. Am J Epidemiol, 167（4）: 438-446.

Yagoda A, Petrylak D, 1993. Cytotoxic chemotherapy for advanced hormone-resistant prostate cancer. Cancer, 71（3suppl）: 1098-1109.

Yan X, Shi L, Chen G, et al, 2012, Mesenchymal stem cell-like cells in classic renal angiomyolipoma. Oncol Lett, 4（3）: 398-402.

Yang S, Gao Q, Jiang W, 2015. Relationship between tumour angiogenesis and expression of cyclo-oxygenase-2 and vasxular endothelial growth factor-Ain human renal cell carcinoma. J Int Med Res, 43（1）: 110-117.

Zhang G M, Zhu Y, Ye D W, 2014. Metabolic syndrome and renal cell carcinoma. World J Surg Oncol, 12: 236.

Zhou J, Huang W, Tao R, et al, 2009. Inactivation of AMPK alters gene expression and promotes growth of prostate cancer cells. Oncogene, 28（18）: 1993-2002.

第二章　肾癌的临床用药

第一节　索拉非尼

索拉非尼（sorafenib，商品名 Nexavar，多吉美）是一种新型口服多靶点抗肿瘤药物，由 Bayer 和 Onyx 制药公司开发，2005 年 12 月获美国 FDA 批准上市，主要用于肾癌治疗，在晚期肾癌治疗方面取得的重大进展显示其可显著延长患者无疾病进展生存期，且有良好的安全性。临床一般使用索拉非尼甲苯磺酸盐，化学名为 4-（4-{3-[4-氯-3-（三氟甲基）苯基] 脲基 } 苯氧基）-N_2-甲基吡啶 -2- 羧酰胺 -4- 甲苯磺酸盐，分子式为 $C_{21}H_{16}C_1F_3N_4O_3 \cdot C_7H_8O_3S$，分子量 637.0Da，结构式如图 2-1 所示。

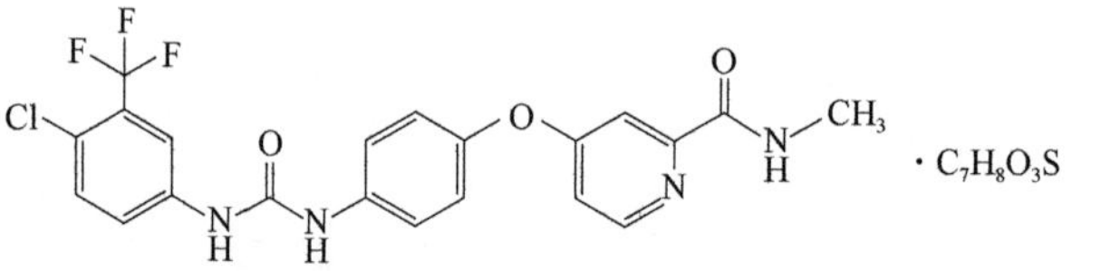

图 2-1　索拉非尼结构式

一、药　动　学

索拉非尼的给药方式为口服，每次 400mg，每日 2 次。服药后，血药浓度中位达峰时间为 4～8h，平均最大峰浓度（C_{max}）为 1.67～2.13mg/L。7 天后达稳态血药浓度，C_{max} 和 $AUC_{(0\sim12)}$ 分别为 7.7mg/L 和 64.3mg/(h·L)。与每日仅给药 1 次相比，每日 2 次给药的稳态 C_{max} 和 AUC 均值分别增加了 4 倍和 4.7 倍，所以每日 2 次的给药方式可以达到最佳吸收。高脂饮食时其相对生物利用度比空腹给药降低了约 29%，因此在服药时建议空腹给药，且不应高脂肪进食。索拉非尼的平均相对生物利用度为 38%～49%，平均终末消除半衰期为 24～48h。索拉非尼的血浆蛋白结合率为 99.5%。

索拉非尼有两条生物转化途径，一条主要通过肝脏代谢酶 CYP3A4 进行氧化代谢，另一条通过尿苷二磷酸葡糖醛酸转移酶（UGT）1A9 进行葡萄糖苷酸化代谢，一般认为索拉非尼与 CYP3A4 抑制剂不发生药物间相互作用。索拉非尼的药动学与患者年龄、性别、体重、血清肌酐和血清胆红素无明显关系，因此不需要根据患者年龄、性别和体重来调整给药剂量。索拉非尼有 8 种代谢产物已经被鉴定，其中有 5 种可在患者血浆中检测到。索拉非尼主要以原型和代谢物方式随粪便排泄，占总剂量的 51%，而部分葡萄糖苷酸化代谢产物随尿液排泄，占总剂量的 1%。

二、药 理 作 用

索拉非尼是一种新型口服多激酶抑制剂，是酪氨酸激酶抑制剂、血管生成抑制剂和血管内皮生长因子抑制剂，主要用于治疗肾癌晚期患者。

索拉非尼是一种小分子激酶抑制剂，它是 C-RAF 激酶的抑制剂，还能抑制血管内皮生长因子 2（VEGFR2）、血管内皮生长因子 3（VEGFR3）及血小板源性生长因子-β（PDGFR-β）的酪氨酸激酶的活性，因此被称为多激酶抑制剂，具有双重抗肿瘤作用。

索拉非尼有两种抑制肿瘤生长的途径，分别为直接抑制和间接抑制。首先，RAS/RAF/MEK/ERK 信号转导通路（图 2-2）是细胞周期调控、基因表达、细胞增殖和分化过程的主要途径，RAF 是该通路中的关键激酶，其 3 个同工酶分别为 A-RAF、B-RAF 与 C-RAF，它们均与细胞增殖、分化及血管生成的调节密切相关。大部分刺激细胞生长的因子，包括 EGF、PDGF、VEGF 和 c-KIT，与细胞表面的受体结合后，即可通过受体酪氨酸激酶自身磷酸化的方式首先激活 RAS，RAS 又进一步激活 RAF/MEK/ERK 信号转导通路，将生长因子的信号带入细胞核，从而发挥调节基因转录和促进细胞增殖的作用。生长因子受体酪氨酸激酶活性的增加、*RAS* 基因突变和过度表达及 *RAF* 基因突变都可导致信号转导通路的过度激活，从而引起细胞的过度增殖。已知在人类肿瘤细胞中，*A-RAF* 和 *C-RAF* 突变非常少见，*B-RAF* 突变占 7%，*RAS* 突变占 15%～30%。30% 的卵巢癌、35%～53% 的甲状腺癌、30% 的结肠癌及 50%～70% 的恶性黑色素瘤中有 *B-RAF* 基因突变。

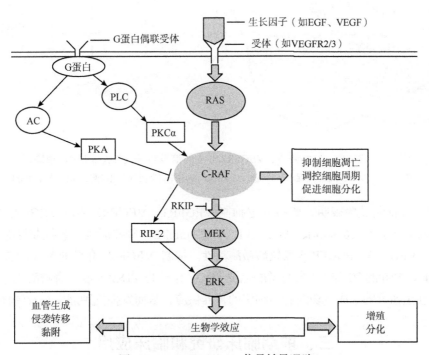

图 2-2　RAF/MEK/ERK 信号转导通路

AC，腺苷酸环化酶；PLC，磷脂酶 C；PKCα，蛋白激酶 Cα；RKIP，RAF 激酶抑制蛋白；RIP-2，受体相互作用蛋白-2；MEK，细胞外促有丝分裂蛋白；ERK，细胞外信号调节蛋白激酶

　　索拉非尼对 RAF 激酶的多种亚型都有抑制作用，其作用强度为 C-RAF＞野生型 B-RAF＞突变型 B-RAF V600E。索拉非尼通过抑制 RAF 活性阻断 RAF/MEK/ERK 信号转导通路，抑制肿瘤细胞的增殖，从而直接抑制肿瘤的生长。在恶性淋巴瘤和实体肿瘤内，索拉非尼通过抑制肿瘤细胞内 RAF/MEK/ERK 信号转导而降低 pERK 的水平，发挥抗细胞增殖的作用。除此之外，索拉非尼还具有抑制野生型 K-RAS、B-RAF 及其他原癌基因激活的 ERK 信号转导的作用。

　　此外，肿瘤的生长和转移依赖于新生血管的形成，索拉非尼通过抑制几种与新生血管生成和肿瘤发展有关的酪氨酸激酶受体的活性（图 2-3）（包括 VEGFR2、VEGFR3、PDGFR-β 和 c-KIT 原癌基因）来阻断肿瘤新生血管生成，间接抑制肿瘤生长。

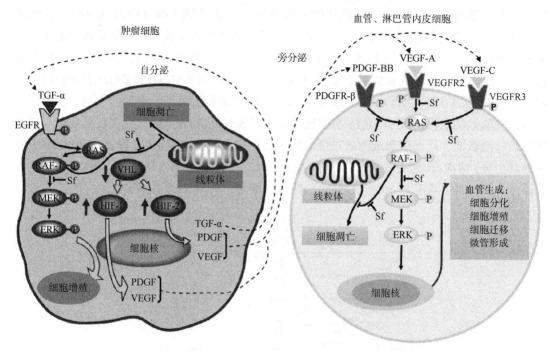

图 2-3　VEGF 的分泌调节、VEGFR2 介导的信号转导及索拉非尼的作用靶点

Sf, 索拉非尼；MEK, 细胞外促有丝分裂蛋白；ERK, 细胞外信号调节蛋白激酶；HIF, 低氧诱导因子

　　激酶活性抑制试验表明，索拉非尼抑制 VEGFR1、VEGFR2 和鼠 VEGFR3 的半抑制浓度（IC_{50}）分别为 26nmol/L、90nmol/L 和 20nmol/L。研究证实，索拉非尼能有效抑制 VEGFR2、VEGFR3、PDGFR-β 酪氨酸激酶活性。抑制 VEGF-A 介导的 VEGFR2 自身磷酸化、VEGF-C 介导的 VEGFR3 自身磷酸化及 PDGF 介导的 PDGFR-β 自身磷酸化过程，从而阻断肿瘤新生血管的形成，切断肿瘤细胞的营养供应，从而发挥抗肿瘤生长及转移的作用。

三、前期临床研究和临床应用

（一）前期临床研究

　　Ⅰ期临床研究观察了索拉非尼的最大耐受剂量和剂量限制性毒性。一项研究中总计观察约 160 例各类晚期肿瘤患者，索拉非尼给药剂量逐步递增，由 50mg 递增为 800mg，每日 2 次。研究结果显示，100～400mg，每日 2 次剂量时，患者耐受性较好，大多数患者的不良反应为 1 级或 2 级。当剂量增加至 600mg，每日 2 次时，毒副作用为 3 级皮肤毒性。当剂量增加至 800mg，每日 2 次，限制性毒性为 3 级腹泻和疲乏。由此确定索拉非尼的最大耐受剂量为 400mg，每日 2 次。

有Ⅱ期临床试验评价了索拉非尼对晚期肾癌的疗效。研究中总计入组 202 例晚期肾癌患者，最初诱导阶段全部患者口服索拉非尼 400mg，每日 2 次。12 周后有 79 例患者肿瘤缩小≥25%，并继续服用索拉非尼，58 例肿瘤增长≥25% 的患者停止用药。剩余的 65 例患者肿瘤缩小低于基线 25%，进行随机分组，32 例接受索拉非尼治疗，33 例接受安慰剂治疗。经随机分组 12 周治疗后，接受索拉非尼的患者中有 50% 病情无进展，而接受安慰剂的患者中只有 18% 病情无进展，索拉非尼组的中位 PFS 为 24 周，明显长于安慰剂组（6 周），索拉非尼组较安慰剂组显著延长了患者无疾病进展生存期。由此可见，索拉非尼能够显著稳定晚期肾癌患者的病情。

此外，欧美国家的Ⅱ期临床试验显示索拉非尼联合 IFN-α 治疗晚期肾癌能显著提高客观缓解率，达到 19%～34.9%，中位 PFS 为 7～10 个月。但不良反应明显增加，Ⅲ级以上的不良反应达到 77%。

索拉非尼Ⅲ期临床 TARGET 试验证实了索拉非尼作为一线免疫治疗失败的转移性肾癌的二线治疗能显著延长患者生存期。该项研究纳入了免疫治疗失败的晚期肾透明细胞癌患者 903 例，按 1∶1 随机分组，分别接受索拉非尼或安慰剂的治疗。451 例接受口服索拉非尼 400mg，每日 2 次治疗，452 例进入安慰剂组。中期分析结果表明，两组的客观有效率分别为 10% 和 2%；索拉非尼组有 1 例患者完全缓解（CR），10% 的患者部分缓解（PR），74% 的患者病情稳定（SD）；而安慰剂组有 2% 的患者部分缓解，53% 的患者病情维持稳定。索拉非尼组的无疾病进展生存期（PFS）较安慰剂组延长了 1 倍，分别为 24 周和 12 周。交叉用药后 6 个月的结果显示，虽然在中期分析后安慰剂组进展的患者交叉接受了索拉非尼的治疗，但索拉非尼组生存期（19.3 个月）仍明显高于安慰剂组（15.9 个月）。

（二）临床应用

江苏省肿瘤医院吴平平等报道，该院 2008 年 8 月至 2013 年 8 月收治的肾癌患者 37 例，其中男 25 例，女 12 例，发病年龄 29～85 岁，中位年龄 59 岁。患者不间断口服索拉非尼片剂 400mg，每日 2 次。第 1 次进展后加量至 600mg，每日 2 次；第 2 次进展后加量至 800mg，每日 2 次。应用常规剂量索拉非尼 2 个月后评价疗效，37 例患者中，CR 0 例，PR 3 例（8.1%），SD 28 例（75.7%），疾病进展（PD）6 例（16.2%），RR 为 8.1%，疾病控制率（DCR）为 83.8%。本组患者最长随访时间为 54 个月，常规剂量索拉非尼治疗的中位 PFS 为 9 个月。15 例患者加量至 600mg，每日 2 次，中位 PFS 为 5 个月。1 例患者加量至 800mg，每日 2 次，1 个月后评价 PD。本组患者 1 年生存率为 81.1%，2 年生存率为 37.8%，3 年生存率为 18.9%，中位 OS 为 21 个月。

内蒙古赤峰市医院慧妍报道，以该院 2013 年 1 月至 2016 年 2 月收治的 34 例肾癌患者为研究对象，其中男性 24 例，女性 10 例，年龄 42～77 岁，平均年龄（64.9±1.2）岁，所有患者均为病理学证实无法手术切除治疗的晚期肾癌患者。所有患者给予口服索拉非尼治疗，每日 2 次，连续不间断服药，间隔 12h，每次 400mg，部分患者可适当增量至 600mg 和 800mg，空腹或伴低脂、中脂饮食服用，直至肿瘤进展或出现不可耐受的 3～4 级不良反应。6 个月后评价其临床疗效，其中完全缓解 0 例，部分缓解 3 例（占 8.8%），病情稳定 27 例（占 79.4%），进展 4 例（占 11.8%），肿瘤控制率为 88.2%。随访 3 年，本组患者 1 年生存率为 82.4%，2 年生存率为 35.3%，3 年生存率为 17.6%。

海口市人民医院符芳姿等报道，以该院 2012 年 4 月至 2016 年 3 月收治的 30 例肾癌术后复发和无法手术切除的Ⅳ期肾癌患者为研究对象，患者年龄 34～76 岁，中位年龄 65 岁。30 例患者均一线给予索拉非尼治疗，400mg/次，每日 2 次，口服。每 2 个月查 1 次肝功能，中度肝损伤患者停药 4 周后复查肝功能，索拉非尼治疗有效且不良反应可耐受者停药休息 2 周后继续下一个疗程；出现不可耐受的不良反应则降低索拉非尼用药剂量或停药，完成 2 个月以上的索拉非尼治疗后评价疗效。结果显示有 26 例患者死亡，4 例继续随访，其中位 PFS 为 10.1 个月，中位 OS 为 22.8 个月。

四、不 良 反 应

索拉非尼常见不良反应有皮肤发红、皮疹、瘙痒，脱发或斑片性脱发，频繁腹泻或肠蠕动减慢，恶心或呕吐，口腔溃疡，疲劳，食欲缺乏，手足麻木、麻刺感或疼痛等，较常见的有高血压、手足综合征、腹泻及皮疹。30% 以上的患者会出现腹泻、皮疹、乏力和手足综合征，1%～2% 的患者出现肺炎、心肌缺血及严重高血压等不良反应，约 21% 的患者因不良反应中断用药。

美国 FDA 公布的服用索拉非尼的潜在不良反应包括可能引起胎儿的出生缺陷或死亡，手掌和足底出现疼痛、发红、水疱或肿胀。

由吴平平等的研究结果显示，37 例患者中主要不良反应为手足皮肤反应、腹泻、乏力、高血压、皮疹、脱发、骨髓抑制。除 1 例出现 3 级腹泻外，其余不良反应均为 1～2 级，经对症处理后，大多不良反应可以缓解。索拉非尼加量后不良反应无明显增加，无 1 例需再次降低剂量。随访 5 年，患者耐受性良好，无治疗相关性死亡病例。

由内蒙古赤峰市医院慧妍研究报道了 34 例患者的不良反应为手足皮肤反应、腹泻、乏力、脱发、食欲下降、高血压和皮疹，除有 1 例 3 级腹泻不良反应外，其余患者的不良反应均为 1 级或 2 级，经对症处理后均得到有效缓解。

第二节　舒 尼 替 尼

舒尼替尼（sunitinib，商品名 Sutent）也称苹果酸舒尼替尼，是由美国辉瑞公司开发的一种专门抑制多种受体酪氨酸激酶的小分子化合物，分别于 2006 年 1 月和 2007 年 1 月由美国 FDA 和欧洲药品管理局（EMA）批准上市，2007 年 11 月获我国食品药品监督管理局（SFDA）批准用于转移性肾癌治疗，其临床疗效显著。舒尼替尼的化学名称为（Z）-N-[2-（二乙胺基）乙基]-5-[5-氟-2-氧代-1，2-二氢-3H-吲哚-3-亚基）甲基]-2，4-二甲基-3-氨甲酰-1H-吡咯苹果酸盐。分子式为 $C_{22}H_{27}FN_4O_2 \cdot C_4H_6O_5$，分子量为 532.6Da，结构式如图 2-4 所示。

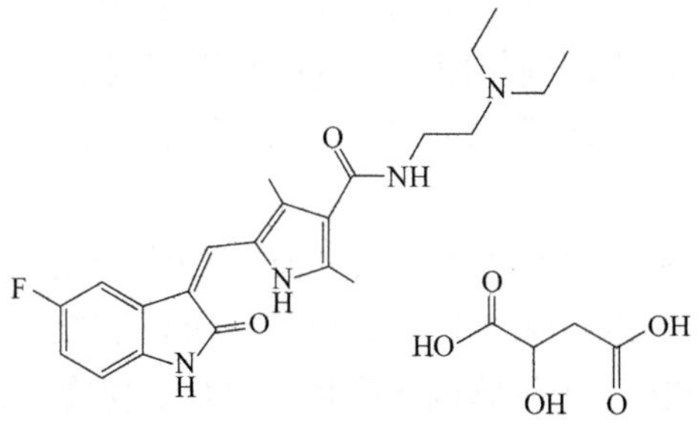

图 2-4　舒尼替尼结构式

一、药　动　学

舒尼替尼经口服吸收，服药后 6~12h 达到血药浓度峰值，血药浓度中位达峰时间为 40~60h。重复给药后，舒尼替尼的浓度会增加 3~4 倍，10~14 天达到稳态血药浓度。14 天时，舒尼替尼及其主要代谢活性产物的总浓度为 50~100μg/L。本品及其主要代谢物的血浆蛋白结合率分别是 95%和 90%，在 100~4000μg/L 内没有浓度依赖性。舒尼替尼的表观分布容积是 2230L。在 25~100mg 的剂量范围内，血浆 AUC 和血浆峰浓度随剂量成比例增加。食物对于舒尼替尼的生物利用度没有影响。

舒尼替尼主要通过细胞色素 P450 酶（CYP3A4）代谢，形成主要活性代谢产物，该产物还可进一步被 CYP3A4 代谢。主要活性代谢产物占全部药物的 23%~24%。研究结果表明，摄入剂量的 61%经粪便排出，16%经肾排出，清除速率为 34~62L/h，个体间变异性约为 40%。当达到稳态血药浓度时，舒尼替尼及其主要活性代谢物血药浓度总量为 62.9~101μg/L。群体药动学分析显示，年龄、体重、性别、种族、肌酐清除率等对本品及其代谢物的药动学无影响。

二、药　理　作　用

舒尼替尼是一种小分子多靶点酪氨酸激酶抑制药，多种癌症的发生是由受体酪氨酸激酶的过度表达和突变而引发的，舒尼替尼通过抑制多个受体酪氨酸激酶磷酸化形成抗肿瘤血管形成机制和直接抗肿瘤机制。

VEGF 是目前已知最强的促肿瘤血管生成因子，该家族包括 VEGF-A、VEGF-B、VEGF-C、VEGF-D、VEGF-E 和胎盘生长因子（PGF），VEGF-A 是通常所指的 VEGF。VEGF 主要由肿瘤细胞分泌，为二硫键连接的同源二聚体糖蛋白，并以多种异构体形式存在。VEGF 只有与细胞膜上的受体结合才能发挥生物学作用。已知的 5 种 VEGFR 中，VEGFR1 和 VEGFR2 是跨膜酪氨酸激酶受体。VEGF 与受体特异性结合，可导致后者形成二聚体，进而引发受体酪氨酸的自身磷酸化和酪氨酸激酶活化，激活磷脂酶 C-γ、PI3K-Akt-PKB 等下游信号途径，并将信号传递至细胞核。通过此信号转导通路最终产生血管内皮细胞增生、分化、迁移，并形成新生血管，出现血管通透性增加、内皮细胞衰老和凋亡受抑制等生物学效应。VEGFR2 是介导 VEGF 调控血管生成效应的主要受体。*VHL* 基因通过介导降解 HIF-1，间接对各因子的转录起抑制作用。通过抑制细胞因子，VHL 蛋白可抑制肿瘤细胞生长、肿瘤新生血管生成及调节细胞周期等，*VHL* 基因失活可导致上述功能丧失，促使肿瘤发生和发展。

舒尼替尼可以抑制 80 多种酪氨酸激酶和多种生长因子受体，其中一些受体与病理性血管生成、肿瘤的生长和癌症的转移有关。舒尼替尼可以有效抑制 VEGFR1、VEGFR2、VEGFR3、PDGFRα、PDGFRβ、干细胞因子受体（KIT）、胶质细胞源性神经营养因子受体、Fms 样酪氨酸激酶-3（FLT-3）和集落刺激因子-1 受体（CSF-1R）。其可干扰结合部位的 ATP 活性，抑制酪氨酸激酶活性，从而达到抗肿瘤目的。

三、前期临床研究和临床应用

（一）前期临床研究

Ⅰ期临床研究为剂量研究，研究得到本品剂量范围为每日 50～150mg，口服 4 周后，停用 2 周。毒副作用与药物剂量相关，降低剂量或停药后可逆转。舒尼替尼在肝脏经 CYP3A4 代谢，因此，接受该药治疗的患者应避免使用 CYP3A4 抑制剂或诱导剂。

最初的Ⅱ期临床研究评估了转移性肾癌患者经细胞因子治疗失败后接受舒尼替尼治疗的效果。总计 63 例患者，口服舒尼替尼每日 50mg，治疗 4 周，停药 2 周。结果显示，PR 者为 40%，稳定期达 3 个月者为 27%，TTP 为 8.7 个月，中位生存期（MST）为 16.4 个月。与细胞因子相比，接受舒尼替尼治疗者上述反应率大大增高。

之后，另一项研究（共 106 例受试者）通过实体瘤临床疗效评价标准（response evaluation criteria in solid tumor，RECIST）评估肿瘤的反应率及反应和生存时间。反应率通过影像学研究和实施治疗的医生共同严格评估得出。结果显示，PR 者为 34%，疾病稳定无进展期≥3 个月者达 29%。TTP 为 10 个月，PR 者中有 10 例发展为进展期或在研究接近结束时死亡，56 例患者肿瘤进展或在研究中死亡。中位 PFS 为 8.3 个月，低于 OS，79% 的患者生存期为 6 个月。由此证实了舒尼替尼的抗肿瘤效应。

由 Motzer 等开展的舒尼替尼一线治疗晚期肾癌的Ⅲ期临床试验中，总计 750 例初次接受治疗的转移性肾癌患者被随机分组接受舒尼替尼或 IFN-α 治疗。舒尼替尼组与 IFN-α 组的有效率分别为 31% 和 6%，中位 PFS 为 11 个月和 5 个月。中期分析后，允许 IFN-α 组肾癌进展的患者交叉接受舒尼替尼治疗，舒尼替尼组的生存期仍优于 IFN-α 组，分别为 26.4 个月和 20.0 个月，而两组中未接受交叉治疗的患者生存期分别为 28.1 个月和 14.1 个月。

（二）临床应用

华中科技大学同济医学院附属同济医院魏先等将该院 2010 年 11 月至 2016 年 3 月接受舒尼替尼治疗的 38 例肾癌患者纳入研究，其中男性 27 例，女性 11 例，年龄 21～68 岁，平均年龄（45.8±12.9）岁，初诊发现肾癌且同期已出现远处转移 19 例，术后出现复发或远处转移 19 例，34 例行肾癌根治术，1 例行保留肾单位手术，3 例未行手术治疗。38 例患者按照起始剂量 50mg/d，口服，服药 4 周，停药 2 周，每 6 周为 1 个服药周期。根据患者的不良反应调整用药，1 级或 2 级不良反应一般不需要调整剂量，如果患者出现 3 级或 4 级不良反应就需要暂停用药或将药物剂量调整为 37.5mg/d，持续口服。药物治疗直至出现疾病进展或不能耐受的 3～4 级不良反应。患者随访 4～57 个月，中位随访时间 18 个月。根据 RECIST 对 38 例患者进行疗效评价，CR 2 例，PR 5 例，SD 26 例，PD 5 例；ORR 18.5%，DCR 86.9%。中位 PFS 为 15 个月，中位 OS 为 22 个月。

　　山西省肿瘤医院宋继文等将该院 2008 年 12 月至 2011 年 7 月收治的 38 例肾癌患者纳入研究，其中男性 25 例，女性 13 例，年龄 32～74 岁，中位年龄 57 岁。34 例患者接受"4/2"给药方案，口服舒尼替尼 50mg/d，4 周，停用 2 周，6 周为 1 个周期。4 例口服舒尼替尼 37.5mg/d，持续用药，其中有 3 例因出现Ⅲ级以上不良反而减量用药。治疗期间根据不良反应的严重程度及与舒尼替尼的相关性进行剂量调整或暂停用药，直至疾病进展或出现不可耐受的不良反应。36 例患者治疗 2 个周期以上即可进行疗效评估。30 例患者治疗达到 12 个月以上。根据 RECIST 进行疗效评价显示 PR 6 例，SD 28 例，PD 2 例，无 CR 患者，其中死亡 1 例。全组 ORR 16.7%，DCR 94.4%。将 36 例可评估疗效的患者根据转移性肾癌预后危险因素评分分组，中低危组患者 33 例，高危组患者 3 例。中低危组患者有效率为 15.2%，高危组患者有效率为 33.3%，两者比较差异无统计学意义。随访截止时，6 例 PR 患者肿瘤平均缩小比率 65%（30%～97%）。28 例 SD 患者肿瘤平均缩小比率 19%（10%～25%）。2 例患者出现疾病进展或死亡，进展或死亡时间分别为 6 个月和 18 个月。1 例患者于治疗后第 6 个月时死于肿瘤消耗，尚未达到中位 PFS 和 OS。

　　佳木斯市中心医院王国富等将该院 2015 年 10 月至 2016 年 10 月收治的 36 例晚期肾癌患者纳入研究，其中男性 29 例，女性 7 例，年龄 33～72 岁，平均年龄（48.32±6.57）岁。50mg 舒尼替尼，每日 1 次，治疗 4 周后停止用药 2 周，每 6 周为 1 个整体疗程，若患者对 50mg 舒尼替尼耐受力差，则改为口服 37.5mg 舒尼替尼继续治疗。36 例患者使用舒尼替尼时间为 2～28 个月，平均治疗时间（10.02±1.33）个月。结果显示 PR 15 例，CR 3 例，SD 14 例，PD 4 例，舒尼替尼用于治疗晚期肾癌的 ORR 为 88.88%，DR 为 10.32 个月，治疗无进展患者的中位 OS 为 22.56 个月。

四、不　良　反　应

　　舒尼替尼的 1 级或 2 级不良反应包括恶心、腹泻及口腔炎等，3 级或 4 级不良反应有淋巴细胞减少、酯酶及淀粉酶增高。接受舒尼替尼治疗者可出现高血压和肾衰竭，危险性随肿瘤类型和舒尼替尼剂量而变动。因此，在使用舒尼替尼治疗时，应当对可能出现的高血压引起足够重视并做适当处理。接受舒尼替尼治疗的患者可能出现左室射血分数降低，但该心血管毒副作用一般是可逆转的。研究结果显示，33.8% 的患者出现心血管相关不良反应，其中 40.5% 有心电图改变，18% 出现临床症状。舒尼替尼血液学不良反应包括血小板减少、中性粒细胞减少、白细胞减少、贫血及淋巴细胞减少。此外，舒尼替尼还能诱导甲状腺功能低下及淋巴细胞甲状腺炎。

华中科技大学同济医学院附属同济医院魏先等报道在 38 例患者中不良反应主要有乏力、手足反应、腹泻、中性粒细胞降低、皮肤黄染、高血压、口腔黏膜溃疡、毛发变白、肌酐升高、尿酸升高、皮疹、发热。大多数不良反应为 1～2 级，3～4 级不良反应少见。药物不良反应随着服药时间的延长而减轻，在停药的 2 周间歇期，不良反应明显减轻甚至消失。

山西省肿瘤医院宋继文等报道在 38 例患者中不良反应主要有甲状腺功能异常 26 例、血小板减少 21 例、白细胞减少 20 例、高血压 16 例、乏力 11 例、手足反应 10 例、腹泻 4 例、脱发 3 例等。大多数不良反应为 1～2 级，3 级以上不良反应包括血小板减少 2 例和水肿 1 例等。不良反应中甲状腺功能减退和血小板减少最为多见，个别患者需要口服左甲状腺素片和升血小板药物干预。

佳木斯市中心医院王国富等报道在 36 例患者中不良反应有骨髓抑制（65.87%）、手足综合征（55.42%）、困顿乏力（41.32%）、口腔黏膜炎（23.12%）、高血压（22.54%）等，通过治疗调整，多数患者可耐受。

第三节　替西罗莫司

替西罗莫司（temsirolimus，CCI-779），又称坦罗莫司，其为西罗莫司酯化物，用于治疗转移性肾细胞癌，由西罗莫司（雷帕霉素）的 42 位羟基发生酯化而得。化学全称为雷帕霉素 42-[3-羟基-2-（羟甲基）-2-甲基丙酸酯]，分子式为 $C_{56}H_{87}NO_{16}$，分子量为 1030.29Da，结构式如图 2-5 所示。

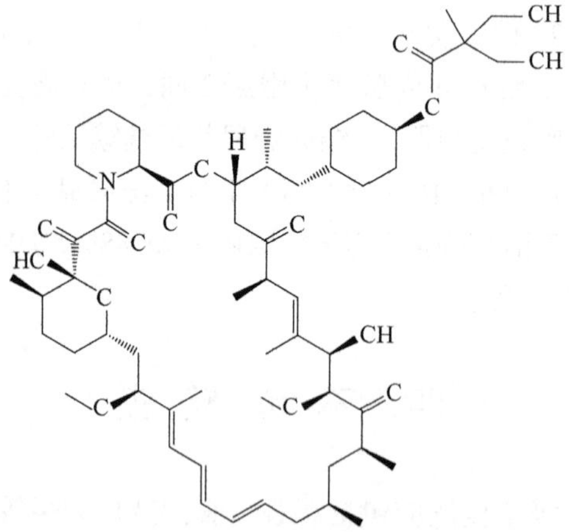

图 2-5　替西罗莫司结构式

1975 年，Vezina 等在复活岛土壤中分离得到的吸水链霉菌发酵产物中提取得到了第一个 mTOR 抑制剂——雷帕霉素。因其良好的免疫抑制效果，1999 年 12 月，雷帕霉素作为一种免疫抑制剂正式上市，临床主要用于器官移植的抗排斥反应和自身免疫性疾病的治疗。此后，又发现了雷帕霉素的同系物 CCI-779、RAD001（依维莫司）和 AP23573 具有良好的

mTOR 抑制作用。2007 年，替西罗莫司由惠氏公司研发上市，被批准主要用于治疗晚期肾癌和转移性晚期肾癌。

一、药 动 学

单次给患者注射 25mg 剂量的替西罗莫司后，平均 C_{max} 为 585ng/ml，血液中的平均 AUC 为 1627(ng·h)/ml。通常情况下，C_{max} 发生在输液结束时。在 1～25mg 的剂量范围内，替西罗莫司暴露以小于剂量比例的方式增加，而西罗莫司暴露随剂量成比例增加。单次注射 25mg 静脉内剂量后，西罗莫司的 AUC 是替西罗莫司的 2.7 倍，主要原因是西罗莫司的半衰期较长。

CYP3A4 是负责形成 5 种替西罗莫司代谢物的主要同工酶。西罗莫司是替西罗莫司的活性代谢产物，是静脉注射治疗后人体的主要代谢产物，剩余的代谢物占不到 10%。在人肝微粒体中，替西罗莫司是 CYP2D6 和 CYP3A4 的抑制剂。

患者在接受单次静脉注射放射性标记的替西罗莫司后，在 14 天内消除了大约 82% 的总放射强度，分别在回收的尿液和粪便中检测到了 4.6% 和 78% 的给药放射强度。替西罗莫司平均全身清除率为 16.2L/h（22%）。替西罗莫司的全血浓度呈双指数下降，替西罗莫司和西罗莫司的平均半衰期分别为 17.3h 和 54.6h。群体药动学分析显示，年龄和性别对本品及代谢物的药动学无影响。

二、药 理 作 用

替西罗莫司是西罗莫司的衍生物，又称西罗莫司酯化物，是一种注射型 mTOR 抑制剂，它通过抑制肿瘤细胞内信号转导通路上的 mTOR 途径阻断细胞周期，从而促进凋亡、抑制肿瘤生长，但对血管抑制作用较弱。替西罗莫司能结合胞质蛋白 FKBP-12，随后抑制 mTOR 途径，从而抑制细胞周期调控的几个关键蛋白（4eBP-1、P70 S6K）的翻译，导致细胞周期阻滞在 G_1 期。

PI3K/Akt 途径为 mTOR 的上游通路，为 mTOR 途径的正调节因子。PI3K/Akt 信号通路的活性被类脂磷酸酶 PTEN 和 SHIP 负调节，它们分别能使 PIP3 的 3′端和 5′端丢失磷酸而将其转变成 PI（4，5）P2 和 PI（3，4）P2 并降解。最近发现 C 端调节蛋白（CTMP）能结合 Akt 并通过抑制 Akt 的磷酸化阻断下游信号的传递，CTMP 的过表达能够逆转 v-Akt 转化细胞的表型，从而使 Akt 失活。热休克蛋白 90（HSP90）也能结合 Akt，阻止 Akt 被 PP2A 磷酸酶去磷酸化而失活，因此具有保护 Akt 的作用。活化后的 Akt 能很好地抑制 TSC2 蛋白，降低 mTOR 途径的负调节，进而活化 mTOR 途径。mTOR 属于 PIKK 家族（包括 ATM、ATR、hSMGl、TRAPP、DNA-PK、mTOR 等）的一员，该家族成员是一类与细胞生长、增殖和应激反应密切相关的信号蛋白。正如其他 PIKK 家族成员一样，mTOR 作为一种磷酸化激酶蛋白，通过 PI3K-Akt 途径、细胞营养、细胞生长因子参与细胞生长、增殖、蛋白合成、转录等生长活动。

mTOR 是一种保守的丝氨酸/苏氨酸蛋白激酶，调控着细胞代谢、肿瘤细胞的增殖和存活。mTOR 抑制剂主要针对 mTORC1，可阻断多种细胞生长因子的促细胞分裂作用，而抑制 mTORC1 可继而抑制 mTORC2，随后下调 VEGF 和 PDGF 的水平。另外，其可在肾癌细胞上与 IFN-α 结合。2008 年，Le 等以替西罗莫司为一线治疗药物进行随机试验，证明其能提高肿瘤患者的生存率。最新数据一致证明 PI3K/Akt/mTOR 信号通路（图 2-6）调控着细胞的重要代谢和肿瘤细胞的增殖及存活。

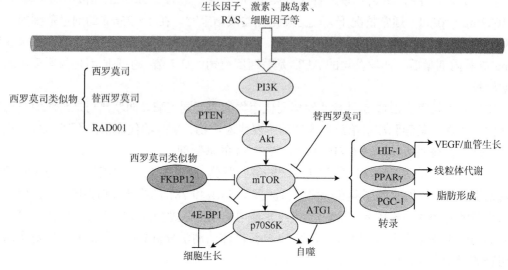

图 2-6 PI3K/Akt/mTOR 信号通路

在低浓度时替西罗莫司通过与 FKBP-12 结合形成复合体，抑制 mTOR 途径，抑制细胞周期调控中几个关键蛋白质的翻译，使肿瘤细胞停留在 G_0/G_1 期。在毫摩尔浓度时也可以与 mTOR 结合，抑制相关活性。替西罗莫司可诱导肿瘤缩小，并可直接干扰细胞，可阻断细胞周期而抑制肿瘤生长。除此之外，替西罗莫司还可通过下调淋巴瘤细胞的 Cvclin D1 和 Ki-67，以及下调 p21、V-RAF 和诱导细胞自噬的方法抑制肿瘤的生长。

三、前期临床研究和临床应用

（一）前期临床研究

有 I 期临床试验观察了晚期实体瘤患者，替西罗莫司剂量逐步递增，从每周 $7.5mg/m^2$ 增至 $200mg/m^2$，30min 内注入患者未出现明显不良反应，由此可见药物剂量的耐受程度较大。替西罗莫司的给药方案为静脉注射 25mg，每周 1 次。

有 II 期临床试验选择用替西罗莫司 250mg 或 25mg、每周 1 次的剂量治疗复发难治性套细胞淋巴瘤患者。31 例初治患者用 250mg 替西罗莫司治疗，其中 50% 为复发、难治者，91% 为IV期患者，结果总缓解率为 38%，完全缓解率为 3%，部分缓解率为 35%。另一组 29 例患者用 25mg 替西罗莫司治疗，其中 50% 为难治性患者，86% 为IV期患者，结果总缓解率为 41%，完全缓解率为 13.7%，部分缓解率为 37%。

有III期临床试验将 626 例初治高危转移性肾癌患者随机分组接受替西罗莫司单药、

IFN-α 单药或替西罗莫司联合 IFN-α 的治疗。结果表明，替西罗莫司组和 IFN-α 单药组的客观有效率分别为 8.6% 和 4.8%，中位 PFS 分别为 5.5 个月与 3.1 个月，生存期分别为 10.9 个月和 7.3 个月。而联合治疗组与 IFN-α 单药组的疗效无明显差别，替西罗莫司联合 IFN-α 并未提高疗效，反而使不良反应明显增加。

（二）临床应用

中国医学科学院周爱萍等将该院 2008 年 6 月 4 日至 2008 年 12 月 18 日收治的共 12 例肾癌患者纳入研究，其中男性 8 例，女性 4 例，中位年龄 57.5 岁（40～67 岁）。中位治疗周期数为 3.4 个（1～10 个）周期，中位治疗时间 5.8 个月（1.7～18.8 个月）。8 例患者出现不同程度的肿瘤缩小，缩小比例分别为 26.7%、23.4%、23.3%、40.1%、4.2%、20.1%、43% 和 20%。最佳疗效：PR 2 例，SD 8 例，PD 2 例，中位 PFS 8.4 个月。临床受益率为 41.7%。截至 2012 年 2 月 2 日，10 例患者已死亡，2 例患者仍存活，MST 16.4 个月（3.3～42 个月），7 例患者后续接受了其他药物治疗。

四、不 良 反 应

使用替西罗莫司的患者 30% 以上会出现贫血、皮疹、虚弱无力、恶心和厌食的症状。约 7% 以上的患者会出现 3～4 级不良反应，主要表现有虚弱无力、贫血、呼吸困难、高糖血症及间质性肺炎或非感染性肺炎等。药物不良反应主要为血小板减少，还可发生粒细胞减少、胃肠炎、黏膜炎、肾炎和肺炎等症状。

中国医学科学院周爱萍等报道在 12 例肾癌患者中主要不良反应有皮疹、发热、黏膜炎、皮肤瘙痒、指甲改变、食欲下降、鼻出血、咳嗽和恶心/呕吐等。血液学毒性包括贫血 7 例，其中 1 级 4 例，2 级 3 例；外周血白细胞下降 3 例，均为 1 级；血小板下降 2 例，1 级 1 例，2 级 1 例；氨基转移酶升高 6 例（50%），其中 1 级 5 例，2 级 1 例；血肌酐升高 1 例，为 1级；血糖升高 6 例，1 级 4 例，2 级 1 例，3 级 1 例；胆固醇升高 6 例，1 级 5 例，2 级 1例；9 例三酰甘油升高，1 级 4 例，2 级 4 例，3 级 1 例。各有 1 例患者出现 1 级血糖和三酰甘油升高。其中有 1 例左肾透明细胞癌伴双肺转移的患者出现 5 级间质性肺炎。

第四节　依 维 莫 司

依维莫司（everolimus）是西罗莫司的 40-O-2-（羟乙基）衍生物，是一种口服哺乳动物西罗莫司靶蛋白抑制剂，通过阻断生长因子刺激、改变细胞分裂进程及抑制血管发生来影响肿瘤生长，主要用于舒尼替尼或索拉非尼治疗失败的肾细胞癌患者。依维莫司由瑞士诺华公司（Novartis）最先研制开发，商品名为 Certican。该药 2003 年首次在瑞典上市，2009 年 3 月 30 日通过 FDA 审批，用于晚期肾癌患者的治疗，2010 年 4 月被批准用于预防肾移植后器官排斥反应，2010 年 10 月被批准用于伴有结节性硬化症的室管膜下巨细胞星形细胞瘤（SEGA）患者，2011 年 5 月被批准用于不能外科切除的进展性或转移性胰腺神经内分泌瘤，2012 年 7 月被批准与依西美坦联合用于治疗激素受体阳性、HER2 受体阴性的绝经后晚期乳腺癌患者。诺华公司所生产的依维莫司用于移植方面时，其在美国称为 Zortress，在欧洲和其他国家称为 Certican；用于肿瘤治疗时，其产品名称为飞尼妥（Afinitor）。依维莫司分子式为 $C_{53}H_{83}NO_{14}$，分子量为 958.2Da，结构式如图 2-7 所示。

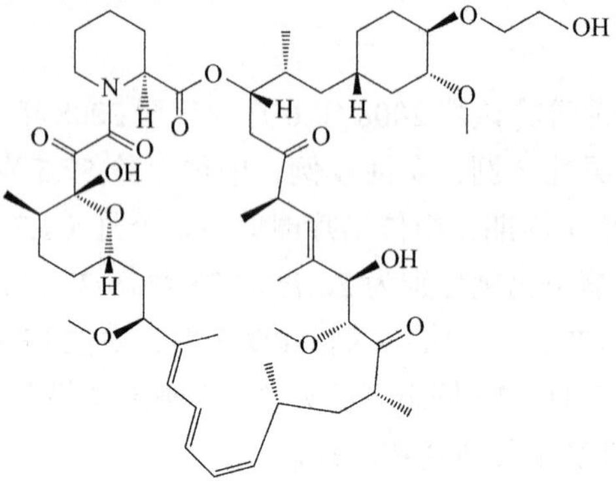

图 2-7　依维莫司结构式

一、药 动 学

晚期肿瘤患者口服 5～70mg 依维莫司后，血药浓度达峰时间为 1～2h。单剂量给依维莫司，其血药浓度在 5～10mg 范围内与给药剂量成正比，剂量超过 20mg 时，C_{max} 增加比例小于剂量比。每天口服 1 次，2 周内达到稳态。

在健康人群中，高脂饮食使依维莫司 10mg 片剂的 AUC 减少 22%，血药峰浓度 C_{max} 降低 53%，轻脂饮食使 AUC 和 C_{max} 分别减少 32% 和 42%。血药浓度在 5～5000ng/ml 范围内时，该药血液-血浆浓度比呈浓度依赖，与血浆蛋白结合率约为 74%。肝损伤患者服用依维莫司时，清除率明显低于健康志愿者，因此肝损伤患者服药剂量应减少。

依维莫司主要由肠道和肝脏中的 CYP3A4、CYP3A5 和 CYP2C8 这 3 种酶代谢，其中 CYP3A4 最重要。口服给药后，只有大约 2% 的药物以原型经尿液排泄，98% 以代谢物形式经胆汁排泄，平均消除半衰期大约为 30h。肾癌患者在接受单次剂量放射性标记的依维莫司后，分别在粪便和尿液中检测到了 80% 和 5% 的放射性，但粪便和尿液中都没有检测出原型药物。依维莫司主要代谢产物至少有 4 种，包括羟基依维莫司、二羟基依维莫司、去甲基依维莫司和开环形式的依维莫司，其中最重要的是羟基依维莫司，其 24h 药-时曲线下面积（AUC_{24h}）大约是依维莫司的一半。肾移植患者 AUC 在个体间及个体内的变异都很大，因此需要实行药物监测并个体化给药，以保证用药安全。

二、药 理 作 用

依维莫司是西罗莫司的衍生物，是一种口服型 mTOR 抑制剂，可用于治疗索拉非尼或舒尼替尼治疗失败的晚期肾细胞癌患者，同时还可抑制肿瘤血管生成、降低细胞增殖和减少血糖摄取。

磷脂酰肌醇-3-羟激酶和 Akt（蛋白激酶 B）信号通路在信号转导中起着重要作用，可活化下游的激酶链。哺乳动物西罗莫司靶蛋白 mTOR 正是哺乳动物 PI3K 通路的下游效应物，是一种丝氨酸/苏氨酸蛋白激酶，属于 PI3K 相关激酶，它通过调节其他激酶，如 40S 核糖体 6 激酶（S6K）、细胞周期依赖蛋白激酶（CDPK）及真核细胞翻译起始因子（4EB）的磷酸化，在蛋白翻译过程中起重要的调节作用，继而影响细胞的代谢、生长与增殖。依维莫司是一种 mTOR 抑制剂，能与细胞内的 FK 结合蛋白-12（FKBP-12）结合，形成抑制性复合物 mTORC1，从而抑制 mTOR 激酶激活，影响 mTOR 对下游效应物的调节作用。此外，依维莫司还能抑制 HIF（如 HIF-1）和血管内皮生长因子的表达。因此，依维莫司通过阻断细胞中 PI3K/Akt/mTOR 转导通路，实现了抑制肿瘤细胞生长、肿瘤细胞营养代谢及肿瘤血管生成的三重抗肿瘤作用。

肾癌患者 *PTEN* 基因存在低表达，降低了 PIP2 磷酸化成 PIP3 过程的负性调节作用，导致 PI3K/Akt/mTOR 途径的异常激活。激活的 mTOR 可通过激活下游信号促进细胞的增殖分化和血管生成，并抑制细胞的凋亡和自噬。在细胞周期中，泛素连接酶复合物 SCF 主要在 G_1/S 期的调控因子蛋白泛素化降解中起作用，其 F-box 亚基可以特异性结合底物，使其进入泛素化途径降解，S 期激酶相关蛋白 2（SKP-2）属 F-box 中的一种。细胞周期依赖性激酶抑制蛋白 p27 可被 SKP-2 识别并进行泛素化降解，降低对细胞周期的抑制作用，从而促进细胞 G_1/S 进展。PI3K/Akt/mTOR 通过促进 SKP-2 的表达，降低 p27 水平，促进细胞增殖。此外，PI3K/Akt/mTOR 通路中 Akt 的激活可以增加各种 MMP 的表达，如 MMP-2、MMP-9 等，MMP 可以降解细胞外基质，从而促进肿瘤细胞的侵袭。

mTOR 是 PI3K/Akt 通路的下游区，是细胞生长和代谢过程中信号通路的重要组成部分。mTOR 通过使其下游靶蛋白 S6 及 4E 结合蛋白（4E-BP）磷酸化来调控下游蛋白质的翻译，从而调节细胞生长、细胞新陈代谢和细胞周期。很多研究证实，许多肿瘤的发生是由于其 PI3K/Akt/mTOR 信号通路的不同组成部分失去调控，使 mTOR 的激活和细胞不受控制地生长。在大部分肾癌中，*VHL* 基因出现了突变或缺失，这种基因的突变或缺失导致了 HIF 的蓄积及血管内皮生长因子的过度表达。依维莫司通过抑制 mTOR 依赖的 HIF 的翻译降低 HIF 的水平，从而抑制血管内皮生长因子的表达。

依维莫司作为一种 mTOR 选择性抑制剂，可与细胞内蛋白 FKBP-12 结合，形成一种具有抑制性的复合物，复合物进一步降低 S6 核糖体蛋白激酶和真核延伸因子 4E-BP 的活性，最终通过抑制细胞内蛋白质翻译来抑制细胞的增殖和生长。另外，依维莫司可抑制 HIF（如 HIF-1）的表达。

三、前期临床研究和临床应用

（一）前期临床研究

Ⅰ期临床研究确定了依维莫司对肿瘤的抑制作用，并确定依维莫司的最佳剂量为 10mg，每日 1 次。相对于每周 1 次给药，每天给药 5～10mg 对 mTOR 及其下游靶点有更好的抑制作用。

一项Ⅰ期临床试验将 92 例晚期实体瘤患者分为两部分，第一部分包含 18 例患者，分为 4 组，分别接受每周 5、10、20、30mg 依维莫司治疗。第二部分包含 74 例患者，其中 37 例分别接受每周 50mg 和 70mg 依维莫司治疗，另外 37 例接受每日 5mg 和 10mg 依维莫司治疗。第一部分结果显示，所有患者均未出现剂量限制性毒性，各个剂量水平在第一次给药 24h 后 S6K1（mTOR 下游效应蛋白核糖体 S6 激酶 1）活性得到显著抑制，并且 S6K1 活性抑制的时间随着给药剂量的增加而延长，4 例接受每周 20mg 依维莫司治疗的患者和 3 例接受每周 30mg 的患者在整个给药期间 S6K1 活性都受到抑制，1 例接受每周 30mg 给药的患者 S6K1 活性在第 6 天轻度恢复。研究认为，每周 20mg 给药是能确保 S6K1 活性抑制达 7 天以上的最低给药剂量。第二部分试验结果显示，2 例患者出现剂量限制性毒性，分别来自每周 50mg 给药组和每日 10mg 给药组，每周 70mg 和每日 5mg 给药组未出现剂量限制性毒性，PR 患者 4 例，分别来自每周 30mg 组、每周 70mg 组、每日 5mg 组和每日 10mg 组。另外，有 10 例肾癌患者在第 6 个月时仍保持疾病无进展。

有Ⅱ期临床研究评价了依维莫司的安全性和有效性。该研究总计纳入 41 例肾癌患者，其中 37 例患者可进行反应评价，其中 83% 的患者之前接受过治疗，61% 的患者接受过细胞因子治疗。5 例患者部分缓解，27 例患者病情稳定 3 个月以上，21 例患者 6 个月以上病情没有恶化，其 PFS 为 11.2 个月。对于接受过化疗的患者，本品也显示出良好的效果。

有Ⅲ期临床研究总计纳入 410 例肾癌患者，这些患者在之前的半年内接受过 VEGF 激酶抑制剂治疗并出现恶化，研究允许患者之前使用过贝伐珠单抗、白细胞介素及 IFN-α。将患者以 2∶1（治疗组∶对照组）的比例随机分为两组，治疗组每天口服 10mg 依维莫司，对照组接受等剂量的安慰剂。研究结果显示，与安慰剂组相比，依维莫司治疗组 PFS 明显延长。6 个月时，依维莫司组中 26% 的患者没有出现恶化，而安慰剂组只有 2% 的患者没有恶化；依维莫司组 PFS 平均为 4 个月，安慰剂组为 1.9 个月。

（二）临床应用

江苏省肿瘤医院朱华云等将该院 2013 年 6 月至 2014 年 6 月收治的 12 例肾癌患者纳入研究，其中男性 7 例，女性 5 例，年龄 33～74 岁，平均年龄 54.5 岁。所有患者均完成至少 2 个周期的治疗，每 2 个周期进行影像学检查。根据 RECIST，最佳疗效评价 ORR 为 0，DCR 为 83.3%。随访至 2014 年 12 月，平均中位 PFS 为 6.67 个月，中位 OS 尚未达到。肿瘤进展致出组 9 例，因药物不良反应中断治疗 2 例。

四、不良反应

依维莫司耐受性良好，主要不良反应为非传染性肺炎、感染、口腔溃疡、口腔炎、口腔黏膜炎等。有学者对 322 例接受依维莫司治疗的患者进行研究，其中 321 例患者出现不同程度的不良反应。常见的不良反应主要有疲劳（46%）、贫血（38%）、食欲减退（34%）等，3～4 级不良反应有贫血（16%）、疲劳（7%）和高血糖（5%）等。

虽然关于依维莫司对孕妇的影响还没有完整的研究，但是基于该药的作用机制，依维莫司可能会导致胎儿伤害，因此孕妇应当避免使用依维莫司。也没有重度肝功能障碍患者使用该药的评估，所以该类患者应该避免使用依维莫司，同时服用该药时应尽量避免使用 CYP3A4 诱导剂。

江苏省肿瘤医院朱华云等研究报道的 12 例肾癌患者中出现的不良反应依次为乏力（7/12）、恶心（6/12）、腹泻（5/12）、咳嗽（5/12）、发热（4/12）、贫血（4/12）、皮疹（4/12）、口腔溃疡（3/12）、血糖升高（3/12）。大多数不良反应为 1～2 级，予对症治疗或减少药物剂量后可控制并耐受。然而也有 6 例出现 3～4 级不良反应，造成患者停药。3 级不良反应中，腹泻 2 例，持续发热 1 例，中度贫血 1 例，血糖升高 1 例。5 级不良反应 1 例，患者治疗后出现重度贫血。

第五节　帕 唑 帕 尼

帕唑帕尼（pazopanib，商品名 Votrient）是由葛兰素史克公司研发的一种可干扰顽固肿瘤存活和生长所需的新血管生成的新型小分子多靶点酪氨酸激酶抑制剂。其对多种酪氨酸激酶受体活性有抑制作用，包括血管内皮生长因子受体（VEGFR1、VEGFR2、VEGFR3），血小板衍生生长因子受体（PDGFR-α、PDGFR-β），成纤维细胞生长因子受体（FGFR1、FGFR3），细胞因子受体（KIT），白细胞介素-2 受体诱导的 T-细胞激酶，特种白细胞蛋白酪氨酸激酶和跨膜糖蛋白受体酪氨酸激酶（c-Fms）。帕唑帕尼化学名为 5-[[4-[（2, 3-二甲基-2H-吲唑-6-基）（甲基）氨基]嘧啶-2-基]氨基]-2-甲基苯胺，分子式是 $C_{21}H_{23}N_7O_2S$，分子量为 437.52Da，其化学结构的 3 个主要组成部分是吲唑、嘧啶和终端苯环（图 2-8）。帕唑帕尼为白色至浅黄色固体，在 pH 为 1 的水溶液中极微溶，在 pH 大于 4 的水溶液中几乎不溶。该药于 2006 年被欧洲药品管理局（EMA）授予孤儿药（罕用药）资格，并于 2009 年 10 月被美国 FDA 批准上市用于治疗晚期肾癌。帕唑帕尼能增加血清总胆红素水平，体外研究表明，帕唑帕尼可抑制 UGT1A1 基因，该基因能编码尿苷二磷酸葡糖醛酸转移酶，使胆红素葡萄糖苷酸化消除。

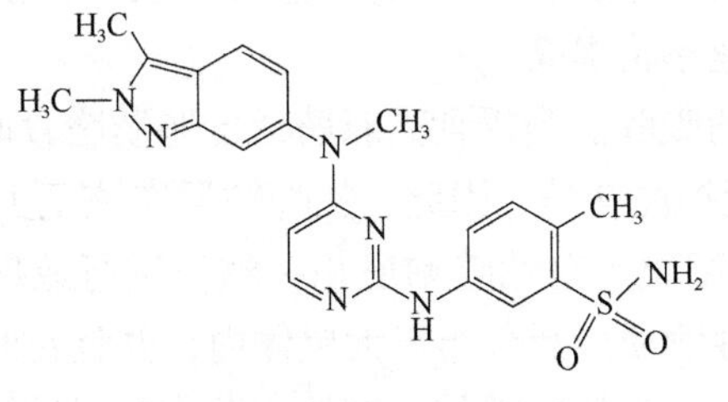

图 2-8　帕唑帕尼结构式

临床前研究发现，帕唑帕尼对多种人异种移植肿瘤有抑制活性，对肾癌（Caki-2）、结肠直肠癌（HT29）和非小细胞肺癌（NCI-H322）的抑制活性最为显著，其中对肾癌最为敏感，已经成为治疗肾癌的一线用药。此外，帕唑帕尼对黑色素瘤、前列腺癌和乳腺癌也有中等程度的抑制活性。近期研究表明，帕唑帕尼对乳腺癌、宫颈癌、肝癌、恶性间叶瘤、结肠直肠癌、非小细胞肺癌、恶性神经胶质瘤、甲状腺癌和卵巢癌均有临床疗效。

有关帕唑帕尼的一项多中心、开放、非随机Ⅰ期临床研究，目的是确定该药的合理剂量和安全范围。该项研究纳入63例对常规治疗无效的晚期实体瘤患者（平均寿命≥12周），研究了剂量连续增加的3个组（50～100mg，每周3次；50～2000mg，每日1次；300～400mg，每日2次）。结果表明，每日800mg是最佳剂量，虽然在该项研究中没有测出最大耐受剂量，但在800mg/d剂量下能达到一个稳态的峰浓度。

一项多中心、随机、不连续的Ⅱ期临床研究主要针对转移性肾癌或局部复发的肾癌患者进行，目的是更进一步地评估帕唑帕尼的疗效并发现其潜在的毒性。这项研究共纳入225例符合条件的患者，其中155例（69%）既往未经治疗，70例（31%）曾接受过其他化疗药物治疗，如贝伐珠单抗或细胞因子，ECOG评分为1～2分。患者每日口服800mg帕唑帕尼，在12周RECIST评估为SD的患者随机连续服用帕唑帕尼或安慰剂，PR患者继续服用帕唑帕尼。经独立评估，本品ORR为34.7%（95%CI：28%～41%），CR 2例（0.9%），PR 74例（32.9%），95例（42.2%）达到SD，PD 37例（16.4%）。帕唑帕尼治疗组的PFS是11.9个月，安慰剂对照组的PFS是6.2个月（$P=0.0128$）。该研究进一步确认了每日口服800mg帕唑帕尼对肾癌的疗效，同时不良反应程度也较低。

剂量和给药方法：800mg，口服，每日1次，不和食物一起服用（至少在进餐前1h或后2h）。如丢失一次剂量，若距下一次服药时间小于12h不应服用直至下次给药。不要压碎药片，因为潜在增加吸收速率可能影响全身暴露。严重肝损伤患者不建议使用。

一、药 动 学

1. 吸收 大量临床试验表明，每天服用帕唑帕尼800mg，2～4h后血药浓度达峰，即T_{max}为2～4h，并观测到血浆AUC和峰浓度（ρ_{max}）的平均值分别为1037(μg·h)/ml和58.1μg/ml（相当于132μmol/L）。当剂量大于800mg后，每天给药1次就能达到预期的稳态血药浓度，即AUC和C_{max}不随剂量的增加而增加，且其半衰期为30.9h。

单剂量给予帕唑帕尼粉末400mg，与帕唑帕尼片剂相比，其$AUC_{(0\sim72)}$增加了46%，ρ_{max}近似增加了2倍，而达峰时间T_{max}缩短了2h，这些结果表明将帕唑帕尼片剂压碎成粉末后，其生物利用度和口服吸收速率将提高。

摄食能促进帕唑帕尼的吸收。当摄食高脂肪或低脂肪膳食时，服用帕唑帕尼将导致帕唑帕尼的AUC和ρ_{max}将近提高2倍，因此，帕唑帕尼应该至少在饭前1h或饭后2h服用。

2. 分布 在大鼠体内试验中对帕唑帕尼相关物质进行放射性标记，单剂量口服给药后，帕唑帕尼相关的放射性物质广泛分布于大鼠体内，并且在时间点T_{max}附近各组织中放射性物质的浓度也达到最高，表明帕唑帕尼在体内分布广且速度较快。由于帕唑帕尼半衰期较短，口服给药3天后，除了含黑色素的组织（如眼、皮肤、脑膜），大部分组织中已经检测不到放射性物质，这表明帕唑帕尼相关物质与含黑色素的组织选择性相关。

帕唑帕尼的表观分布容积为0.3L/kg，静脉给药后，帕唑帕尼在人体内的分布容积相当于体内总水分量的22%～31%。帕唑帕尼在脑内含量较低，主要通过血脑屏障进入。蛋白结合试验表明，在人及各种动物体内，帕唑帕尼与血浆蛋白的结合率＞99.5%，能与人血清白蛋白（＞95%）和α_1酸性糖蛋白（＞99%）高度结合，并且当帕唑帕尼的血药浓度为10～

100mg 时，血药浓度与血浆蛋白的结合率具有浓度依赖性。另有体外研究表明，脂肪酸的存在（如软脂酸盐）可影响帕唑帕尼与蛋白的结合率。

3. 代谢 CYP3A4 途径是帕唑帕尼在人体肝脏微粒体和培养肝细胞中主要的氧化代谢途径，另外还有一小部分帕唑帕尼经 CYP1A2 和 CYP2C8 途径代谢。

帕唑帕尼的体内代谢途径可能是通过单加氧酶氧化成羧酸，在体外培养的肝细胞中也可检测到单加氧酶代谢产物的葡糖醛酸结合物，但研究者并未在肝脏微粒体或培养的肝细胞中检测到人类特有的 I 相代谢产物，目前帕唑帕尼在体内的具体代谢过程及代谢产物还未见文献报道。

4. 排泄 实验表明，帕唑帕尼主要以原药形式从体内排出，其中粪便是主要的排出途径，仅有小部分通过尿液排出。给予患者放射性物质标记的帕唑帕尼，其中相关的放射性物质约为给药剂量的 83%，后测得代谢产物仅占给药剂量的 10%。尿液中，帕唑帕尼相关的放射性物质约为给药剂量的 3%，但清除的代谢产物还不到给药剂量的 1%。此外，性别不会导致代谢速度和代谢量之间的显著性差异。

口服给药推荐剂量 800mg 时，帕唑帕尼的半衰期平均约为 30.9h。口服帕唑帕尼制剂时，其主要排泄途径是肠道，肌酐清除率不影响帕唑帕尼的清除，但中度肝损伤患者的帕唑帕尼清除率将减少 50%。

药效动力学研究显示，在帕唑帕尼的用药过程中已经观察到血压的升高，血压升高程度与血浆中药物稳态浓度有关，并可能潜在地引起 QT 间期延长。体外和体内研究中，帕唑帕尼都对多发性骨髓瘤（MM）细胞显示了强大的抗肿瘤活性。

二、药 理 作 用

VEGF 是一种对血管内皮细胞高度特异性的血管形成和促进血管通透性的诱导因子，可诱导血管内皮细胞增生和新生血管形成；可作为血管渗透因子改变外周微血管的通透性，引起血管渗漏；并具有抗凋亡作用。VEGF 受体家族成员包括 VEGFR1、VEGFR2、VEGFR3、Npn-1、Npn-2，前 3 种属酪氨酸蛋白激酶受体超家族，其中 VEGFR3 主要分布于淋巴管内皮细胞，而 VEGFR1 和 VEGFR2 主要表达于血管内皮细胞，为具有高度亲和力的跨膜受体，与新生血管的形成密切相关。

因为 VEGF 在血管发生和生长中的关键作用，VEGF 被认为是多种肿瘤发病的重要病理因素，包括乳腺癌、结肠直肠癌和肺癌，并与肿瘤的不良预后密切相关。针对肾癌、结直肠癌、非小细胞肺癌和乳腺癌等多种肿瘤类型的研究显示，抑制 VEGF 通路可起到抗癌作用。

在生理条件下，VEGFR 只能在与配体结合后被激活，随后，ATP 与酪氨酸激酶区域受体所谓的 ATP 结合口袋结合，然后 ATP 上的一个磷酸基转移到 VEGF 受体或其他的酶底物上，这个过程就是所谓的磷酸化。通过磷酸化过程激活下游的信号通路，最终引起细胞效应，包括内皮细胞的增殖和内皮前细胞从骨髓的补充，两者都是血管发生的重要因素。

有多种方式可以抑制 VEGF 与 VEGFR 结合后的驱动反应：单克隆抗体或者与 VEGF 受体细胞外的某些区域结合，或者捕捉 VEGF 从而阻止其与受体结合。另一种机制是通过酪氨酸激酶抑制剂（TKI）竞争 VEFG 受体内酪氨酸激酶区域的 ATP 与结合口袋相结合，从而阻碍 ATP 与 VEFGR 的结合，导致信号经 VEFGR 的转导受阻。

帕唑帕尼是一种具有选择性的酪氨酸激酶抑制剂，它能选择性抑制 VEGFR1、VEGFR2、VEGFR3，从而与 ATP 竞争性结合胞外的配体结合位点，进而阻断分子内酪氨酸的自身磷酸化，抑制 VEGFR 激活，起到加速细胞凋亡、抑制血管生成、抑制肿瘤浸润和转移的作用。

帕唑帕尼同时还特异性作用于 PDGFR-α 和 PDGFR-β、FGFR1 和 FGFR3、KIT、受体诱导 T 细胞激酶（Itk）、淋巴细胞特异性蛋白酪氨酸激酶（Lck），以及跨膜糖蛋白受体酪氨酸激酶（c-Fms）。

三、临 床 应 用

基于病理学的细胞内信号转导是导致肿瘤的重要因素，酪氨酸激酶激活在其中起重要作用，包括调节细胞生长、分化、黏附、运动、死亡及其他过程。酪氨酸激酶的突变及其细胞内信号转导通路的异常激活与肿瘤有一定的因果关系，科学家已针对这一因果关系研发出新一代阻止或抑制酪氨酸激酶活性的药物，它们都具有抗增殖作用和抗血管生成的特性，从而可为肿瘤治疗提供了一个毒性小、效率高的广阔空间。

1. 肾细胞癌　HIF 的过度表达与肿瘤血管生成密切相关，是导致转移性肾细胞癌的重要因素，而 VEGF 和哺乳动物西罗莫司靶蛋白（mTOR）又与 HIF 紧密联系。

过往研究显示，帕唑帕尼作为以血管生成为靶点的药物，可以改善转移性肾细胞癌患者的临床症状。Sternberg 使用帕唑帕尼治疗转移性肾细胞癌患者，中位 OS 为 22.9 个月，而安慰剂组为 20.5 个月。Matrana 的研究结果支持在其他靶向治疗失败后可以使用帕唑帕尼，包括其他靶向 VEGF 酪氨酸激酶抑制剂。因此，美国国家综合癌症网络（NCCN）发文称，帕唑帕尼是首选一线治疗透明细胞转移性肾细胞癌的药物之一，效果良好，但是存在中等程度的风险。

使用帕唑帕尼和舒尼替尼治疗中、晚期或转移性肾细胞癌Ⅲ期临床试验患者，发现帕唑帕尼组患者的生活质量较高，且不良反应事件发生率较低。在晚期肾透明细胞癌患者Ⅱ期研究中，患者先接受舒尼替尼或贝伐珠单抗后再用帕唑帕尼治疗，发现帕唑帕尼的 ORR 为 27%，DCR 为 76%，表明帕唑帕尼是治疗晚期肾透明细胞癌最有效的药物之一，应考虑用于早期单药治疗。但是更多的调查表明，舒尼替尼仍是临床最常用的一线药物。因此，帕唑帕尼经常作为转移性肾细胞癌的三线治疗药物使用。尽管最适合的药物序列并没有被建立，但是序贯治疗对转移性肾细胞癌患者确实是有利的。

2. 卵巢癌（OC）　是导致女性死亡的第四大癌症类疾病，过去多年，尽管研究者做了大量的努力，制订了许多临床试验化疗方案，但是晚期卵巢疾病的临床治疗效果没有得到实质性提升。此外，虽然大多数患者经过治疗病情得到控制，但是高达 70% 的晚期卵巢癌患者会复发。多个证据表明，血管再生成在卵巢癌复发中发挥重要作用，抑制血管生成是治疗卵巢癌的重要策略。

研究证明，血管再生成是卵巢癌复发的重要因素，因此抑制血管生成是治疗卵巢癌的重要手段。帕唑帕尼单药治疗卵巢癌时显示出了良好的耐受性，其毒性与其他小分子、口服酪氨酸激酶血管生成抑制剂相似，在治疗复发性卵巢癌病例中显示出单药治疗的良好前景。研究发现，与安慰剂组相比，帕唑帕尼可增加 PFS，但是各组之间 OS 的差异无统计学意义。Pujade-Lauraine 的研究显示，每周用帕唑帕尼+紫杉醇与只使用紫杉醇相比，可显著延长 PFS。此外，对同一疾病患者使用帕唑帕尼+紫杉醇与贝伐珠单抗+紫杉醇疗效相近。Pignata 的研究表明，帕唑帕尼与紫杉醇联合用于治疗铂类耐药或难治复发性卵巢癌是可行和有效的，III 期临床试验结果值得进一步研究。

3. 软组织肉瘤 依据肿瘤所在部位，肉瘤可以分为软组织肉瘤（STS）和原发性骨肉瘤（PBS）。在病理条件下，PDGF 影响着激活细胞的增殖和迁移，实验已证明 PDGF 参与肉瘤 VEGF 与其受体（VEGFR2）的相互作用，在肿瘤进展中起着至关重要的作用。考虑到血管生成在软组织肉瘤发生发展中的重要作用，帕唑帕尼以血管生成途径为靶点治疗转移性软组织肉瘤患者。

4. 脂肪肉瘤（LPS） 其肿瘤细胞的存活和增殖依赖于新生血管及其供应的氧气和营养物质，因此可以通过服用帕唑帕尼来阻断血管生成，抑制细胞增殖。在帕唑帕尼或以帕唑帕尼为主的联合治疗动物试验中发现，其能显著降低微血管密度（MVD）和总血管面积（TVA），这些变化表明帕唑帕尼治疗肿瘤疾病时能显著生成抗血管物质并降低血流量。但是 Li 在研究中未观察到帕唑帕尼起到明显抑制蛋白激酶 B（Akt）和丝裂原活化蛋白激酶（MAPK）途径的作用，而是推断帕唑帕尼对肿瘤细胞的直接效应取决于肿瘤细胞中信号转导途径的酪氨酸激酶显性状态。因此，其研究首次表明帕唑帕尼在 LPS 异种移植模型（UZLX-STS5）中的抗肿瘤活性主要是通过直接抑制血管生成而发挥的。另外，该研究注意到，相比盐酸多柔比星（DOX）治疗 UZLX-STS5，帕唑帕尼单药治疗时肿瘤体积变化不会出现显著差异，但联合治疗比帕唑帕尼单药治疗或 DOX 治疗 UZLX-STS5 表现出更好的疗效，考虑到 LPS 为一个高度异种肿瘤类型，这种不同的反应是预料之外的。

5. 神经内分泌肿瘤（NET） 包括两种不同的分化：胰岛细胞瘤和类癌（原发部位在胰腺外）。有证据表明，生长抑素类似物能控制激素分泌过多的症状，也能减缓肿瘤的生长，VEGF 途径抑制剂（帕唑帕尼）可能是 NET 的前沿治疗，即帕唑帕尼是通过抑制 VEGF 而发挥治疗作用。Phan 的研究表明，晚期类癌和胰腺 NET 患者使用帕唑帕尼的耐受性良好，通过观察晚期胰腺 NET 患者的临床活动，表明帕唑帕尼对胰腺 NET 具有抗肿瘤活性，但是帕唑帕尼对晚期类癌的影响无法在研究结果的基础上进行全面评估。

胃肠胰腺 NET 比较罕见，其中最常见的为小肠（类癌）和胰腺（胰腺 NET）。这些经常发生转移的肿瘤的治疗目标不是治愈，而是控制症状或减慢肿瘤的生长。帕唑帕尼能控制 22% 胰腺 NET 的相关症状，但是对类癌无效（无患者达到客观反应），这些发现与早期的研究是一致的。

6. 转移性尿路上皮癌 VEGF 和 PDGF 在膀胱癌的发生发展中起着重要作用，通过靶点药物选择性地抑制 VEGF 和 PDGF 增殖可能会发挥治疗作用。但是一些研究结果并没有表明帕唑帕尼作为单药治疗复发性尿路上皮癌有显著的临床活性。不过，抑制肿瘤血管生长仍是膀胱癌治疗的目标。在尿路上皮癌治疗中使用帕唑帕尼结合 VEGF 抑制剂是一个有效的治疗策略。一项最近的研究表明，帕唑帕尼联合顺铂、吉西他滨和贝伐珠单抗展示出良好的治疗前景，反应率为 72%，中位 OS 为 19 个月。

在非临床的血管生成模型中，帕唑帕尼以剂量依赖的方式抑制 VEGF 血管生成，在各种人类肿瘤细胞移植小鼠的异种移植模型中，帕唑帕尼（2 次/日）具有明显的抑制肿瘤细胞生长的作用。对尿路上皮肿瘤血管生成的作用和 *VEGF* 基因表达的阳性率表明帕唑帕尼有治疗作用。晚期或转移性尿路上皮癌患者使用帕唑帕尼，显示其可能有抑制肿瘤生长的作用。

7. 乳腺癌　是女性最常见的恶性肿瘤之一，帕唑帕尼是一种多特异性的酪氨酸激酶抑制剂，在 231-BR-HER2 脑转移模型系统上能阻止 73% 的大脑转移瘤过度生长，因此帕唑帕尼一直是最有效的预防乳腺癌细胞转移的药物。Gril 评估了帕唑帕尼对大脑神经炎症微环境的影响，治疗结果显示，其可减少 70% 的 P751-PDGFRβ 星形胶质细胞的数量，表明其可能防止乳腺癌向脑转移发展。另外，Gril 用鼠作为实验对象，使用 2 倍剂量帕唑帕尼时发现其可显著降低 P751-PDGFRβ 星形胶质细胞的比例。在类似实验中，大量癌细胞的脑转移被明显阻止，在 231-BR 模型系统已经测试了不同的化疗药物和分子治疗药物，发现帕唑帕尼一直是最有效的预防乳腺癌癌细胞转移的药物。

8. 年龄相关性黄斑变性（AMD）　AMD 晚期表现与脉络膜新生血管（CNV）有关，用帕唑帕尼治疗大鼠有阻止 CNV 相关血管高水平的疗效。Grossniklaus 的研究表明，局部应用帕唑帕尼对 CNV 有抗血管生成作用，这种效应可能归因于两种不同的机制：①抑制 VEGF 受体的酪氨酸激酶活性；②下调 VEGF 的表达。但是，两者不一定是相关联的。Yafai 的试验数据表明帕唑帕尼是一种很有前途的血管生成抑制剂，其在体内可抑制 CNV 生长，这个过程很大程度归因于视网膜 VEGF 分泌下调及受损 VEGF 的趋化性，该结果不仅指出了 VEGF 作为病理性 CNV 关键细胞因子的重要性，也为 AMD 提供了一种新的治疗方法。

四、不 良 反 应

服用帕唑帕尼常见的不良反应如下所示。

1. 高血压　帕唑帕尼治疗转移性肾细胞癌患者耐受性良好，只有 12% 的患者因为毒性反应而中断治疗，有 8% 的患者出现新发高血压，14% 的患者原有高血压病情加重。帕唑帕尼治疗卵巢癌最常见的不良反应事件是 3 级或 4 级，包括高血压、中性粒细胞减少、肝毒性、腹泻、血小板减少症和掌跖红斑等，其中约 33% 的患者因为不良事件而中断治疗。

2. 疲劳　使用帕唑帕尼治疗复发性尿路上皮癌，约有 17.1% 的患者会出现不良反应，常见的是与治疗相关的 3 级不良反应事件，包括疲劳（5%）。

3. 腹泻　帕唑帕尼治疗转移性透明细胞癌会出现频繁的腹泻等不良反应，而使用舒尼替尼治疗时会出现黏膜炎和疲劳等。比较两者之间的无症状毒性，差异无统计学意义，2 级和 4 级毒性更常见于舒尼替尼。帕唑帕尼治疗卵巢癌时发现，23% 的患者因为不良反应事件而停止治疗，包括腹泻。

4. 其他　针对肾癌的治疗结果显示，使用帕唑帕尼和舒尼替尼的患者有不同的不良事件发生，使用帕唑帕尼经常会有肝酶异常（约 61%）、头发颜色变化（约 30%）、体重减轻（约 15%）和低血糖（约 15%），而舒尼替尼有更频繁的血细胞减少（约 78%）、疲劳（约

63%）和手足综合征（约 50%）。

第六节　阿西替尼

　　阿西替尼（axitinib，商品名 Inlyta）是由美国辉瑞（Pfizer）公司研发的一种小分子酪氨酸激酶抑制剂，也是一种多靶点的靶向药物，用于经其他全身治疗无效的晚期肾癌患者，是治疗肾癌的二线药品。该药于 2012 年 1 月 27 日获美国 FDA 批准上市，为片剂。阿西替尼是一种口服的第 2 代 VEGFR 抑制剂，选择性作用于 VEGFR1、VEGFR2 和 VEGFR3，通过抑制 VEGF 介导的内皮细胞增殖和存活，起到抑制肿块生长和癌症进展的作用。多项临床研究表明，阿西替尼对接受过多种药物治疗且无效的转移性肾细胞癌患者显示出临床活性。目前，阿西替尼没有在国内上市，我国临床应用阿西替尼治疗转移性肾细胞癌的数据还较少。阿西替尼的化学名称为 N-甲基-2-[3-（（E）-2-吡啶-2-基-乙烯基）-1H-吲哚-6-基磺酰]-苯甲酰胺，分子式为 $C_{22}H_{18}N_4OS$，分子量为 386.47Da。阿西替尼在 pH 1.1～7.8 的水介质中的溶解度超过 0.2μg/ml（其结构式见图 2-9）。

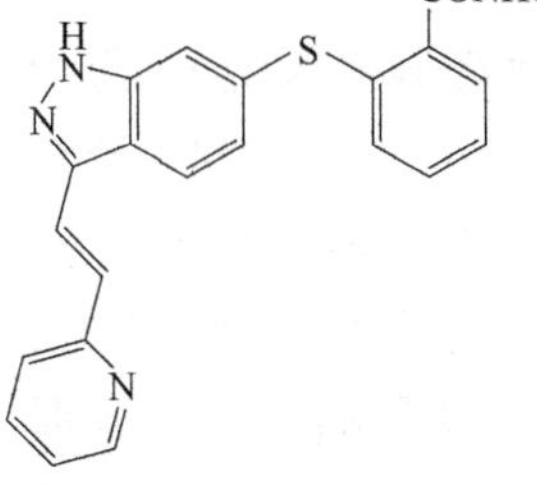

图 2-9　阿西替尼结构式

一、药　动　学

　　1. 吸收　每次服用阿西替尼 5mg，血药浓度通常在 2.5～4.2h 达峰（T_{max} 为 2.5～4.2h），其半衰期（$t_{1/2}$）为 2.5～6.1h，在 2～3 天后血药浓度达到稳态。在进食状态下服用阿西替尼与隔夜空腹状态服用相比，药物的吸收速率和吸收程度均减弱，T_{max} 增大而 C_{max} 和 AUC$_{(0～24)}$ 降低，血浆半衰期基本不变，然而进一步研究证明，隔夜空腹不是必需的，阿西替尼可与食物同服。

　　2. 分布　阿西替尼与血浆蛋白结合率高于 99%，其中多数与白蛋白结合，只有极少的一部分与 $α_1$ 酸性糖蛋白结合。晚期肾癌患者在进食状态下单次服用阿西替尼 5mg，C_{max} 和 AUC$_{(0～24)}$ 的几何平均值分别为 27.8ng/ml（79%）和 265ng/ml（77%），清除率和表观分布容积分别为 38L/h（80%）和 160L（105%）。

　　3. 代谢　CYP3A4 是阿西替尼的主要代谢途径，少量经 CYP1A2、CYP2C19 和葡萄糖苷酸化作用代谢，主要的产物为无活性的亚砜 M7 和 N-葡萄糖酸 M12，其中 M7 由 P450 体系生成，M12 在葡萄糖苷酸化途径中产生。口服放射性标记的阿西替尼 5mg，在粪便和尿液中检测到的放射性分别为 41% 和 23%。本品的 12% 以原型经粪便排泄，尿中几乎检测不到原型药物，主要为羧酸和亚砜代谢产物。在血浆中，主要的放射性组分为 *N*-葡萄糖酸（约占循环放射性的 50%），原型药物和亚砜代谢产物各占循环放射性的 20%。

一项开放、平行对照的 I 期临床试验研究了轻度和中度肝功能不全对阿西替尼药动学的影响。肝功能正常、轻度和中度肝功能不全的受试者各 8 例，24 例受试者均单次口服本品 5mg。结果显示，轻度肝功能不全不影响本品药动学，中度肝功能不全者本品药物浓度高于肝功能正常者[两者 $AUC_{(0\sim\infty)}$ 的几何平均值分别为 304（ng·h）/ml 和 156（ng·h）/ml，C_{max} 分别为 38.8ng/ml 和 30.4ng/ml]，提示中度肝功能不全患者在使用本品时应减量。

4. 排泄　研究表明，口服放射性标记的阿西替尼 5mg，在粪便和尿液中检测到的放射性分别为 41% 和 23%。12% 的阿西替尼以原型经粪便排泄，尿中几乎检测不到原型药物，主要为羧酸和亚砜代谢产物。在体外研究中，亚砜代谢物和 *N*-葡萄糖酸代谢物对 VEGFR2 的抑制能力是阿西替尼的 1/400。

二、药 理 作 用

（一）作用机制

VEGF 能够促进血管生成，与肿瘤脉管系统的形成和维持及癌症的进程密切相关，以 VEGFR 为靶点的新型抗肿瘤药物和治疗方法的研究受到广泛关注。阿西替尼是一种 2 代 VEGFR 抑制剂，与第 1 代 VEGFR 抑制剂舒尼替尼和索拉非尼相比，其对 VEGFR 的抑制能力增强。体外研究显示，阿西替尼抑制细胞内 VEGFR2 和 VEGFR3 磷酸化的 IC_{50} 值分别为 0.2nmol/L 和 0.1～0.3nmol/L（舒尼替尼的 IC_{50} 值分别为 50nmol/L 和 17nmol/L，索拉非尼的 IC_{50} 值分别为 90nmol/L 和 20nmol/L），而对细胞内 VEGFR1 磷酸化的 IC_{50} 值较高，约为 1.2nmol/L（舒尼替尼 IC_{50} 为 2nmol/L）。此外，第 1 代 VEGFR 抑制剂还能作用于血小板源性生长因子受体、b-RAF、KIT 和 FLT-3 等，在非靶点部位的作用可能是第 1 代 VEGFR 抑制剂发生不良反应的原因，而阿西替尼对 VEGFR 抑制的特异性意味着其可能具有更宽的治疗窗。

非临床动物体内研究表明，阿西替尼对多种大鼠移植瘤模型具有剂量依赖性的肿瘤生长抑制作用，包括 M24mwt（黑色素瘤）、HCT-116（结肠癌）和 SN12C（肾癌），该作用与肿瘤血管生成减少、肿瘤血流量降低及肿瘤皱缩有关。口服阿西替尼 10～100mg/kg，每日 2 次，即能有效抑制 RCC 移植瘤模型大鼠体内 54%～74% 的肿瘤生长。

（二）药效研究

阿西替尼可以抑制血管内皮生长因子介导的内皮细胞增殖和活化，其在纳摩尔浓度就表现出对 VEGFR 重组激酶、PDGFR-β 和 c-KIT 的较高特异性和作用效果。阿西替尼对裸鼠移植瘤模型具有良好的肿瘤生长抑制作用，与多西他赛、卡铂或吉西他滨等抗癌药物联合应用时，表现出相加作用或者协同作用。在治疗早期，阿西替尼可以降低肿块的血流量和渗透性，并且肿瘤血管内皮转移常数（K^{trans}）也呈明显下降趋势。K^{trans} 的变化与微血管密度、细胞活力和肿瘤增长的下降呈相关性。阿西替尼对裸鼠移植瘤模型的短期或长期实验证实其有抗血管生成活性，该活性可通过测量肿瘤的微血管密度来进行评估。

（三）药物相互作用

Pithavala 等开展了同时给予健康受试者阿西替尼与酮康唑（CYP3A 抑制剂）的研究，发现酮康唑使阿西替尼在体内的停留时间明显延长，AUC 和 C_{max} 均发生变化。但不良反应仍然较轻微，最常见的是头痛和恶心。另有学者研究了 40 名来自日本和高加索两个不同地区的健康志愿者，随机单次口服阿西替尼 5mg，且同时给予利福平 600mg。结果显示，利福平（药物代谢酶诱导剂）降低了阿西替尼的 AUC 和 C_{max}，但是阿西替尼在两个不同地区受试者中的药物代谢未显示出明显差异。

三、临床研究和应用

（一）临床研究

一项 I 期临床试验共纳入 36 例患者，其中晚期肾癌患者 6 例。结果显示，6 例中有 2 例对阿西替尼显示出部分缓解。其中 1 例空腹口服每次 5mg，每日 2 次，治疗 10 周后出现缓解，18 周后出现疾病进展。另 1 例患者在治疗 2 个周期后出现缓解，后持续治疗 1 年，直至其由于评估外科手术切除转移到肺部的癌症病灶而停止。4 周后疾病出现恶化，重新给予本品治疗 12 周后，肿瘤皱缩。

一项 II 期临床试验评价了本品对细胞因子耐受性转移性肾细胞癌患者的疗效。本试验共纳入 52 例病理学确诊原发性肾癌且伴有转移的患者，其在参加本试验之前均接受过一个疗程的细胞因子（INF-α 或 IL-2 或两者联合）治疗，但都由于疾病的恶化或出现不可耐受的毒性反应而失败。有下列情况之一的患者予以排除：既往接受过抗血管增生药物治疗，包括沙利度胺；患有难控制的高血压；6 个月内接受过消化性溃疡治疗；正在使用抗酸药物；消化道活动性出血；吸收不良；正在使用 CYP3A4 诱导剂或抑制剂；癫痫或肿瘤脑转移；过去 5 年内有其他恶性肿瘤史（除治愈的非黑色素性皮肤癌、原位宫颈癌或原位乳腺癌）；4 周内进行了大外科手术或接受放射治疗。阿西替尼的治疗方案为空腹口服（服用前后 2h 禁食），每次 5mg，每日 2 次；若患者出现 4 级血液毒性反应或其他标准支持治疗不能控制的 3 级或 4 级毒性反应，可降低给药剂量或停止给药；若患者在治疗 8 周内未发生 2 级或更高级别的毒性反应，可将给药剂量上调 20%。对于治疗过程中出现高血压（收缩压＞150mmHg 或舒张压＞90mmHg）的患者，给予降压治疗；对于正在接受降压治疗的患者，可增加抗高血压药物的用量。对于接受最大剂量抗高血压药物治疗后高血压仍持续或复发的患者，应降低阿西替尼剂量或停止给药。对于尿蛋白试纸检测++或更高的患者，应进行 24h 尿蛋白定量。如果尿蛋白大于 3.5g/24h，应停止阿西替尼的治疗并每周测定 24h 尿蛋白和肌酐清除率。当尿蛋白重新低于 2g/24h 时，可给予阿西替尼恢复治疗（减少 20%）。主要疗效终点为 ORR，其他疗效终点有缓解持续期、疾病恶化时间和 OS。研究结果表明，2 例患者完全缓解，21 例患者部分缓解，ORR 为 44.2%。中位缓解持续期为 23.0 个月。在最初缓解的 23 例患者中，12 例持续缓解期为 4.2～26.5 个月的患者出现了疾病恶化。另外，在未缓解的 29 例患者中，22 例患者保持病情稳定长达 8 周，其中 13 例长达 24 周或更久。中位疾病恶化时间为 15.7 个月，中位 OS 为 29.9 个月。

另一项多中心、开放的 Ⅱ 期临床试验评估了阿西替尼对索拉非尼耐受的转移性肾细胞癌患者的疗效。本试验共纳入 62 例不小于 18 岁的患者，中位年龄 60 岁，其中男性 42 例、女性 20 例。在接受阿西替尼治疗之前，16 例（25.8%）患者曾接受过一种方案的治疗，46 例（74.2%）患者曾接受至少两种方案的治疗，大部分（85.5%）患者仅接受过或最终接受索拉非尼的治疗，其他治疗药物包括细胞因子（61.3%）或舒尼替尼（22.6%）。本品与食物同服，初始剂量为 5mg，每日 2 次，在治疗初 2 周内若患者未出现大于 2 级的毒性反应或高血压，可将剂量分步增大至 7mg 和 10mg。出现 4 级血液毒性反应或 3～4 级非血液毒性反应的患者，本品剂量可减小至 3mg，继而减小至 2mg。患者接受治疗的中位时间为 6.2 个月，剂量大于 5mg 的有 33 例（53.3%），剂量小于 5mg 的有 11 例（17.7%）。主要疗效终点为 ORR，其他疗效终点有缓解持续期、PFS 和 OS。14 例患者部分缓解，ORR 为 22.6%，剂量大于 5mg 和不大于 5mg 的患者各 7 例。中位缓解持续期为 11.5 个月，中位 PFS 为 7.4 个月，中位 OS 为 13.6 个月。

一项多中心、随机、开放的 Ⅲ 期临床试验比较了阿西替尼和索拉非尼在晚期肾癌患者中的有效性和安全性。该试验纳入 723 例经病理学或细胞学确诊为肾透明细胞癌的患者（患者年龄不小于 18 岁），所有患者在接受至少 1 个疗程一线治疗（以舒尼替尼、贝伐珠单抗联合 IFN-α、替西罗莫司或细胞因子为基础）后疾病仍然恶化。入选标准：一线方案治疗需在 2 周或之前结束（贝伐珠单抗联合 IFN-α 治疗需在 4 周或之前结束）；活动能力完全正常或能自由走动及从事轻体力活动；预期寿命不少于 12 周；适当的肾脏、肝脏和血液器官功能。排除标准：除肾癌外的恶性肿瘤史；正在或需要使用 CYP3A4 抑制剂、CYP3A4 诱导剂和 CYP1A2 诱导剂；已知的人类免疫缺陷病毒（HIV）感染或获得性免疫缺陷综合征相关疾病；肿瘤中枢系统转移；难控制的高血压；心肌梗死，难控制的心绞痛，充血性心力衰竭或 1 年内发生脑血管意外；6 个月内深静脉血栓形成或肺动脉栓塞。受试者随机分为 2 组，阿西替尼组（n=359）的起始剂量为口服 5mg，每日 2 次，对于至少在治疗初 2 周内能够耐受起始剂量，没有出现 2 级以上不良反应的患者，由医师决定将剂量增加至 7mg，每日 2 次，除非患者的血压高于 150/90mmHg 或其正在接受抗高血压药物治疗。之后，以相同的标准，能耐受 7mg，每日 2 次剂量的患者可将剂量增加至最大 10mg。索拉非尼组（n=355）的给药剂量为 400mg，每日 2 次，根据毒性反应出现情况，可将剂量减至 400mg，每日 1 次或隔日 1 次。主要疗效终点为 PFS，其他疗效终点有 OS、ORR、缓解持续期和疾病恶化时间。研究结果显示，接受阿西替尼治疗的患者中位 PFS（6.7 个月）长于接受索拉非尼治疗的患者（4.7 个月）。阿西替尼组的 ORR（19.4%）优于索拉非尼组（9.4%），阿西替尼组的中位缓解持续期为 11 个月，长于索拉非尼组的 10.6 个月。

（二）临床应用

阿西替尼在临床上的应用较少，主要有以下几方面。

1. 肾癌　阿西替尼作为一种强有力的高选择性 VEGFR1、VEGFR2、VEGFR3 抑制剂，具有很强的降低肿瘤血管生成和肿瘤组织血液灌注的作用，常用于晚期肾癌和转移性肾细胞癌的治疗。转移性肾细胞癌是难治性肿瘤之一，对放化疗不甚敏感，外科手术仍是目前治疗转移性肾细胞癌的有效方法，特别是早期局限性病变。但是，局限性病变只占54%，有65%的患者术后可能出现复发和转移。单独应用非特异性免疫治疗或联合化疗被公认为治疗转移性肾细胞癌的第一线方案，但只有少数患者明显受益。近年来，已批准的临床试验第一代分子靶向药物已经改变了转移性肾细胞癌治疗的前景，明显提高了晚期转移性肾细胞癌患者的治疗效果和生活质量。Ⅲ期临床试验比较了第二代血管内皮生长因子受体抑制剂阿西替尼和索拉非尼作为二线治疗转移性肾细胞癌方案的疗效，显示阿西替尼有明显延长中位PFS的作用。

2. 耐药性白血病　耐药性慢性髓细胞白血病和急性淋巴细胞白血病是由BCR-ABL1融合蛋白诱发的，阿西替尼或许可以作为一种潜在的候选药物。

四、不良反应

不良反应通用术语标准（Common Terminology Criteria for Adverse Event，CTCAE）3.0版分为1～4级，1级为轻度，2级为中度，3级为重度，4级为危及生命或致残。

16例接受阿西替尼治疗患者发生常见不良反应的种类和程度如表2-1所示。

表2-1　阿西替尼不良反应种类与程度[例（%）]

不良反应种类	总体不良反应	≥3级不良反应
肝脏及甲状腺功能毒性		
谷丙转氨酶升高	8（50）	3（18.8）
碱性磷酸酶升高	7（43.8）	0（0）
促甲状腺激素升高	7（43.8）	0（0）
乳酸脱氢酶升高	6（37.5）	0（0）
非血液学毒性		
高血压	12（75）	5（31.3）
皮肤毒性	12（75）	1（6.25）
蛋白尿	7（43.8）	1（6.25）
消化系统毒性		
腹泻	11（68.8）	1（6.25）
食欲下降	10（62.5）	0（0）
恶心、呕吐	6（37.5）	1（6.25）

1. 肝脏及甲状腺功能毒性　口服阿西替尼后易造成肝损伤，表现为谷丙转氨酶、碱性磷酸酶和乳酸脱氢酶的升高。患者服药前均应进行肝功能检查，如有异常，先进行保肝治疗，待肝功能恢复正常后，才允许用药。在用药过程中定期监测肝功能，如果发现异常，及时给予对症处理。阿西替尼治疗肾癌过程中甲状腺功能减退的发生率较高，所有患者在接受治疗时，应密切监测甲状腺功能减退的症状和体征，出现甲状腺功能减退后，给予补充甲状腺激素治疗，大部分症状可得到改善。

2. 高血压　是 VEGF 信号抑制后最常见的不良反应，其机制可能是血管壁产生的 NO 减少。VEGF 可上调内皮细胞中 NO 合成酶的表达，促使 NO 的合成增加，而抑制 VEGF 将使 NO 合成减少。NO 能够舒张血管，增加血管通透性，促进微血管生长。抑制 VEGF 导致的 NO 合成减少将使血管收缩、肾脏排泄的钠离子减少、外周血管阻力增加、血压上升。此外，VEGF 抑制后微血管的消退也可能是导致高血压的因素之一，微血管减少后，微循环阻力增加，从而导致外周血管阻力加大，血压升高。高血压多发生于用药后 1～2 周，一般伴随用药持续存在，给予常规抗高血压药物治疗后多可以控制，而发生难以控制的高血压时，也可以通过药物减量或停药而得到缓解。

3. 皮肤毒性反应　是靶向治疗的最常见不良反应，特征表现为麻木，感觉迟钝、异常，麻刺感，皮肤肿胀或红斑、脱屑、皲裂，硬结样水疱或严重的疼痛等。皮肤毒性反应大多发生在其他症状出现之前。一般用药 2 周后皮肤毒性达到最严重的程度，之后会逐渐减轻，疼痛感一般 6～7 周后会有明显减轻或消失。

4. 蛋白尿　是阿西替尼治疗中常见的不良反应，多为无症状性蛋白尿。推荐的治疗期间出现蛋白尿的处理方法：①定期检测尿常规或 24h 尿蛋白定量，如阿西替尼每 4 周为 1 个给药周期，每个新的周期开始前必须检测。②出现 1 级蛋白尿可继续阿西替尼治疗。③出现 2 级或 3 级蛋白尿，需行 24h 尿蛋白定量检测。当 24h 尿蛋白<2g 时，可继续阿西替尼治疗；当 24h 尿蛋白>2g 时，暂停阿西替尼治疗，待恢复至 2g 以下，降低剂量继续阿西替尼治疗。

5. 胃肠道反应　阿西替尼作为靶向治疗药物，容易引起腹泻、食欲减退、恶心、呕吐等消化道反应，可发生于服药的任何阶段，对患者的生活质量造成严重的影响，甚至可危及生命。

第七节　纳武单抗

纳武单抗（nivolumab，商品名 Opdivo）是一种全人源化 IgG4、抗 PD-1 单克隆抗体，能够抑制 PD-1 与程序性死亡配体 1（PD-L1/B7-H1）和程序性死亡配体 2（PD-L2/B7-DC）的结合，分子量约 146Da。其可使 T 细胞恢复抗肿瘤免疫应答，美国 FDA 于 2015 年 11 月批准纳武单抗用于既往接受过抗肿瘤血管生成靶向药物的转移性肾细胞癌的二线治疗。Opdivo 是一种无菌、无防腐剂、无热原，乳白色、无色或浅黄色的液体，含光颗粒（少许）。Opdivo 注射液为静脉输注用，以一次用小瓶为容器供应，每毫升的 Opdivo 溶液含纳武单抗 10mg、甘露醇 30mg、喷替酸 0.008mg、聚山梨醇 80 0.2mg、氯化钠 2.92mg、柠檬酸钠二水合物 5.88mg 和注射用水（USP）。可用盐酸和（或）氢氧化钠调整 pH 至 6。

Opdivo 的推荐剂量是每 2 周历时 60min 静脉输注给予 3mg/kg，直至疾病进展或发生不可接受的毒性反应。

一、药　动　学

患者服用纳武单抗后其血药浓度中位峰值出现在 1～4h 后，一项针对既往接受过抗肿瘤血管生成药物治疗的 821 例转移性肾细胞癌患者进行的开放、随机、临床试验表明，纳武单抗在提高中位 OS（25 个月比 19.6 个月，$P<0.01$）及 ORR（25% 比 5%，$P<0.01$）方面优于依维莫司。通过 II 期临床试验观察，随着纳武单抗治疗剂量增加，未发现 PFS 的量效关系。

纳武单抗对 PD-1 具有高亲和力，平均峰值结合率为 85%（70%～97%），平均稳态结合率为 72%（59%～81%），即使在血清水平很低的情况下，其稳态结合率仍然可以保持不变。纳武单抗抑制 PD-1 与其配体相互作用的 IC_{50} 约为 2.5nmol/L，通过 PD-1 发挥作用的半数有效浓度（EC_{50}）约为 0.64nmol/L。

实体瘤患者接受单剂量纳武单抗（1mg/kg、3mg/kg、10mg/kg）治疗后，纳武单抗消除半衰期为 15～19 天，C_{max} 为 26.06～242.00mg/ml，达到最大血药浓度的时间为 2.99～3.02h。在 0.1～10mg/kg 剂量下，C_{max} 和 AUC 与剂量成正比，注射后第 1～14 天血药峰浓度呈剂量依赖性增加。在每 2 周给药 3mg/kg 情况下，12 周内可达到纳武单抗的稳态血药浓度，半衰期为 12 天。而一项由 909 例患者组成的群体药代动力学研究（每 2 周或 3 周给药，剂量为 0.1～20mg/kg）结果表明，纳武单抗消除半衰期约为 27 天。另外，纳武单抗的清除量随着受试者体质量的增加而增加。因此临床用药需要综合考虑每次给药剂量、给药间隔时间和体质量等因素与血药浓度之间的非线性关系，也可能需要根据个体情况给药。

二、药　理　作　用

程序性死亡蛋白-1（programmed death 1，PD-1）于 20 世纪 90 年代由日本科学家 Y. Ishida 等发现。其最初被作为一类细胞程序性死亡标志物提出。该蛋白是一个由 288 个氨基酸组成的 I 型跨膜蛋白，主要分为 Ig V 型胞外段、跨膜域及胞内段三个部分。PD-1 胞内段具有两个关键功能域，即 N 端的免疫受体酪氨酸抑制基序（immunoreceptor tyrosine-based inhibitory motif，ITIM）及 C 端的免疫受体酪氨酸转换基序（immunoreceptor tyrosine-based switch motif，ITSM）。两者在 PD-1 发挥免疫负向调节的过程中具有重要作用。生理状况下，PD-1 在多种类型的免疫细胞表面有低表达。只有当 T 细胞受到双信号激动之后，PD-1 表达量才会上调。

目前知道肿瘤细胞存在大量的基因突变及蛋白的异常表达，这些可以作为肿瘤抗原活化 T 细胞。肿瘤特异性细胞毒性 T 细胞到达肿瘤部位后，通过 T 细胞抗原受体（TCR）识别肿瘤细胞，释放 γ 干扰素（IFN-γ）及 T 细胞颗粒杀伤肿瘤细胞。IFN-γ 除抗肿瘤作用外，还能够诱导肿瘤细胞表达程序性死亡蛋白配体-1（programmed cell death ligand-1，PD-L1）。这些 PD-L1 与活化 T 细胞的 PD-1 结合后，能够抑制 T 细胞的抗肿瘤作用。PD-1 与 CTLA-4 同属于抑制性免疫受体，目前已知有两个配体：PD-L1 和 PD-L2。PD-L1 在上皮细胞、造血细胞等多种细胞中表达，主要由 IFN-γ 和 IL-4 等炎症因子诱导，而 PD-L2 主要在抗原提呈细胞（APC）中表达。约 30% 的恶性肿瘤细胞表达 PD-L1，少数肿瘤同时也表达 PD-L2。除上述炎症因子诱导外，表皮生长因子受体等的癌基因及免疫选择也能够引起肿瘤细胞过表达 PD-1。PD-1 与 PD-L1/PD-L2 结合后，能够抑制初始 T 细胞的活化及效应 T 细胞的功能，诱导调节 T 细胞的产生并维系调节 T 细胞的抑制功能。另外，PD-L1 也可与 APC 上的 CD80 结合，抑制免疫应答。需要注意的是，PD-1 和 CTLA-4 虽然都为抑制性免疫受体，但 CTLA-4 主要在淋巴结内 APC 诱导 T 细胞活化的阶段发挥作用，而 PD-1 是在肿瘤部位 T 细胞的效应阶段发挥作用。以上研究表明，PD-1 抑制性抗体的抗瘤活性有可能优于 CTLA-4 抑制性抗体，且副作用更小，而 PD-1 抑制性抗体、PD-L1 抑制性抗体、CTLA-4 抑制性抗体及肿瘤疫苗之间很可能有协同作用。

PD-1 是一种在 T 免疫细胞上表达的蛋白，其可与在肿瘤细胞中高表达的 PD-L1 结合，激活 PD-1 信号通路，使得 T 细胞功能受损。纳武单抗是一种全人源化 IgG4、抗 PD-1 单克隆抗体，能够抑制 PD-1 与 PD-L1/B7-H1 和 PD-L2/B7-DC 的结合，阻断负向调控信号通路，恢复 T 细胞的功能活性，从而增强机体对肿瘤的免疫。

三、临 床 应 用

纳武单抗是一种抗 PD-1 的单克隆药物，仅作为二线或三线治疗药物被研发出来。纳武单抗现已被 FDA 批准用于鳞状非小细胞肺癌的二线治疗，目前已在日本上市，其适应证是黑色素瘤。此外，处于Ⅲ期临床试验中的适应证还包括肾癌，其在临床上的应用如下所示。

1. 非小细胞肺癌（NSCLC）　临床研究中，纳武单抗在 NSCLC 经治患者和其他患者中均显示出较高的活性。纳武单抗治疗 NSCLC 经治患者，可以使总缓解率达到 17%，缓解的持续时间可以达到 18 个月以上。所有剂量的研究显示鳞状细胞癌患者中位 OS 为 9.2 个月，非鳞状细胞癌患者中位 OS 为 10.1 个月。晚期 NSCLC 一线含铂化疗的中位 PFS 为 4～6 个月，OS 为 10～13 个月。针对一线含铂方案进展晚期 NSCLC，2 项Ⅲ期临床试验证明其较二线多西他赛联合纳武单抗可显著延长 OS。

2. 黑色素瘤　Weber 等的一项Ⅲ期临床随机试验结果显示，单药纳武单抗治疗晚期黑色素瘤患者获得的平均疾病进展时间是伊匹单抗（ipilimumab）的 2 倍多（6.9 个月比 2.9 个月），且当纳武单抗与伊匹单抗联合使用时患者受益较大（11.5 个月）。同样联合治疗使患者获得的缓解率提高为 57.6%，单药纳武单抗为 43.7%，而单药伊匹单抗的缓解率仅为 19%。联合组平均肿瘤负荷退缩率（反应程度）为 52%，单药纳武单抗为 34%。与之相比，接受单药伊匹单抗的患者肿瘤总负荷增加了 5%。因此，初始以纳武单抗为基础的治疗可显著提高黑色素瘤患者生存率，单药纳武单抗或联合伊匹单抗初始治疗的疗效显著优于单药伊匹单抗。另一项基于 173 例黑色素瘤患者的非对照 Ⅰ 期临床研究显示，帕姆单抗（pembrolizumab）使 24% 的黑色素瘤患者体内的肿瘤体积出现缩小，效果至少持续 1.4～8.5 个月。根据Ⅲ期研究 CheckMate-238 试验结果，FDA 已批准纳武单抗用于辅助治疗淋巴结受累或转移性病变的全切除黑色素瘤患者，纳武单抗联合伊匹单抗可为晚期黑色素瘤患者带来较高的 3 年生存率。

3. 转移性肾细胞癌　FDA 于 2015 年 11 月批准纳武单抗用于既往接受过抗肿瘤血管生成靶向药物的转移性肾细胞癌的二线治疗。

4. 晚期霍奇金淋巴瘤　一项纳武单抗治疗霍奇金淋巴瘤的 Ⅰ 期临床研究显示，纳武单抗的安全性较好，治疗过程中未出现危及生命的不良反应或治疗相关死亡。23 例复发难治性霍奇金淋巴瘤患者（87% 的患者既往经 3 种以上治疗失败，包括干细胞移植和使用 Adcetris）经纳武单抗治疗后，总缓解率为 87%（20/23），完全缓解率为 17%（4/23）。可见

PD-1/PD-L1 检查点抑制剂可以调动患者自身的免疫系统来识别并杀死某些类型的癌细胞。

5. 肝癌　Ⅰ/Ⅱ期临床试验表明，纳武单抗在进展期肝癌中安全有效。研究中 75% 的患者接受过全身治疗，68% 的患者接受过索拉非尼的既往治疗。在 42 例可评价患者中，8 例（19%）在接受纳武单抗治疗后获得缓解（肿瘤缩小 30% 以上）。其中 4 例取得了 12 个月的持续缓解，1 年的总生存率为 62%。病情稳定者占 48%，病情稳定维持最长的可达 17 个月。纳武单抗安全性和耐受性良好，即使在乙型肝炎病毒（HBV）和丙型肝炎病毒（HCV）感染者中也非常安全，因此 HBV 与 HCV 感染似乎不是治疗效果的一个决定因素。

6. 其他　纳武单抗对膀胱癌、乳腺癌、胃肠道肿瘤等的疗效还在大规模临床试验中。

四、不 良 反 应

PD-L1/PD-1 通路被阻断后，被抑制的效应 T 细胞功能重新恢复，此时机体会出现一个反跳性的免疫增强的情况，有可能引起机体对自身抗原发生免疫反应而导致自体组织损伤，继而出现不良反应。常见的不良反应有以下几种。

1. 皮肤反应　常见的临床症状包括皮肤瘙痒、皮疹、皮炎、红斑、掌跖红斑、光敏性反应、中毒性表皮坏死松解症、荨麻疹及白癜风等皮肤反应。应用免疫抑制剂治疗后出现皮肤反应的患者可以使用无刺激性的护肤品，避免在紫外线峰值时间进行户外活动，穿宽松、柔和的衣物，避免擦洗或划伤皮肤，从而降低皮肤发生不良反应的风险。其中，对患者的教育和识别早期免疫治疗相关性皮炎是关键。出现比较严重的皮疹（3～4 级）时，可在排除其他原因后，口服糖皮质激素进行治疗。早期发现皮肤反应并给予积极治疗是降低应用免疫检查点抑制剂不良反应的关键之一。

2. 胃肠道反应　胃肠道不良反应主要表现为腹泻、腹痛、发热、肛门疼痛、直肠出血、体重减轻和恶心呕吐等。诊断免疫相关性不良反应时，需要排除其他药物或感染引起的腹泻，因此应对腹泻患者进行细菌和病毒学检查、寄生虫检测、粪便常规及大便菌群分析等。免疫相关胃肠道不良反应最易累及降结肠，乙状结肠、升结肠、直肠发生率较低。如果腹泻或结肠炎症状持续存在，应行下腹部 CT 或电子结肠镜检查来确诊是否为免疫相关的不良反应。结肠镜及组织病理学检查可能会发现类免疫反应，病理组织学检查会发现大量中性粒细胞、嗜酸性粒细胞及淋巴细胞浸润，其中淋巴细胞多为 CD8$^+$T 细胞，CD4$^+$T 细胞较少。如果确诊为免疫相关性胃肠道不良反应，应根据症状严重程度分级给予相应的处理。1级腹泻或结肠炎可以只用止泻药物、补液、维持电解质平衡的方法进行对症处理，无须停药。2～3 级胃肠道不良反应应停用免疫抑制剂，并给予糖皮质激素治疗，在 1～2 周内症状会逐渐缓解。在症状缓解后，可继续应用抗 PD-1 抗体进行治疗，但为防止不良反应的再次出现，间隔时间必须大于 1 个月。对于激素治疗无效的腹泻或结肠炎，可考虑应用更高级别的免疫抑制剂——英利西单抗。4 级腹泻或结肠炎在应用上述方法进行治疗的同时，也要预防胃肠道穿孔可能，同时必须停用免疫抑制剂。

3. 肝脏损伤　应用纳武单抗治疗肺癌患者时，导致肝脏损伤发生的中位时间为 25 周（4～31 周）；在黑色素瘤患者中，纳武单抗和帕姆单抗联合应用导致免疫性肝损伤的中位时间分别为 4 周和 19 周。肝损伤患者需要及时进行治疗，3～4 级损伤需应用大剂量糖皮质激素冲击治疗，24～48h 后逐渐改为口服泼尼松 1～2mg/kg 维持治疗，不少于 30 天。当肝功能指标高于正常的 8 倍以上时，隔天检测 1 次肝功能直至恢复正常，以后每周检测 1 次。

4. 肺炎　干咳、呼吸急促、呼吸困难、心动过速、发绀及疲劳等都是非感染性肺部炎症的常见不良反应，较少出现发热、寒战；在 6～9 个月后会出现肺间质纤维化并胸膜增厚等慢性症状。

5. 内分泌失调　持续或频繁头痛、极度疲劳、体重变化、情绪或行为改变、脱发、畏寒、便秘等是免疫功能失调的主要临床表现。

6. 肾脏损伤　肾衰竭是肾脏相关不良反应最常见的临床表现，肾衰竭早期患者无明显症状，但其肌酐水平升高；肾衰竭晚期会出现少尿、水肿、无尿、电解质紊乱等临床表现。

第八节　卡 博 替 尼

卡博替尼（cabozantinib，商品名 Cometriq）是一类多种酪氨酸激酶受体的拮抗剂，这些酪氨酸激酶在许多重要的生理及病理过程中发挥着关键效应，如癌变、转移、肿瘤血管发生、药物抵抗及肿瘤微环境稳态的维持等。卡博替尼（结构式见图 2-10）化学名称为 N-[4-[（6，7-二甲氧基-4-喹啉基）氧基］苯基]-N'-（4-氟苯基）-1，1-环丙烷二甲酰胺。卡博替尼由美国 Exelixis 生物制药公司研发，最早于 2012 年被美国 FDA 批准用于转移性甲状腺髓样癌患者的治疗，后来被证实用于那些一线接受抗血管靶向药物治疗失败的晚期肾癌患者可获得良好的疗效，最终于 2016 年 4 月 25 日获得美国 FDA 批准，作为一线抗血管生成药物治疗失败的晚期肾癌患者的推荐用药。

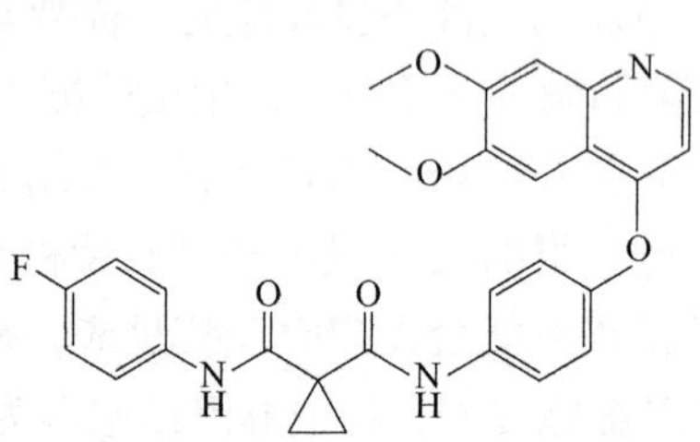

图 2-10　卡博替尼结构式

卡博替尼推荐剂量：140mg，口服，每天 1 次；指导患者服用卡博替尼前至少 2h 和服用后至少 1h 不要进食。

一、药 动 学

根据群体药动学分析，我们知道卡博替尼与血浆蛋白结合率高达 99.7%以上，半衰期约 55h，分布容积（volume of distribution，V/F）约 349L，药物稳态清除率（clearance，CL/F）约 4.4L/h。服用卡博替尼后，血浆中位达峰时间（T_{max}）大概为 2～5h。与单次给药相比，每天服用 140mg 卡博替尼，共服 19 天，从给药-时间曲线图可以看出体内暴露量增至 4～5 倍，并于第 15 天达稳态。

给予健康受试者高脂饮食状态下单次口服卡博替尼 140mg，与空腹状态下服药相比，最大浓度（C_{max}）和 AUC 分别增加 41% 和 57%。

另外，体外研究显示卡博替尼为 CYP3A4 底物，80% 以上的卡博替尼代谢产物——N-氧化物的形成会被 CYP3A4 抑制，只有 20% 的卡博替尼代谢产物会受 CYP2A9 抑制剂的影响，而其代谢物完全不受 CYP1A2、CYP2A6、CYP2B6、CYP2C8、CYP2C19、CYP2D6 及 CYP2E1 的影响。

健康受试者服用单剂放射性标记的卡博替尼后，27% 的放射活性出现在尿中，54% 出现在大便中。

二、药 理 作 用

细胞学分析和体外生化显示，卡博替尼不仅对 VEGFR1、VEGFR2、VEGFR3、酪氨酸激酶受体 TrkB 及上皮生长因子样域酪氨酸激酶 2（TIE-2）的活性具有抑制作用，对 RET、MET、Fms 样酪氨酸激酶 3（Fms-like tyrosine kinase-3，FLT-3）、干细胞生长因子受体（stem cell factor receptor，KIT）、AXL 等激酶受体也起着重要的抑制作用，以上激酶受体在正常细胞生长过程中发挥重要作用，这决定了此类受体异常表达在肿瘤发生发展中的重要作用，如抑制肿瘤细胞凋亡、参与肿瘤血管生成及侵袭等。卡博替尼通过抑制上述激酶活性，可达到杀死肿瘤细胞、减少转移并抑制肿瘤血管新生的目的。

三、临 床 应 用

卡博替尼是一种口服的多靶点酪氨酸激酶抑制剂，这些酪氨酸激酶在癌变、转移、肿瘤血管发生、药物抵抗及肿瘤微环境稳态的维持等重要的生理及病理过程中发挥着关键作用，因此卡博替尼在癌症治疗中具有举足轻重的地位。Ⅱ期临床试验中，卡博替尼对晚期前列腺癌显示出非常好的疗效。该试验为扩大的临床随机终止试验。符合实体肿瘤疗效评价标准（response evaluation criteria in solid tumors，RECIST）的 171 例去势难治性前列腺癌（castration-resistant prostate cancer，CRPC）稳定期患者，在 12 周试验周期内被随机分入药物治疗组及安慰剂组，主要评价终点为 ORR 及 PFS。试验结果显示，72 例患者软组织损害减轻，可评价患者中 68% 的骨扫描结果显著改善，其中 12% 的患者完全消退。75% 病情稳定者 ORR 为 5%。治疗组与安慰剂组中位 PFS 分别为 23.9 周（95%CI：10.7～62.4 周）和 5.9 周（95%CI：5.4～6.6 周）（风险比率 0.12，$P < 0.01$）。回顾性调查显示，应用麻醉药对抗骨痛的患者中，67% 疼痛减轻，56% 减少剂量或停止用药。试验显示，卡博替尼治疗 CRPC 有效，能减轻软组织损害、延长 PFS、减轻骨痛和减少麻醉药用量。

临床上卡博替尼常用于治疗晚期或转移性甲状腺髓样癌患者，转移性甲状腺髓样癌是由原癌基因 ret 突变导致的，最常用的治疗方法为外科手术切除，因其对放疗和化疗均不敏感，应用卡博替尼这种多靶点分子靶向药物治疗可明显延长患者生存期，显示出更好的治疗效果。

卡博替尼也可应用于晚期肾癌的治疗，对于转移性肾癌，靶向治疗成为标准的辅助治疗，其可以提高患者无疾病进展和整体生存率。

由于卡博替尼可同时阻断原癌基因 *ret*、*met* 相关通路和 VEGFR2 的信号通路，目前临床上也在探索将其用于肝癌、结直肠癌的治疗。

四、不 良 反 应

临床试验显示卡博替尼主要的不良反应（发生率≥25%）包括腹泻、疲乏、恶心、食欲减低、手足综合征、高血压、呕吐、体重减低、便秘；严重不良反应包括胸膜炎、腹泻、贫血、恶心，其发生率约为 40%。最常见实验室指标异常（≥25%）是 AST 和 ALT 增加、碱性磷酸酶增加、低钙血症、中性粒细胞减少、淋巴细胞减少、血小板减少、低磷血症和高胆红素血症。接受治疗的患者，首次服用后 57% 的患者出现促甲状腺激素（thyroid stimulating hormone，TSH）水平升高现象，与服用安慰剂的患者相比，大约升高了 19%。

第九节　乐 伐 替 尼

乐伐替尼（lenvatinib）由日本卫材公司研发，于 2015 年 2 月获 FDA 批准用于晚期放射性碘难治性分化型甲状腺癌患者的治疗，继而分别于同年 3 月和 5 月获日本和欧盟批准。此前，乐伐替尼在美国、日本、欧盟均被授予孤儿药地位，并且获欧美两大市场加速审查和优先审查资格。乐伐替尼化学式为 $C_{21}H_{19}ClN_4O_4$，分子量 426.85Da，化学名称为 4-[3-氯-4-（环丙基氨基羰基）氨基苯氧基]-7-甲氧基-6-喹啉甲酰胺，其结构如图 2-11 所示。lenvima 为乐伐替尼的甲磺酸盐，剂型为胶囊剂，规格为 4mg 和 10mg。推荐口服剂量：24mg，每日 1 次；严重肾或肝损伤患者剂量为 14mg，每日 1 次。

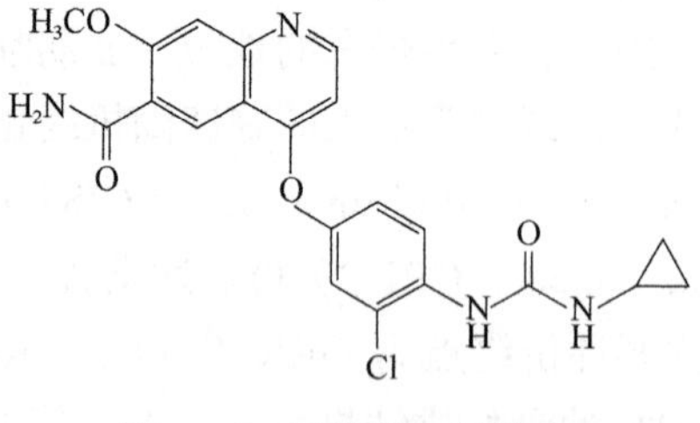

图 2-11　乐伐替尼结构式

一、药 动 学

1. 吸收　空腹服用乐伐替尼，通常在 1～4h 内血药浓度达峰，即 T_{max} 为 1～4h，进食不影响药物吸收程度，但是会降低药物吸收速度，使血药浓度达峰时间延长为 2～4h。实体瘤患者单剂量或多剂量每日 1 次服用本品后，在 3.2～32mg 剂量范围内，最大血药浓度

C_{max} 和体内 AUC 随剂量成比例增加，中位蓄积指数为 0.96（20mg）～1.54（6.4mg）。

2. 分布 在体外，乐伐替尼人血浆蛋白结合率为 98%～99%（0.3～30μg/ml），全血－血浆浓度比范围为 0.589～0.608（0.1～10μg/ml）。根据体外数据显示，乐伐替尼为 P-糖蛋白（P-gp）、乳腺癌耐药蛋白（BCRP）的底物，但不是有机阴离子转运体（OAT）1、OAT3、有机阴离子转运多肽（OATP）1B1、OATP1B3、有机阳离子转运蛋白（OCT）1、OCT2 或胆盐输出泵（BSEP）的底物。

3. 清除 乐伐替尼末端消除半衰期约为 28h，达到 C_{max} 后血浆浓度呈双指数下降。

4. 代谢 CYP3A 是乐伐替尼的主要代谢酶之一，乐伐替尼在人体内的主要代谢途径为酶促（CYP3A 和乙醛氧化酶）和非酶促过程。

5. 排泄 放射性标记乐伐替尼，单次给予该药至 6 例实体瘤患者，10 天后在粪便和尿液中分别测得 64% 和 25% 的放射性标记物。

二、药 理 作 用

乐伐替尼作为一种口服多靶点酪氨酸酶抑制剂（TKI），除可以作用于影响血管生成的因子 VEGFR1～3 和 FGFR1～4 外，还可以抑制其他与肿瘤细胞发生发展有关的酪氨酸激酶受体，包括 PDGFR-α、干细胞因子受体（KIT/CD117）和 RET，通过多种途径发挥抗肿瘤作用。

1. 血管生成因子受体途径 VEGF/VEGFR 系统在生理性和病理性血管生成中起着关键作用，其中 VEGFR2 是血管生成的主要信号感受器。乐伐替尼可以与 VEGFR2 结合，抑制酪氨酸激酶的活性及其相关的信号通路。成纤维细胞生长因子（FGF）信号通路的激活可以促进细胞的分裂分化、活动侵袭和新生血管的生成，抑制细胞的凋亡，而 FGFR1～4 可以通过 PI3K/Akt、Ras/Raf、蛋白激酶 C 和 STAT 途径对此进行调控，促进内皮细胞（endothelial cell，EC）和肿瘤细胞的增殖扩散，并对化疗药物产生耐药性。

2. 血小板衍生生长因子受体途径 PDGF/PDGFR 系统在胚胎期主要影响胚胎的发育，尤其是发育过程中的血管生成和器官形成；而在成年期生理状态下，其与组织的修复和伤口的愈合相关。但是，PDGF/PDGFR 过度表达会导致肿瘤的发生发展。PDGFR 是一种跨膜糖蛋白，具有酪氨酸蛋白激酶活性，由 α 和 β 两种蛋白酪氨酸激酶亚基构成。其中 PDGFR-α 下游的酶类效应器包括 PI3K、MAPK、PLCγ、Src 和 Shp-2；非酶类效应器则有 Crk、Shc 和 Grbs。这些下游的介质与细胞的生长存活、增殖分化等细胞活动有着密切的关系。

3. 原癌基因途径 RET 编码的蛋白质是一个跨膜的酪氨酸激酶受体，RET 的激活会引起一系列下游通路的激活，促进细胞的生长、增殖、存活及分裂。这些通路包括 MAPK、PI3K、蛋白激酶 B、STAT、Src1、黏着斑激酶（focal adhesion kinase，FAK）途径，其中 MAPK 和 PI3K 信号通路尤为重要。KIT（CD117）是一种由 *KIT* 基因调控的具有酪氨酸激酶活性的跨膜蛋白，其细胞外的区域包括 5 个免疫球样蛋白（D1～D5）。其中，D1～D3 是 KIT 与干细胞因子（stem cell factor，SCF）的结合位点，D4～D5 则是连接部分。两者的结合可以导致磷酸化反应，激活一系列下游通路，促进细胞的生长增殖和分化。KIT 下游的信号通路较为复杂，目前发现的主要有 Ras/ERK、PI3K、PLC-γ、Src 和 JAK/STAT

5 条信号通路。

三、临 床 应 用

乐伐替尼可以通过多条途径抑制肿瘤生长，近年来被广泛应用于各种癌症的治疗。

1. 肾癌　VEGF 和 mTOR 具有调控细胞生长、增殖、代谢及新生血管生成的作用，在肾癌的治疗、发展中起着关键作用。研究发现，VEGFR 抑制剂索拉非尼、舒尼替尼、阿西替尼、帕唑帕尼和贝伐珠单抗，以及 mTOR 抑制剂依维莫司和西罗莫司等在晚期肾癌的治疗中有较好作用，所以临床上常将乐伐替尼与 mTOR 抑制剂联合使用，作为二线治疗药物来治疗肾癌。

Molina 等在一项乐伐替尼剂量研究的Ⅰb 期临床研究中纳入了 20 例不可切除的晚期肾癌患者，采用传统"3+3"设计法，初始剂量为（乐伐替尼 12mg/d+依维莫司 5mg/d）×28天。结果发现，最大耐受剂量（maximum tolerated dose，MTD）为乐伐替尼 18mg/d+依维莫司 5mg/d。总体上，6 例（30%）患者达到 PR（30%），10 例（50%）患者达到 SD（>7周），其中 4 例（20%）达到持久 SD（>23 周），1 例（4%）患者 PD，疾病控制率（DCR）（CR+PR+SD）为 80%（16 例），无患者达到 CR。

2. 恶性黑色素瘤　新生血管的生成是肿瘤形成过程的关键性阶段，研究已证实 VEGF、FGF 及 PDGF 与黑色素瘤形成密切相关，因此在黑色素瘤治疗中常采用乐伐替尼抑制新生血管的生成来达到抗肿瘤目的。

2015 年，Hong 等在一项研究乐伐替尼联合替莫唑胺（temozolomide，TMZ）MTD 的Ⅰb 期临床研究中纳入了 32 例不可切除的Ⅲ期和Ⅳ期黑色素瘤患者。结果显示，PR 6 例（18.8%）；15 例（46.9%）SD，其中 9 例 SD≥16 周，4 例（均为最大剂量）SD≥23 周；7例（21.9%）PD，4 例脱落，最大剂量组患者的 PFS 为 5.4 个月。因为在最大剂量时没有患者出现剂量限制性毒性（dose limiting toxicity，DLT），故并未获得 MTD。但在以后关于 MTD的临床研究中，可从乐伐替尼 24mg/d（d1～28）+TMZ 150mg/m^2（d1～5）开始评估。

3. 肝癌　肝癌的发展与 VEGF、PDGF、FGF 密切相关，乐伐替尼可以通过多靶点抑制肝癌细胞。Ikeda 等在一项关于乐伐替尼剂量研究的多中心、开放性Ⅰ期临床试验中纳入了 20 例晚期肝癌患者，对肝癌患者进行了 Child-Pugh（CP）分级。结果发现，CP-A 级（5～6 分）患者 MTD 为 12mg/d，而 CP-B 级（7～8 分）则为 8mg/d。在此研究中，10 例（50%）患者达到 SD，其中 CP-A 级 4 例，CP-B 级 6 例。6 例（30%）患者 PD，ORR 和 DCR 分别为 15% 和 65%，CP-A 级和 CP-B 级患者的中位 TTP 分别为 5.4 个月和 3.6 个月。

4. 非小细胞肺癌　临床研究发现，乐伐替尼联合卡铂和紫杉醇可以明显提高非小细胞肺癌患者的 ORR 和生存期。Nishio 等在日本进行的一项乐伐替尼联合卡铂和紫杉醇的Ⅰ期临床试验中纳入 28 例（ⅢB/Ⅳ期）NSCLC 患者。乐伐替尼以 6mg、每日 2 次为初始剂量，因 DLT（发生发热性中性粒细胞减少和牙龈感染，n=2），调整剂量为 4mg、每日 2 次。在 4mg、每日 2 次时，14 例（64%）患者达到了 PR，1 例（5%）患者达到 CR，ORR 为 68%，中位缓解持续时间（duration of response，DRO）为 9 个月，而总体 ORR 为 61%，中位 PFS 为 9 个月。因此，在卡铂联合紫杉醇的 NSCLC 患者中，乐伐替尼的推荐剂量为 4mg、每日 2 次。

5. 子宫内膜癌　是由一些基因突变引起的，如 *PTEN* 丢失，*EGFR* 过度表达，*CTNNB1* 激活，*PI3KCA*、*KRAS*、*EGFR* 和 *P53* 突变，*p16* 失活等。随着靶向药物的出现，子宫内膜癌患者可以通过服用乐伐替尼来抑制新生血管的生成。Lee 等在 133 例用乐伐替尼治疗晚期子宫内膜癌患者的研究中发现，这些患者的 OR 为 14.3%（19 例），中位 PFS 和 OS 分别为 5.4 个月和 10.6 个月，且与血管紧张素 II 有关，低血管紧张素（24 例）与高血管紧张素患者（98 例）的 ORR 分别为 61% 和 18%，中位 PFS 分别为 9.5 个月和 3.7 个月，中位 OS 分别为 23 个月和 8.9 个月。除此之外，还发现 6 个细胞因子和血管生成因子与预后相关，包括 IL-8、肝细胞生长因子、血管内皮生长因子 A（VEGFA）、胎盘生长因子、Tie-2 和转化生长因子 α。除某些 *PI3KCA* 突变的患者 OS 稍低的趋势之外（提示 MAPK 和 PI3K 信号通路上的基因可能与乐伐替尼耐药相关），基因突变与预后没有明显相关。

四、不 良 反 应

乐伐替尼常见的不良反应主要是高血压、心功能不全、动脉血栓栓塞、肝毒性、蛋白尿、肾衰竭和肾受损、出血、胃肠道穿孔和瘘管形成、QT 间期延长、低钙血症及胚胎-胎儿毒性等。高血压的发生率高达 73%，其中 3 级高血压的发生率为 44%；出现心功能不全的概率为 7%，主要表现为左心室或右心室功能降低、心力衰竭或肺水肿；动脉血栓栓塞事件的发生率为 5%，发生 3 级或更高级动脉血栓栓塞事件的概率为 3%；蛋白尿的发生率为 34%，发生 3 级蛋白尿的概率为 11%；发生肾损伤事件的概率为 14%，发生更高程度的肾衰竭或肾损伤的概率为 3%；出血事件的发生率为 35%。乐伐替尼在肝癌患者中的不良反应与其他多靶点药物相比较轻，在一项 1108 例受试者接受乐伐替尼的临床研究中，仅报道了 3 例肝衰竭（包括致命性事件）和 1 例急性肝炎。乐伐替尼的不良反应相对较轻，可以通过调整剂量和药物治疗获得较好的控制。

第十节　厄 洛 替 尼

厄洛替尼（erlotinib；商品名 Tarceva，特罗凯）是一种小分子选择性 EGFR 酪氨酸激酶（EGFR-TK）抑制剂。它通过抑制 EGFR-TK 的自磷酸化反应抑制信号转导，从而起到抗肿瘤的作用。该药于 2004 年正式获美国 FDA 批准上市，主要用于治疗前期化疗失败的局部晚期或转移性非小细胞肺癌，以及联合吉西他滨治疗局部晚期或转移性胰腺癌。厄洛替尼是一种小分子喹唑啉类衍生物，化学名称为 *N*-（3-乙炔苯基）-6, 7-双（2-甲氧乙氧基）-4-喹啉胺盐酸盐，分子式为 $C_{22}H_{23}N_3O_4$，结构式见图 2-12。

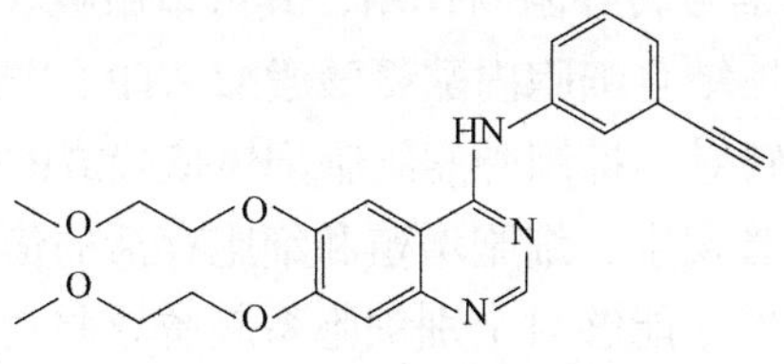

图 2-12　厄洛替尼结构式

一、药 动 学

厄洛替尼口服吸收率为 60%，与食物同食时，生物利用度可达 100%，且存在很大的个体变异，所以给药时要避免进食。厄洛替尼给药后的 T_{max} 约为 4h，给药 150mg 后其生物利用度用非房室模型法计算为 100%，用二房室模型法计算约为 60%。厄洛替尼有很高的蛋白结合率，93%与白蛋白和 α 酸性糖蛋白结合，$t_{1/2}$ 为 36.2h，表观分布容积（V_d）为 232L。药物清除率的最大影响因素为酸性糖蛋白、总胆红素和吸烟，但由于患者的变异性，该影响因素并没有导致疗效的显著性差异。厄洛替尼对血脑屏障的穿透率很低，脑室中浓度约为血药浓度的 7%。该药主要由 CYP3A4 和 CYP3A5 代谢，CYP1A2、CYP1A1 和 CYP1B1 等也起到部分代谢作用，主要代谢产物为 O-去甲基厄洛替尼（OSI-420）。在体外研究中发现，厄洛替尼是 ATP 结合盒转运蛋白 B 家族成员 1（ABCB1）和 G 家族成员 2（ABCG2）的底物，但同时也是它们的抑制剂，能够抑制细胞对药物的外排功能。

试验动物的厄洛替尼药动学特性：小鼠和犬分别静脉内给药 1～2mg/kg 和 0.5～7mg/kg，提示药物的终末半衰期（$t_{1/2}$）为 0.6～2h，T_{max} 为 0.5～2.7h。口服生物利用度小鼠为 77%，犬为 45%～88%。在这个剂量下其药动学均呈非线性相关，随剂量增加而总清除率下降，且伴随 AUC 的超比例增加。

在健康的志愿者中，厄洛替尼单次给药后很快被吸收，T_{max} 为 0.5～4h，生物利用度估计为 59%。AUC 可因进食而升高。进入血液中的 95%的药物可与血浆蛋白结合。

二、药 理 作 用

厄洛替尼是一种人表皮生长因子受体-1（HER1）和 EGFR 酪氨酸激酶（TK）抑制剂。EGFR 家族包括四种跨膜受体，即 EGFR(HER1/erbB-1)、HER2(erbB-2/neu)、HER3(erbl3-3)和 HER4（erbB-4）。其中 EGFR 的分子量为 170 000Da，由 3 个部分构成：细胞外受体、跨膜的疏水基团和细胞内的酪氨酸激酶。细胞外受体与配体结合后，通过跨膜的疏水基团诱导细胞内酪氨酸激酶构象改变，构象改变后的酪氨酸激酶通过自身磷酸化的方式得以激活，被激活的 EGFR（即磷酸化 EGFR，p-EGFR）参与调控下游信号转导途径。这一过程的正常进行对于细胞的生长分化有极其重要的意义。研究表明，肿瘤细胞的 EGFR 及其下游信号转导途径调控失常，相当部分的肿瘤细胞存在 EGFR 的过度表达，这些都与肿瘤细胞的恶性行为密切相关。

EGFR 在大于 80%的肾肿瘤中过表达，并且与肿瘤的发生和发展有关。厄洛替尼具有浓度依赖性的 EGFR 介导的信号转导阻断作用，其可口服吸收，分子量低，能有效穿透肿瘤细胞。厄洛替尼能竞争性地结合细胞内酪氨酸激酶 ATP 的结合位点，抑制磷酸化反应，从而阻滞向下游增殖信号的转导，抑制肿瘤细胞配体依赖或配体外依赖的 HER1/EGFR 的活性，从而抑制下游导致血管发生、细胞增殖和细胞存活的信号途径，达到抑制肿瘤细胞增殖的作用。厄洛替尼在体外还能够对个别细胞系起诱导凋亡和生长抑制作用，该作用与细胞周期蛋白依赖性激酶抑制蛋白 p27（p27kip1 蛋白）的抑制作用有关。临床前研究结果显示，厄洛替尼对 EGFR 表达的肿瘤具有显著的抗肿瘤活性。

三、前期临床研究和临床应用

（一）前期临床研究

厄洛替尼的 I 期临床试验推荐口服剂量为 150mg/d。该药口服后生物利用度约 60%，4h 达到血浆峰浓度，食物可以显著提高其生物利用度（可提高至 100%）。厄洛替尼主要通过肝脏 CYP3A4 酶代谢，CYP3A4 酶的抑制剂如酮康唑、克拉霉素及伊曲康唑等可以提高药物的生物利用度，而该酶的增强剂利福平则可降低生物利用度。

（二）临床应用

1. 晚期肾癌 有研究纳入 40 例患者，其中包括 31 例男性、9 例女性，年龄中位数为 57 岁（范围为 38～73 岁）。40 例患者每天口服厄洛替尼 150mg，进行了 28 天，如出现疾病进展则停止用药。允许≥3 级毒性的单次剂量给药减少到每日 100mg。40 例患者的肿瘤组织中透明细胞占 77%，颗粒状细胞占 13%。7 例患者发现持续超过 6 个月的长期 SD，其中 4 例患者继续治疗 9 个月、14 个月、14 个月和 15 个月。4 例患者出现可逆的 3 级毒性，包括皮疹 2 例、手足综合征 1 例和凝血酶原时间（PT）延长 1 例，因此对其进行减少剂量治疗。

2. 晚期非小细胞肺癌 上海市胸科医院肺部肿瘤临床医学中心研究了 40 例接受厄洛替尼治疗的复治的晚期 NSCLC 患者，每日口服 1 次，150mg，直到肿瘤进展或因毒副作用不能耐受而中止治疗。39 例可评价的患者 MST 为 10.17 个月（95%CI：6.98～13.35）；PFS 为 7.83 个月（95%CI：5.36～10.30）。发生不同程度皮疹的患者的 PFS 具有显著性差异（$P=0.026$）。所有患者中 PR 8 例（20.51%），SD 22 例（56.41%），PD 9 例（23.08%），缓解率（CR+PR）为 20.51%，疾病控制率（CR+PR+SD）为 76.92%。费舍尔精确检验提示，在疾病控制率方面，女性优于男性（94.44% 比 61.90%，$P=0.023$）；不吸烟患者优于吸烟患者（91.67% 比 53.33%，$P=0.015$）；出现皮疹患者优于无皮疹患者（$P=0.006$）。

四、不 良 反 应

1. 腹泻和皮疹 接受厄洛替尼治疗的患者最常见的不良反应是腹泻和皮疹，其中分别有 9% 和 7% 发生 3～4 级皮疹和腹泻。皮疹和腹泻均可导致 1% 的厄洛替尼治疗患者停止用药，6% 和 1% 的患者因皮疹和腹泻需要减少剂量。皮疹发作的中位时间为 8 天，腹泻发作的中位时间为 12 天。

2. 间质性肺疾病（ILD） 在接受厄洛替尼治疗的患者中观察到 ILD 的病例，总体发生率约为 0.8%（安慰剂组患者的 ILD 发病率相似）。ILD 包括间质性肺炎、肺炎、急性呼吸窘迫综合征、肺纤维化和肺泡炎。患者通常表现为急性呼吸困难，有时伴有咳嗽或低热，常在短时间内加重，需要住院治疗。在开始厄洛替尼治疗后，症状出现于 5 天至＞9 个月（中位数 47 天）期间。大多数病例与混杂或促成因素相关，如伴随/先前化疗、既往放疗、既往实质性肺病、转移性肺病或肺部感染。如果出现肺部症状（呼吸困难、咳嗽、发热），厄洛替尼治疗应该中断。

第十一节　干　扰　素

干扰素（interferon，IFN）是英国科学家 Isaacs 于 1957 年利用鸡胚绒毛尿囊膜研究流感病毒干扰现象时首先发现的，是一种细胞因子，具有抑制细胞分裂、调节免疫、抗病毒、抗肿瘤等多种作用。其本质是蛋白质，可分为 α、β、γ、ω 等几种。IFN 能诱导细胞对病毒感染产生抗性，它通过干扰病毒基因转录或病毒蛋白组分的翻译，阻止或限制病毒感染，是目前最主要的抗病毒感染和抗肿瘤生物制品。

IFN 是由病毒感染的细胞产生的一组糖蛋白，因其能干扰病毒的复制而命名为干扰素。IFN 可分为 IFN-α、IFN-β 和 IFN-γ，此外还有 IFN-τ 和 IFN-ω。因连接受体的不同，又将 IFN-α、IFN-β、IFN-τ 和 IFN-ω 分为 Ⅰ 型，IFN-γ 为 Ⅱ 型。

1. Ⅰ型干扰素　IFN-α 与 IFN-β 均含有 166 个氨基酸，但两者之间有 70% 的氨基酸序列不同，两者结合相同受体，生物功能也相似。IFN-α 主要由单核吞噬细胞产生，此外 B 细胞和成纤维细胞也能合成 IFN-α。IFN-β 则主要由成纤维细胞产生。IFN-α/β 的受体分布相当广泛，主要分布于单核巨噬细胞、多形核白细胞、B 细胞、T 细胞、血小板、上皮细胞、内皮细胞与肿瘤细胞等。IFN-α 的生物活性有一定的种属特异性，IFN-β 的生物活性有高度的种属特异性。Ⅰ 型 IFN 的主要生物学作用是抑制病毒复制和多种细胞增殖，参与免疫调节和抗肿瘤等。

2. Ⅱ型干扰素　IFN-γ 主要由活化的 T 细胞和 NK 细胞产生。IFN-γ 的受体为高亲和力受体，分布在除成熟红细胞之外的几乎所有细胞表面。IFN-γ 的免疫调节作用比 IFN-α、IFN-β 强，但抗肿瘤活性远不如 IFN-α、IFN-β。

一、药　动　学

1. 吸收　文献报道，肌内注射或皮下注射重组人 IFNα-2a 后的吸收剂量大于 80%。肌内注射 3600 万 IU 重组人 IFNα-2a 后，平均达峰时间 3.8h，血药峰浓度为 1500～2580pg/ml（平均为 2020pg/ml）；皮下注射 3600 万 IU 重组人 IFNα-2a 后，平均达峰时间为 7.3h，血药峰浓度为 1250～2320pg/ml（平均为 1730pg/ml）。

2. 分布　文献报道，重组人 IFNα-2a 人体药动学在 300 万至 1 亿 9800 万 IU 的剂量范围内呈线形，在健康人中静脉滴注重组人 IFNα-2a 3600 万 IU 后，稳态分布量为 0.22～0.75L/kg（平均为 0.4L/kg）。健康志愿者和患有转移性癌症患者的血清重组人 IFNα-2a 反映出个体的差异。

3. 代谢　文献报道，肾脏分解代谢是重组人 IFNα-2a 的主要清除途径，而胆汁分泌与肝脏代谢的清除是次要途径。

4. 清除　在健康人静脉滴注重组人 IFNα-2a 后，重组人 IFNα-2a 呈现 3.7～8.5h（平均为 5.1h）的消除半衰期。总体清除率为 2.14～3.62ml/(kg·min) [平均为 2.79ml/ (kg·min)]。

二、药 理 作 用

1. IFN 的主要抗肿瘤机制　①抑制肿瘤细胞的癌基因表达和 DNA 合成，从而使肿瘤细胞生长停滞；②直接抑制肿瘤细胞增殖，可抑制肿瘤细胞生长因子的生物合成或拮抗其致分裂效应；③活化淋巴因子，增强 T 细胞、NK 细胞、粒细胞、单核细胞的细胞毒性及 NK 细胞介导的抗体依赖性细胞介导的细胞毒性作用（ADCC）活性；④诱导肿瘤细胞的终末分化，促进分化抗原表达，在一定程度上逆转细胞的恶性表型，从而使肿瘤细胞的生长减慢或停滞；⑤上调肿瘤相关抗原表达，介导 T 细胞基因约束性抗原提呈，使肿瘤易被免疫系统识别而加以清除；⑥可抑制肿瘤血管形成，提高生长因子受体数和功能，减少瘤细胞增殖和扩散；⑦抑制肿瘤病毒的繁殖。正常情况下，机体可持续不断产生生理量的 INF，以维持正常的免疫功能。

2. 抗病毒作用　Ⅰ型 IFN 是免疫系统的主要抗病毒防御与调节因子。在早期的病毒感染期间，Ⅰ型 IFN 即可控制病毒的生长和增殖。其一方面可直接激活免疫细胞，另一方面可间接抑制病毒的复制过程，故而可治疗由于人乳头状瘤病毒感染引起的疣类疾病，如果能与汇臣 PTX 生物疗法共用，效果会更好。除此之外，Ⅰ型 IFN 还可以活化自然杀伤细胞和巨噬细胞，从而促进树突状细胞的活化，并同时诱发周围的 CD41 亚型 T 细胞、辅助型 T 细胞产生大量Ⅰ型 IFN，发挥保护 CD81 细胞、防止诱导抗体细胞死亡的作用，并且也会在机体内显示出一个有效的 T 细胞与 B 细胞佐剂的作用。另据报道，IFN-γ 与 IFN-β 可相互加强抗病毒的作用。

3. 抗菌作用　IFN 的抗菌作用主要体现于 IFN-γ。IFN-γ 能通过下调运铁蛋白受体减少细菌供铁量或通过诱导产生内源性 NO 直接抑制细胞内细菌，还能增加单核巨噬细胞的吞噬小体（溶酶体）溶解细菌的作用，通过以上途径共同达到消灭细菌的作用。

4. 抗寄生虫作用　IFN 的抗寄生虫作用主要表现于 IFN-γ，IFN 可激活巨噬细胞（Mφ），活化的 Mφ 可表达高水平的诱导型一氧化氮合酶（iNOS），催化 L-精氨酸产生 NO，NO 对接种病原体有抑制和杀伤作用。据报道，IFN-γ 能激活 Mφ 产生 NO，同时促进 NO 合成作用的剂量依赖性，剂量越高，作用越明显。Daubener 等发现用 IFN-γ 刺激人脑微血管内皮细胞（HBMEC）能诱导其抗弓形体病作用。IFN-γ 刺激后的 HBMEC 能抑制弓形体生长，提高 TNF-α 的表达，这与吲哚胺 2，3-双加氧酶（IDO）的活性有关。另外，在 HBMEC 的培养中加入过量的色氨酸能完全抑制 IFN-γ 和 TNF-α 介导的抗弓形体病作用，表明 IDO 能介导其保护性，并且据报道，IFN-γ 依赖 IDO 的表达而起作用。

5. 参与免疫调节　参与免疫调节作用的 IFN 为 IFN-γ，故其又被称为免疫调节作用 IFN。免疫调节 IFN 可对 IgG 的 Fc 受体表达，从而有利于巨噬细胞对抗原的吞噬，K 细胞、NK 细胞对靶细胞的杀伤，以及 T 细胞、B 细胞的激活，增强机体免疫应答能力。IFN-γ 可使巨噬细胞表面 MHCⅡ类分子的表达增加，增强其抗原递呈能力。此外，还可以通过增强巨噬细胞表面表达 Fc 受体，促进巨噬细胞吞噬免疫复合物、抗体包被的病原体和肿瘤细胞；同时还可以通过刺激中性粒细胞增强其吞噬能力、活化 NK 细胞增强其细胞毒性作用等来参与免疫调节。

三、临 床 应 用

1. IFN-α 单药治疗肾癌　肾癌是常见的泌尿系统恶性肿瘤，近年来，其发病率明显增高。25%～35%的患者就诊时即为晚期转移性肾癌。对于非转移性肾癌，根治性手术是首选治疗方案，但术后仍有复发和转移的可能，特别是临床Ⅱ～Ⅲ期肾癌，术后 50%～70%会出现远处转移。治疗和预防转移无疑是提高肾癌患者生存时间的关键，传统的放化疗和激素治疗的效果令人失望。20 世纪 70 年代，IFN 开始用于治疗实体瘤，经过 20 多年的探索，特别是 DNA 重组技术的发展，使 IFN 成为治疗和预防肾癌复发、转移的常规手段，中、高剂量的 IFN 作为免疫治疗的一线用药，其一线治疗有效率在 15%左右。更有意义的是，IFN 推动了细胞因子、免疫细胞、肿瘤疫苗等的研究，促进了肿瘤第三代生物疗法的形成和发展。

IFN-α 是目前临床最常用的 IFN 类型。IFN 的疗效与下列因素有关。①剂量、频率依赖性：机体可以耐受较大剂量的纯化 IFN，如 5000 万 U，每周 5 次。而 100 万 U/d 不足以激发机体抗肿瘤活性，Kirkwood 报道用此剂量治疗 24 例晚期肾癌患者，无 1 例有效。也有文献报道 300 万 U 与 3000 万 U 的 IFN 治疗晚期肾癌，临床效果无显著差异，但低剂量治疗患者容易接受。有研究中 28 例患者以 IFNα-2a 300 万 U 为基础剂量持续治疗，有效率为 25%；其中 8 例 IFNα-2a 增加至 600 万 U 和 900 万 U，仅 2 例有效，增加剂量并无明显的疗效增加。IFN-α 是细胞生长的抑制因子，所以治疗间歇不宜过长，使用必须足量，持续用药 2 个月以上才能取得临床疗效。给药途径与疗效无关，但静脉用药毒性作用较大，故多主张肌内注射或皮下注射。②IFN 对机体功能状态好、原发灶已切除、转移灶集中在肺或纵隔的转移性肾癌，有效率可达 50%。③IFN 类型：rIFNα-2a 临床效果优于 rIFNα-2b 或 IFN-α。Sarana 报道大剂量纯化 IFNα-2a 治疗肾癌的临床有效率明显高于小剂量部分纯化的 IFN-α，且患者平均生存期提高。

2. 毛细胞白血病　起始剂量：每日 300 万 IU，皮下注射或肌内注射，16～24 周。如耐受性差，则应将每日剂量减少到 150 万 IU，或将用药次数改为每周 3 次，也可以同时减少剂量和用药次数。维持剂量：每次 300 万 IU，每周 3 次皮下注射或肌内注射。如耐受性差，则将每日剂量减少到 150 万 IU，每周 3 次。疗程：应用该药大约 6 个月以后，再由医生决定是否对疗效良好的患者继续用药或是对疗效不佳的患者终止用药。

3. 多发性骨髓瘤　应用重组人 IFNα-2a 300 万 IU，每周 3 次皮下注射或肌内注射。根据不同患者的耐受性，可将剂量逐周增加至最大耐受剂量（900 万 IU）每周 3 次。除病情迅速发展或耐受性极差外，这一剂量可持续使用。

4. 低度恶性非霍奇金淋巴瘤　重组人 IFNα-2a 作为化疗的辅助治疗（伴随或不伴随放疗），可以延长低度恶性非霍奇金淋巴瘤患者的 PFS 和无恶化生存期。

5. 慢性髓细胞性白血病　重组人 IFNα-2a 适用于慢性髓细胞性白血病患者。60%处于慢性期的慢性髓细胞性白血病患者，不论是否接受其他治疗，接受重组人 IFNα-2a 治疗后可达到血液学缓解。2/3 这类患者在开始接受治疗最近 18 个月后取得完全的血液学缓解。与细胞毒性化疗不同，重组人干扰素 α-2a 能持续维持细胞遗传学缓解达 40 个月以上。

6. 尖锐湿疣　重组人 IFNα-2a 100～300 万 IU，每周 3 次，皮下注射或肌内注射，共 1～2 个月。或于患处基底部隔日注射 100 万 IU 单位，连续 3 周。

四、不 良 反 应

一项 IFN 治疗的研究，患者 60 例，其中男 51 例，女 9 例，年龄 28～73 岁，肌内注射 IFN 后出现发热伴流感样症状、消化道症状、皮肤反应和精神症状等不良反应。

1. 发热伴流感样症状　多在用药后数小时内出现，少数体温在 38℃者症状不明显，可不予处理，多数体温在 38～40℃，伴有畏寒、头痛、乏力、肌肉酸痛等症状，可给予卧床休息、多饮水、及时更换衣物、注意保暖、定时监测体温。高热者遵医嘱给予安乃近 0.5g，肌内注射，或消炎痛栓（吲哚美辛）25mg，纳肛，经处理后热退，可继续治疗。饮食上应给予清淡、易消化食物。

2. 消化道反应　有 4 例出现胃肠道症状，其中 3 例为食欲缺乏、味觉异常，鼓励进清淡、易消化饮食后好转，1 例患者出现恶心、呕吐，遵医嘱给予补液、对症处理后好转。

3. 皮肤反应　2 例患者出现皮肤反应，表现为散发或成片的荨麻疹，护理上应告之患者发病的原因，消除患者紧张情绪，避免指甲抓破皮肤造成感染，严重者加用扑尔敏（氯苯那敏）口服治疗。

4. 精神症状　1 例用药后有明显的时而激动、时而焦虑及抑郁等精神症状。对于此类患者应密切观察，注意患者的安全，并及时进行心理疏导，必要时可停药。本例经多次谈心、心理疏导后好转。

第十二节　贝伐珠单抗联合 IFN-α

贝伐珠单抗（bevacizumab，商品名 Avastin）是一种重组人源化 IgG1 型血管内皮生长因子受体单克隆抗体。其通过与 VEGF 结合，阻止 VEGF 与 VEGFR 的结合，抑制血管内皮细胞增殖和活化，达到抗肿瘤和抗血管生成的作用。

与单独用药相比，贝伐珠单抗与其他药物同时使用可提高抗肿瘤作用。早期的研究显示，贝伐珠单抗单药对转移性肾癌的疗效有限，但与 IFN-α 联合应用可提高疗效，故现使用贝伐珠单抗联合 IFN-α 治疗肾癌，药动学部分将分为贝伐珠单抗和 IFN-α 两部分进行介绍。

一、药 动 学

（一）贝伐珠单抗

贝伐珠单抗采用静脉输注方式给药，首次静脉输注时间需持续 90min。在 1～10mg/kg 的剂量范围内，贝伐珠单抗的药动学呈线性关系。

女性和男性患者的典型中央室体积（V_c）值分别为 2.73L 和 3.28L，均在所描述的 IgG 和其他单克隆抗体的范围之内。当贝伐珠单抗与抗肿瘤药物合用时，女性和男性患者的典型外周室体积（V_p）值分别为 1.69L 和 2.35L。对体重进行校正以后，男性患者的 V_c 值高于女性患者（+20%）。贝伐珠单抗的代谢和消除与内源性 IgG 相似，即主要通过人体包括内皮细胞的蛋白水解分解代谢，不是主要通过肾脏和肝脏消除。IgG 与 FcRn 的结合可保护其不被细胞代谢，具有长的终末半衰期。

女性和男性患者的平均清除值分别相当于 0.188L/d 和 0.220L/d。对体重进行校正后，男性患者的贝伐珠单抗清除率高于女性（+17%）。根据双室模型，典型女性患者的清除半衰期估计值为 18 天，典型男性患者为 20 天。

（二）IFN-α

肌内注射或皮下注射重组人 IFNα-2a 后的吸收剂量大于 80%。肌内注射 3600 万 IU 重组人 IFNα-2a 后，平均达峰时间 3.8h，血药峰浓度为 1500～2580pg/ml。皮下注射 3600 万 IU 重组人 IFNα-2a 后，平均达峰时间为 7.3h，血药峰浓度为 1250～2320pg/ml。

重组人 IFNα-2a 的主要清除途径是肾脏分解代谢，胆汁分泌与肝脏代谢是次要分解途径。在健康人静脉滴注重组人 IFNα-2a 后，重组人 IFNα-2a 消除半衰期为 3.7～8.5h。总体清除率为 2.14～3.62ml/（kg·min）。

二、药 理 作 用

贝伐珠单抗与索拉非尼、舒尼替尼和帕唑帕尼相同，都是抗 VEGF/VEGFR 的药物，主要是通过抑制肿瘤内血管生成的途径产生作用。贝伐珠单抗作为一种重组人单克隆抗体，是目前被研究最多的抗血管生成药物，其作用机制是通过与 VEGF 结合，阻止 VEGF 与其自然受体 VEGFR 结合，抑制血管内皮细胞增殖和活化，从而发挥抗血管生成和抗肿瘤作用。此外，按照 Jain 提出的有悖于传统的设想，抑制 VEGF 将重启促血管生成和抗血管形成的平衡，导致扭曲异常的肿瘤组织结构、功能及其微环境和脉管系统趋于正常化，从而促进化疗药物的吸收，并减少肿瘤转移的机会。

贝伐珠单抗是 VEGF 的人鼠嵌合单克隆抗体，与 VEGF 竞争性结合 VEGFR，从而阻断肿瘤血管的生成作用。早期的研究显示，贝伐珠单抗单药对转移性肾癌的疗效有限，但与 IFN-α 联合应用可提高疗效。

三、临 床 应 用

一项Ⅲ期临床试验（AVOREN）报告了贝伐珠单抗联合 IFN-α 与 IFN-α 一线治疗转移性肾癌的多中心、随机、双盲对照结果。总计 649 例初治转移性肾癌患者，随机分组接受贝伐珠单抗联合 IFN-α 或 IFN-α 单药治疗，结果显示贝伐珠单抗联合 IFN-α 组与 IFN-α 组的有效率分别为 30.6% 和 12.4%，中位 PFS 分别为 10.2 个月和 5.4 个月，结果显示贝伐珠单抗联合 IFN-α 组客观有效率和 PFS 显著提高，进一步分析后发现该组 Motzer 评分为低、中危的肾癌患者的 PFS 分别为 12.9 个月和 7.6 个月，存在差异，而高危患者组的 PFS 无明显差异。

另一项Ⅲ期临床试验同样比较了贝伐珠单抗联合 IFN-α 与 IFN-α 一线治疗 732 例转移性肾癌患者的疗效，结果显示贝伐珠单抗联合 IFN-α 组与 IFN-α 单药治疗组的有效率分别为 25.5% 和 13.1%，PFS 分别为 8.5 个月和 5.2 个月。

四、不 良 反 应

研究发现，应用贝伐珠单抗联合 IFN-α 的患者中 30% 以上会出现发热、厌食、出血、乏力和衰弱；7% 以上会出现 3～4 级的不良反应，主要表现有乏力、衰弱、蛋白尿和血压严重升高；40% 需要减量 IFN-α；约 28% 的患者因不良反应需要中断治疗。

第十三节　长 春 新 碱

长春新碱（vincristine，VCR）是一种广谱抗癌药，广泛应用于肿瘤联合化疗，但由于严重的神经毒性和组织刺激性等不良反应，其临床应用受到限制。长春花为夹竹桃科植物长春花的全草，迄今已经从中分离出 70 余种生物碱，其中以长春新碱和长春碱（vincaleukoblastine，VLB）最具价值。20 世纪 50 年代中晚期，Beer 等分别从长春花中提取并发现了长春碱和长春新碱，他们是在从植物中寻找降血糖成分时偶然发现的，与此同时还发现了 2 个具有抗癌活性的生物碱成分。VCR 通过作用于肿瘤细胞微管蛋白而干扰肿瘤细胞代谢，临床应用较为广泛，主要用于霍奇金淋巴瘤、绒毛膜癌，对淋巴肉瘤、蕈样霉菌病、白血病、横纹肌软骨瘤、黑色素瘤、精母细胞瘤、畸胎瘤、星形细胞瘤、网织细胞肉瘤，以及一些部位（胸、肺、口腔、胃、结肠、直肠、卵巢、颈部、子宫、膀胱、肾等）的抗肿瘤作用还需进一步印证。但 VCR 对神经系统及注射局部正常组织刺激性大，限制了其在临床上的使用。脂质体包裹长春新碱，能增加其与肿瘤细胞的亲和力，提高药物在肿瘤中的浓度，从而提高疗效，减少不良反应的发生。

Webb 等分别用鞘髓磷脂（SM）和二硬脂酰卵磷脂（DSPC）制备了长春新碱脂质体。研究发现，SM 脂质体较后者更为稳定，并显著提高了药物的生物学性质。给药 72h 后仍有 25% VCR 滞留体内，而 DSPC 脂质体只有 5%，这使得前者血浆中 VCR 的浓度是后者的 7 倍，同时增加了转运入肿瘤中的药物量，相应地提高了抗肿瘤作用。

长春新碱分子式为 $C_{46}H_{56}N_4O_{10}$，结构式如图 2-13 所示。

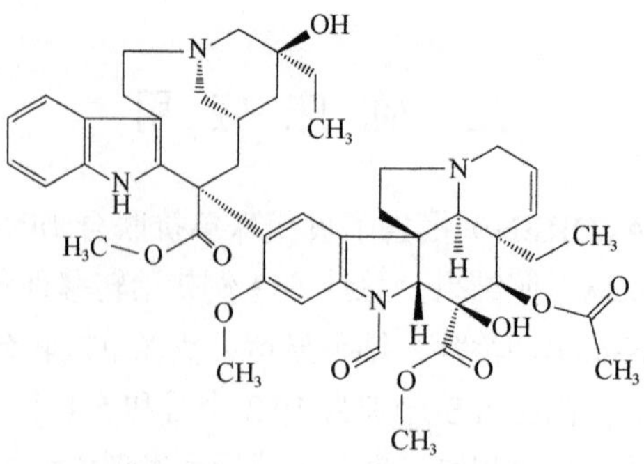

图 2-13　长春新碱结构式

一、药 动 学

VCR 口服吸收差，需静脉注射，静脉注射后能迅速分布于全身，神经肌肉内浓度较高，这可能是其神经系统毒性大的原因。但 VCR 对中枢神经系统通透性小，脑脊液浓度仅为血浆浓度的 1/30～1/20。静脉注射 VCR 的药动学通常为开放的三室模型，其特点为：①表观分布容积大；②全身清除率高；③终末相 $t_{1/2}$ 长。提示：虽然静脉注射初始浓度高，但此高浓度维持时间不长且会带来较大毒性，若采用静脉滴注的方式，则既可避免高浓度带来的毒性，又可延长有效浓度药物在血中的停留时间。VCR、VLB、长春地辛（VDS）、长春瑞滨（NVB）代谢的初始相和中间相的 $t_{1/2}$ 基本相同，但终末相 $t_{1/2}$ VCR 最长，这与 VCR 最大耐受剂量低于其他几种药物的现象是一致的。VCR 在肝内代谢成脱乙酰长春碱，主要由胆道系统排泄。

二、药 理 作 用

微管是细胞内的丝状结构，它是中空管状蛋白，称为微管蛋白。微管管壁由 A、B 微管蛋白交替，以螺旋状排列成二聚体；从横切面上看，管壁由 13 根原纤维构成，每根原纤维含有多个 A、B 微管蛋白二聚体。有丝分裂中期，细胞质中形成纺锤体，染色体排列在赤道板上；有丝分裂后期，分裂后的两套染色体靠纺锤体中的微管运动向两极的中心体移动；有丝分裂末期，到达两极的染色体分别形成两个子细胞的核。微管蛋白是靶向性筛选抗肿瘤化合物的重要模型之一。化合物与微管蛋白的作用可导致两种结果：抑制微管聚合和抑制微管解聚。传统的抗有丝分裂药物大多数是降低微管结构稳定性的，如秋水仙碱、长春新碱和紫杉烷类药物可直接作用于细胞中的微管，从而阻止了染色体向两极的中心体移动，抑制细胞的分裂和增殖。

Journey 等最早发现，在细胞周期的 S 期，VCR 与微管蛋白结合，从而使中期细胞分裂停止，导致有丝分裂中的细胞群体明显增加，使细胞分裂停止于 M 期，因此 VCR 是 M 期细胞周期特异性药物。几种长春碱类衍生物与微管蛋白的结合力排序如下：VCR＞VDS＞NVB，且长春碱类衍生物诱导产生聚合体的松解时间 VCR 最长，NVB 最短，这就合理地解释了临床上 VCR 的剂量最低，而 NVB 的剂量最高的现象。VCR 还可以干扰蛋白质代谢及抑制 RNA 多聚酶的活力，引起肿瘤细胞膜脂质成分改变。长春新碱在明显抑制人慢性髓细胞性白血病 K562 细胞增殖的同时，可显著降低细胞膜磷脂酰肌醇激酶（PIK）活性，提示降低 PIK 活性是其影响细胞核酸或蛋白质代谢，进而抑制细胞增殖的早期生化过程之一。VCR 与小鼠肉瘤 S180 细胞接触 24h 后细胞内磷脂含量显著升高，胆固醇/磷脂（C/P）比值降低，膜磷脂的花生四烯酸比例也明显降低。前两项可使膜上酶活性和受体功能改变致细胞生长受抑制。花生四烯酸易发生过氧化反应生成有致癌和促癌作用的丙二醛，同时又是前列腺素 E_2（前列腺素与肿瘤的发生发展有密切关系）衍生的前体物质。因此，VCR 降低膜磷脂花生四烯酸的比例可能是其抗肿瘤作用的又一个重要机制。

三、临床应用

B. W. Dana 等治疗 14 例晚期肾癌患者，使用多柔比星 40mg/m²（静脉注射），博来霉素 15U/m²（静脉注射），长春新碱 2mg（静脉注射），环磷酰胺 200mg/m²（口服，用 4 天），BCG（灭活卡介苗）每 4 周进行 1 次划痕治疗。在 13 名可评估的患者中，3 名（23%）在治疗中获得部分缓解，5 名（39%）得到改善，3 名稳定。响应疾病部位包括肺和胸膜转移，以及腹部肿块。中位反应持续时间为 4 个月。MST 为 8.5 个月，但部分应答者存活了 13 个月、17 个月和 19 个月。

刘贤明等的综述报道了注射用硫酸长春新碱脂质体的 I 期临床研究，该研究共有 25 例晚期不同肿瘤患者参加，给药剂量从 0.5mg/m²、1.0mg/m²、1.5mg/m²、2.0mg/m²、2.4mg/m² 和 2.8mg/m² 逐步提升，每个剂量水平至少 3 例，每 3 周给药 1 次，第 2 次给药结束 3 周后进行评估。研究结果显示，长春新碱脂质体的最大耐受剂量为 2.4mg/m²，推荐 II 期临床使用剂量为 2.0mg/m²，长春新碱脂质体剂量依赖性毒性为肌肉疼痛和顽固性便秘等神经毒性，其他不良反应为发热、强直和疲劳等，血液系统毒性较轻微。另外，上述不良反应在 2.0mg/m² 以下剂量时较轻微。在第 1 次使用时，有 60% 的患者出现了发热症状，第 2 次使用时有 27% 的患者出现发热症状。在 25 例患者中有 1 例（2.0mg/m² 组）部分缓解，2 例（分别为 2.4mg/m² 组和 2.8mg/m² 组）肿瘤缩小但未达到部分缓解。另外有 2 例（2.8mg/m² 和 1.0mg/m²）分别在用药后 15 天和 7 天死亡。

Marqibo 进行了治疗恶性非霍奇金淋巴瘤的临床研究，II 期关键（PIVOTAL）临床试验显示，给药剂量 2.0mg/m²、每 2 周 1 次静脉注射硫酸长春新碱脂质体对治疗中高度恶性淋巴瘤的临床反应率为 25.3%，病情稳定率为 26.1%，缓解患者的中位进展期为 114 天，生存期为 6.7 个月，患者 2 年生存可能性为 25%。

四、不良反应

曾聪彦等对 1994 年 1 月至 2006 年 12 月国内公开发行的主要医药期刊上有关长春新碱注射剂的不良反应进行统计，在所收集的 39 例由长春新碱注射剂所致不良反应中，男性为 14 例，女性为 25 例，年龄最小为 4 岁，最大为 73 岁。

长春新碱注射剂所致不良反应以消化系统损害中的麻痹性肠梗阻最常见，占 35.90%。

临床主要表现为患者在应用本品后 2～10 天时出现腹胀、腹痛，恶心、呕吐，肛门停止排气排便，肠鸣音减弱或消失，腹透或腹部平片示肠腔胀气。因为长春新碱对神经的毒性较大，麻痹性肠梗阻的发生可能与长春新碱所致患者自主神经系统失调、副交感神经亢进有关。免疫系统的损害仅小于麻痹性肠梗阻，占 20.51%，主要表现为过敏反应，因长春新碱注射剂为中药提取的生物碱制剂，其本身可直接作为抗原或半抗原进入血液中，易引起过敏反应。另外，局部组织坏死和静脉炎也占有较大比例，该类不良反应的发生主要与使用时药液渗漏出血管外有关，因为本品是细胞毒性制剂，具有强刺激性，渗漏出血管外易引起组织发炎和坏死。除以上提及的不良反应外，长春新碱注射剂所致不良反应还有声带麻痹、继发性癫痫、精神异常、高血压、口腔溃疡等报道，它们的发生大多也与长春新碱的神经毒性有关。

第十四节　吉　西　他　滨

吉西他滨（gemcitabine；商品名 Gemzar，健择，GEM）是嘧啶类抗肿瘤药物，化学名为（＋）2′-脱氧-2′，2′-二氟胞苷盐酸盐，具有高效低毒的特性。其抗肿瘤的作用机制是其在体内磷酸化激活成为活性代谢产物，在细胞内掺入 DNA。该药物主要作用于 G_1～S 期。此外，其还能抑制核苷酸还原酶，导致细胞内脱氧核苷三磷酸（dATP）减少，并且抑制脱氧胞嘧啶脱氨酶减少、细胞内代谢物的降解，具有自我增效的作用。

吉西他滨分子式为 $C_9H_{11}F_2N_3O_4$，结构式如图 2-14 所示。

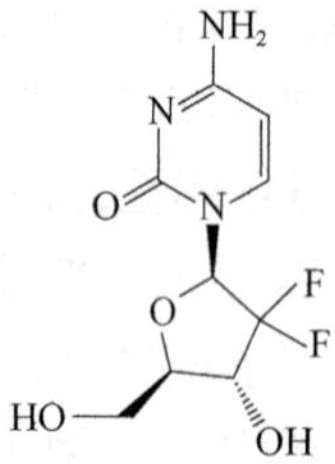

图 2-14　吉西他滨结构式

一、药　动　学

Perze-Manga 等报道静脉给药后吉西他滨及其代谢产物（dFdU）以二室模型消除，按推荐剂量 $1000mg/m^2$，静脉滴注 30min。药物 $t_{1/2}$ 为 9～22.3min，AUC 为 7.5～11.4(μg·h)/ml，C_{max} 为 10.0～18.3μg/ml，V_c 为 50～200L。吉西他滨在体内的胞嘧啶核苷脱氨酶的作用下转变成无活性的最终代谢产物（dFdU），从尿液（90%）或粪便（10%）中排泄。该药人体血浆蛋白结合率低（≤10%）。

S. R. Pestieau 等以雄性 SD 大鼠为模型，比较腹腔给药和静脉给药的药动学参数。以 12.5mg/kg 静脉给药后，在观察的 3h 内，血浆药物浓度迅速下降而腹水浓度逐步上升，平均血药浓度为（3.95±1.01）μg/ml，平均腹水浓度为（3.98±0.78）μg/ml，血浆半衰期 22.5min，腹腔 AUC 与血浆 AUC 的比值为（0.24±0.16）。以 12.5mg/kg 腹腔给药后药物有一个吸收进入血液的过程。给药后 15min 血浆 C_{max} 为（7.2±6.4）μg/ml，然后快速下降，至 30min 时血药浓度为（4.3±1.4）μg/ml 后，血药浓度又逐步回升，在 90～180min 内维持 5.0μg/ml 的稳态水平。腹腔给药后吉西他滨半衰期为 101.6min，腹腔 AUC 与血浆 AUC 的比值为（12.5±3.2），给药后 3h 内 70% 的药物被吸收进入血浆，6h 内 90% 被吸收进入血浆。

二、药 理 作 用

吉西他滨是阿糖胞苷类抗代谢、抗癌药。该药在体内被转化为双氟脱氧三磷酸胞苷，掺入 DNA，使 DNA 链断裂，从而起到细胞毒作用。和阿糖胞苷一样，其进入人体内后由脱氧胞嘧啶激酶活化，由胞嘧啶核苷脱氨酶代谢。其主要代谢物在细胞内掺入 DNA，主要作用于 G_1～S 期。但不同的是，双氟脱氧胞苷除了掺入 DNA 以外，还能抑制核苷酸还原酶，导致细胞内脱氧核苷三磷酸酯减少。和阿糖胞苷的另一个不同点是其能抑制脱氧胞嘧啶脱氨酶，减少细胞内代谢物的降解，具有自我增效的作用。

三、临 床 应 用

1. 肾癌　康马飞等采用吉西他滨联合奥沙利铂治疗Ⅳ期肾癌患者，包括男性 9 例，女性 6 例，年龄 40～65 岁，中位年龄 53 岁，其中肝腹腔淋巴结及双肺均转移 13 例，肝和双肺转移 2 例。15 例患者共进行 5～6 个周期化疗（5 例用 2 个周期，7 例用 4 个周期，3 例用 6 个周期），最终 PR 3 例，SD 7 例，PD 5 例。有效率为 20%。生存时间最短 4 个月，最长 13 个月，MST 6 个月，中位无进展时间 3 个月。1 例治疗前 ECOG 评分为 4 级，呼吸困难，需 24h 吸氧，不能平卧，病情危重。治疗 1 个周期后，呼吸困难明显减轻，第 2 个周期后呼吸困难症状基本消失，生活能自理，评分为 1 级，CT 扫描提示达 PR，生存期 13 个月。

陈光等应用吉西他滨联合 IL-2 治疗肾癌患者 12 例。吉西他滨 1.0g/m²，第 1 天、第 8 天静脉注射 30min；IL-2 250 000IU/kg，皮下注射，5 天/周×2 周。每 21 天为 1 个周期，全组患者均接受至少 2 个周期化疗。完全缓解 2 例（16.7%），部分缓解 5 例（41.7%），总有效率 58.3%；稳定 3 例（25.0%），发展 2 例（16.7%）。

2. 非小细胞肺癌　在治疗非小细胞肺癌时，吉西他滨/顺铂方案与传统方案相比，疾病进展时间延长，患者的无症状生存期和生活质量得到改善。因此，吉西他滨与铂类联合是当今欧洲和美国使用最广泛的方案之一。

吉西他滨单药对非小细胞肺癌的初治或经治显示出客观有效率，具有毒性低、与其他化疗药物无叠加毒性等特点，因此成为联合化疗理想的候选药物。Arigiris 最近报告的 39 例Ⅲ期非小细胞肺癌患者以吉西他滨加卡铂做诱导化疗，随后做放化疗（紫杉醇+长春瑞滨）同步治疗，诱导化疗的客观疗效达 41%，最后有 19 例经手术切除，病理完全缓解达 16%。随访 31 个月，3 年无进展生存率和总生存率分别为 23% 和 34%，平均 OS 25 个月。韩国学者 Park 报告 38 例紫杉醇联合铂类治疗失效的非小细胞肺癌患者以吉西他滨+长春瑞滨解救治疗，结果 21%部分缓解，55%病灶稳定，总临床获益率达 76%。中位 TTP 3.9 个月，MST 8.1 个月。

3. 胰腺癌　在胰腺癌的治疗中，吉西他滨在改善临床症状、提高生活质量和延长生存期等方面明显优于 5-FU，并于 1996 年被美国 FDA 批准作为治疗胰腺癌的一线药物。

OLiani 的 I～II 期研究发现，吉西他滨（1000mg/m^2，d1、d8、d15）加 5-FU 持续灌注治疗 11 例局部进展期或转移性胰腺癌，最终 PR 1 例，SD 7 例，仅 3 例（27%）进展，TTP 5 个月，OS 达 10 个月。Kanat 的单中心 II 期临床研究同样以吉西他滨加 5-FU（500mg/m^2，d1、d8、d15）治疗进展期胰腺癌（21 例），但临床获益率 33%，PR 4 例，SD 3 例，提示 5-FU 持续灌注可能疗效更好。

在乳腺癌治疗中，吉西他滨单药或与其他化疗药物联合治疗进展期乳腺癌疗效确切，无论是初治还是经治的患者，单药治疗的总有效率为 18%～42%，联合用药的 ORR 达到22%～92%。在 2003 年美国临床肿瘤学会（ASCO）会议上报告的 III 期临床试验证实吉西他滨联合紫杉醇对进展期（蒽环类经治）乳腺癌的疗效优于紫杉醇单药。

四、不 良 反 应

吉西他滨的常见不良反应如下。①血液系统：有骨髓抑制作用，可出现贫血、白细胞减少和血小板减少。②胃肠道：约 2/3 的患者出现肝脏氨基转移酶异常，多为轻度、非进行性损害；约 1/3 的患者出现恶心和呕吐反应，其中 20%需要药物治疗。③肾脏：约 1/2的患者出现轻度蛋白尿和血尿，有部分病例出现不明原因的肾衰竭。④过敏：约 25%的患者出现皮疹，10%的患者出现瘙痒，少于 1%的患者可发生支气管痉挛。⑤其他：约 20%的患者有类似于流感的表现；水肿/周围性水肿的发生率约为 30%；脱发、嗜睡、腹泻、口腔毒性及便秘发生率分别为 13%、10%、8%、7%和 6%。

第十五节　氟 尿 嘧 啶

氟尿嘧啶（5-FU）是由 Dusehinsky 于 1957 年合成的抗代谢类癌症化疗药物，无论是单独应用还是与其他抗肿瘤药物联合应用，其在常见恶性肿瘤如结肠癌、乳腺癌和皮肤癌等的治疗中一直发挥着重要的作用。然而，临床使用 5-FU 存在诸多缺点，如体内半衰期短、毒副作用大、需要静脉持续用药、给患者带来不便和痛苦，消除时的非线性又使得患者自身及患者之间出现明显差异，限制了 5-FU 的进一步应用。

5-FU 的分子式为 C$_4$H$_3$FN$_2$O$_2$，结构式如图 2-15 所示。

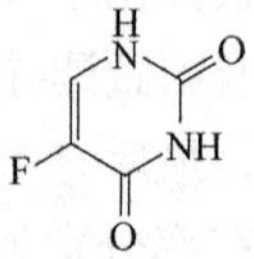

图 2-15　氟尿嘧啶结构式

一、药　动　学

由于 5-FU 的吸收不稳定，常规不口服给药，一般采用静脉给药方式。为了使药物可以到达肿瘤，还可以采取动脉给药方式。本品主要经肝脏代谢，可分解为二氧化碳经呼吸道排出体外，约 15% 的 5-FU 在给药 1h 内经肾以原型药排出体外。大剂量用药时其能透过血脑屏障，静脉滴注 0.5h 后可到达脑脊液中，并可维持 3h。$t_{1/2\alpha}$ 为 10～20min，$t_{1/2\beta}$ 为 20h。

家兔 5-FU 腹腔、静脉和灌胃 3 种给药途径的药动学结果显示，腹腔给药后，腹腔液、门静脉及股静脉 5-FU 浓度-时间曲线经 3P87 程序拟合，其药动学特性显示为开放二室模型。5-FU 100mg/kg 腹腔给药后，其在腹腔液中浓度最高，门静脉次之，峰浓度分别为（1725.21±13.28）mg/L 和（60.89±7.33）mg/L，分别是股静脉血药峰浓度的 206 倍和 6.7 倍。腹腔液、门静脉血所有时间点的药物浓度均超过股静脉血药浓度。股静脉血药浓度最低。各浓度-时间曲线均呈缓慢递减，药物浓度恒定，腹腔液、门静脉及股静脉的 $t_{1/2\beta}$ 分别为（3.81±0.14）h、（1.28±0.09）h 和（1.00±0.12）h。

静脉给药后，各部位血药浓度-时间曲线经 3P87 程序拟合后，药动学分析为二室模型。门静脉、股静脉血药浓度接近，迅速达峰浓度，分别为（145.05±10.36）mg/L 和（175.44±16.23）mg/L，但又迅速衰减，$t_{1/2\beta}$ 分别为（0.67±0.04）h 和（0.71±0.02）h。腹腔液药物浓度最低，在给药后 0.49h 达峰浓度（29.90±2.49）mg/L，显著低于静脉给药后门静脉和股静脉血的峰浓度（$P<0.01$）。静脉给药后 2h，各测定部位药物浓度均较低，4h 后几乎测不到 5-FU。

灌胃给药后，5-FU 吸收非常不规则，各时间点的浓度差异很大，达峰时间和峰浓度差异也较大。全组动物以门静脉血药浓度最高，峰浓度为 21.14～60.70mg/L，达峰时间 0.157～2.16h，个体差异较大，标准差（s）分别为 13.06mg/L、0.57h；股静脉、腹腔液中药物浓度明显低于门静脉，股静脉血药峰浓度平均为（12.84±4.47）mg/L，达峰时间为（1.14±0.64）h；腹腔液中药物浓度最低，所有时间点均低于门静脉、股静脉，峰浓度为 2.72～10.05mg/L（s 为 3.84mg/L），达峰时间为 0.91～2.16h（s 为 0.51h）。

腹腔给药及灌胃给药后，5-FU 在肝脏中浓度最高，胃和结肠次之，肾脏中浓度最低；静脉给药后 5-FU 在肾脏中浓度最高，肝脏次之，胃和结肠最低；4h 后除灌胃给药外，各组织中均测不到 5-FU。

二、药　理　作　用

5-FU 类抗肿瘤药物是一类广谱抗肿瘤药物，通过多种途径、多种代谢产物来干扰肿瘤细胞的核酸代谢，主要途径：5-FU 在肿瘤细胞内转化为 5-FU 脱氧核苷酸（5F-dUMP），可与还原型四氢叶酸及胸腺嘧啶核苷酸合成酶（TS）以共价结合形成三元复合物，使 TS 酶失活，进而抑制 DNA 的合成，达到抑制肿瘤细胞增殖的目的。该药主要为 S 期特异性药物，但其在体内转化为 5-氟尿嘧啶核苷（5-FUR）后，也能掺入 RNA 中干扰蛋白合成，故对其他各期细胞也有作用。5-FU 作为一种抗癌药物，对多种肿瘤有抑制作用，但缺点是服药有效剂量与中毒量相近，在杀死癌细胞的同时也使正常细胞严重受损。

三、临　床　应　用

梅州市人民医院邹火生等对 50 例晚期肾癌患者应用 IL-2 联合 5-FU 或单用 IL-2 治疗。其中男性 36 例，女性 14 例；年龄 35～65 岁，平均（54±6.3）岁；肾癌根治术后局部复发 2 例，肾癌并发肺部及纵隔转移 20 例，晚期肾癌行肾动脉选择性栓塞术后 7 例。50 例晚期肾癌患者按随机数字法分为两组（治疗组和对照组），每组 25 例。治疗组：患者应用 IL-2（6 万～8 万 U/kg）溶解于 100ml 生理盐水，每 8h 静脉滴注 1 次，每周连用 5 天，每月连用 2 周；5-FU（100～120mg/kg）溶解于 250ml 生理盐水，持续微量静脉泵入，5天内泵完，每周 1 次，每月连用 2 周，即间隔休息 2 周，28 天为 1 个周期，所有患者均接受连续 4 个周期治疗，并根据病情配合应用其他支持治疗药物。对照组：单用 IL-2 治疗，方法及剂量同治疗组，同样根据病情配合应用其他支持治疗药物。治疗组 25 例患者中，完全缓解 5 例，部分缓解 11 例，总有效率为 64%（16/25），95%CI 为 38.67%～78.87%；对照组完全缓解 2 例，部分缓解 6 例，总有效率为 30%（6/25），95%CI 为 9.36%～45.13%。

华中科技大学同济医学院附属襄樊医院王蕾等对 42 例肾癌根治术后患者使用 IL-2、IFN-α 联合 5-FU 的生物化疗的治疗效果进行研究。42 例中男性 27 例，女性 15 例；年龄 32～72 岁，平均 51.2 岁，均为肾癌根治术后患者，经病理证实为肾癌。术前均无远处转移。预计生存期＞3 个月。Robson 分期为 I 期 5 例，II 期 22 例，III 期 15 例。42 例患者行肾癌根治术后 1～2 周开始用 IL-2 10 万 U/次，皮下注射，每周 3 次，300 万 U 为 1 个疗程；IFN-α 300 万 U/次，皮下注射，每周 3 次，7200 万 U 为 1 个疗程；5-FU 750mg 加入 5 %葡萄糖溶液 750ml 缓慢静脉滴注，每个疗程 5 天。所有患者行 1～3 个疗程的生物化疗。所有患者经过 13～37 个月的随访，3 例患者出现肺部转移而死亡，1 例出现肝转移于术后 32 个月死亡，2 例局部复发并发生骨转移死亡。术后 1 年、2 年、3 年生存例数分别为 42 例、40 例、36 例，生存率分别为 100 %、95.2 %、85.7 %。

四、不　良　反　应

5-FU 的不良反应主要有：①骨髓抑制，主要为白细胞、血小板减少。②食欲缺乏、恶心、呕吐、口腔炎、胃炎、腹痛及腹泻等胃肠道反应。③注射局部有疼痛、静脉炎或动脉内膜炎。④其他，如脱发、红斑性皮炎、皮肤色素沉着、手足综合征及暂时性小脑运动失调，偶有影响心脏功能。

王蕾等研究的 42 例患者常见的不良反应为血清病样反应 29 例（69.0%），表现为发热、乏力、肌痛和流感样症状，无须治疗或对症治疗后好转。骨髓抑制 5 例（11.9%），表现为白细胞、血小板减少，应用口服升白细胞药物（强力升白片）或皮下注射粒细胞集落刺激因子后恢复正常。消化道症状 3 例（7.1%），表现为食欲缺乏、恶心、呕吐，对症处理后症状缓解。皮肤反应 1 例（2.4%），表现为暂时性的斑丘疹、荨麻疹，停药后自行消退。无 1

例发生严重不良反应。

第十六节 白细胞介素

白细胞介素是由多种细胞产生并作用于多种细胞的一类细胞因子。目前至少发现了 38 个白细胞介素，分别命名为 IL-1～IL-38。它们功能多样，在免疫细胞的成熟、活化、增殖和免疫调节等一系列过程中均发挥重要作用，此外它们还参与机体的多种生理及病理反应。免疫系统细胞的增殖、分化和功能受到一系列细胞因子的调节。根据细胞因子的结构同源性，可将其分为几个蛋白质家族，如 IL-1 家族、IL-6 家族、IL-10 家族、肿瘤坏死因子家族和造血因子家族等。

白细胞介素最初是由白细胞产生又在白细胞间发挥作用，所以由此得名，现仍一直沿用。最初指由白细胞产生又在白细胞间起调节作用的细胞因子，现指一类分子结构和生物学功能已基本明确，具有重要调节作用而统一命名的细胞因子。它们和血细胞生长因子同属细胞因子，两者相互协调，相互作用，共同完成造血和免疫调节功能。白细胞介素可传递信息，激活与调节免疫细胞，介导 T 细胞和 B 细胞的活化、增殖与分化，并在炎症反应中起重要作用。

白细胞介素的英文是 interleukin，缩写为 IL，其功能关系免疫反应的表达和调节，这种调节来源于淋巴细胞或巨噬细胞等分泌的多种因子的参与。来源于淋巴细胞的有淋巴细胞活素，来源于巨噬细胞的总称为 monokine，其中各个因子的生物活性各有不同（如巨噬细胞活化、促进 T 细胞繁殖等），其自身的物理化学性质大多仍不清楚。

1979 年，为了避免命名的混乱，第二届国际淋巴因子专题会议将免疫应答过程中白细胞间相互作用的细胞因子统一命名为 "interleukin"（IL），在名称后加阿拉伯数字编号以示区别，如 IL-1、IL-2 等，新确定的因子依次命名。只有取得克隆化的基因、明确产物的性质和活性的细胞因子才能得到国际会议的认可。IL-1 和 IL-2 是最早被确定的因子，其中 IL-1 属于巨噬细胞因子（monokine），以前曾以淋巴细胞活化因子（lymphocyte activating factor）命名。而 IL-2 属于淋巴细胞活素，以前曾以胸腺细胞刺激因子（thymocyte stimulating factor）、T 细胞生长因子（T cell growth factor）等命名。

1987 年 IL-3 克隆成功，并产生重组 IL-3。1995 年国际免疫学学会联合会根据 IL-16 的基本结构和基因顺序，对 IL-16 正式命名。2001 年，Lee 等首先报道了 IL-17E 的 cDNA 和氨基酸序列。截至目前，得到承认的 IL 成员至少达 38 个。

白细胞介素-1 家族（interleukin-1 family，IL-1F）有 11 个成员，为 IL-1F1～IL-1F11；其中绝大多数是促炎性细胞因子，主要通过刺激炎症和自身免疫病相关基因的表达，诱导环氧化酶 2、磷脂酶 A_2、一氧化氮合酶、γ 干扰素、黏附分子等效应蛋白的表达，在免疫调节及炎症进程中扮演着重要的角色；多数经典家族成员的受体、信号转导和功能已经得到了广泛而深入的研究，包括 IL-1α、IL-1β、IL-1 受体拮抗剂（IL-1 receptor antagonist，IL-1Ra）、IL-18、IL-36Ra、IL-36α、IL-37、IL-36β、IL-36γ、IL-38 和 IL-33。

白细胞介素-2 家族（γc 家族）有 5 个成员，是信号转导都依赖于 γc 链的一组细胞因子，其成员包括 IL-2、IL-4、IL-13、IL-15 和 IL-21。

趋化因子家族，即 IL-3 和一些不属于白细胞介素的细胞因子。

趋化因子家族 C-X-C（α 亚族）主要是由 IL-8 和一些不属于白细胞介素的细胞因子组成的。

白细胞介素-12 家族/白细胞介素-6 家族包含 5 个成员，主要是 IL-6、IL-12、IL-23、IL-27（即 IL-30）、IL-35。

白细胞介素-10 家族是 II 类细胞因子的一个亚家族，对免疫系统发挥着多种多样的调节作用，包括 IL-10、IL-19、IL-20、IL-22/IL-TIF 和 IL-24/MDA-7、IL-26 等。

白细胞介素-17 家族有 2 个白介素成员，即 IL-17 和 IL-25。

其余的白细胞介素不明确属于任何一个家族，主要是 IL-5、IL-7、IL-9、IL-11、IL-14、IL-16、IL-31、IL-32。

白细胞介素家族成员众多，其功能多种多样，本部分主要对 IL-2 的抗肿瘤功能进行介绍，其他类别不多做阐述。

一、药　动　学

肿瘤患者恒速静脉滴注重组人 IL-2 40 万 IU/m^2，其血药浓度变化的曲线属二室模型，$t_{1/2\alpha}$ 为 6.20min，$t_{1/2\beta}$ 为 98.38min。皮下注射本品 120 万 IU，其血药浓度变化的曲线属二室模型，$t_{1/2\alpha}$ 为 2.5h，$t_{1/2\beta}$ 为 18h。本品皮下注射的消除速度明显低于静脉滴注。

重组人 IL-2 在体内主要分布在肾脏、肝脏、脾脏和肺脏。肾脏是主要的代谢器官，肾组织细胞的组织蛋白酶 D 可分解该品。

二、药　理　作　用

IL-2 又称 T 细胞生长因子（TCGF），分子量为 15 000Da，是含有 113 个氨基酸残基的糖蛋白。其主要由 T 细胞产生，以自分泌和旁分泌方式发挥效应，能够活化 T 细胞，促进细胞因子产生；刺激 NK 细胞增殖，增强 NK 杀伤活性并产生细胞因子，诱导淋巴因子活化的杀伤（LAK）细胞产生；促进 B 细胞增殖和分泌抗体；激活巨噬细胞，可使细胞毒性 T 细胞（CTL）、NK 细胞、LAK 细胞和肿瘤浸润感染细胞增殖，并使其杀伤活性增强，进而清除体内肿瘤细胞和病毒感染细胞，还可以促进抗体和干扰素等细胞因子的分泌，具有抗病毒、抗肿瘤和增强机体免疫功能等作用。

1. 刺激 T 细胞生长　IL-2 生物学功能很广泛，能够对多种细胞类型如 T 细胞、B 细胞、NK 细胞、巨噬细胞和少突神经胶质细胞等产生作用，其中最显著的作用是影响 T 细胞的生长。各种刺激物活化的 T 细胞一般不能在体外培养中长期存活，加入 IL-2 则能使其长期持续增殖，因此 IL-2 曾被命名为 T 细胞生长因子。静止的 T 细胞表面不表达 IL-2R，对 IL-2 没有反应；T 细胞受丝裂原或其他刺激活化后才能表达 IL-2R，成为 IL-2 的靶细胞；而 IL-2 又可诱导靶细胞增加 IL-2R 的表达。在活体内，IL-2 对 $CD4^+T$ 细胞的作用是通过自分泌途径实现的，因为活化的 $CD4^+T$ 细胞能够产生大量的 IL-2；而 $CD8^+T$ 细胞则通过旁分泌途径来维持细胞的生长。IL-2R 在 T 细胞上的表达是一过性的，一般在活化后 2～3 天达到高峰，

6～10 天消失。随着 IL-2R 的消失，T 细胞即失去对 IL-2 的反应能力。因此，若要维持正常 T 细胞在体外长期生长，必须不断地用丝裂原或其他刺激物去刺激 T 细胞，以维持 IL-2R 的表达。

2. 诱导细胞毒作用　①接受了预刺激信号的 CD8⁺T 细胞可以受 IL-2 的作用活化为 CTL，发挥细胞毒作用；在一定条件下，CD4⁺T 细胞也可受 IL-2 的诱导而具有杀伤作用。②NK 细胞是唯一在正常情况下表达 IL-2R 的淋巴样细胞，因此始终对 IL-2 保持反应性。然而静止的 NK 细胞上只表达 IL-2R 的 β 链和 γ 链，对 IL-2 的亲和力低，只能对高浓度的 IL-2 发生反应。一旦 NK 细胞活化，就表达 IL-2R 的 α 链，成为高亲和力的受体；大剂量的 IL-2 诱导的 LAK 活性主要来源于 NK 细胞和 T 细胞。③使 T 细胞分泌 IFN-γ 和 TNF 等因子诱导细胞毒性 T 细胞产生，并延长其寿命，增强细胞毒性 T 细胞抗肿瘤活性。

3. 对 B 细胞的作用　IL-2 对 B 细胞的生长及分化均有一定的促进作用。活化的或恶变的 B 细胞表面表达高亲和力 IL-2R，但是密度较低；较高密度的 IL-2 可诱导 B 细胞生长增殖，促进抗体分泌，并诱使 B 细胞由分泌 IgM 向分泌 IgG2 转换。

4. 对巨噬细胞的作用　人类单核巨噬细胞表面在正常时有少量 IL-2Rβ 链的表达，但是受到 IL-2、IFN-γ 或其他活化因子作用后，可表达高亲和力 IL-2R。单核巨噬细胞受到 IL-2 的持续作用后，其抗原提呈能力、杀菌力、细胞毒性均明显增强，分泌某些细胞因子的能力也得到加强。

三、临 床 应 用

1. 转移性肾癌　IL-2 作为抗肿瘤的生物治疗药物，可用于转移性肾癌的治疗，是免疫治疗中的一线用药，大剂量的 IL-2 一线治疗有效率为 20%。肾癌源于肾脏的肾小管或集合管的上皮细胞，在男性中，肾癌的发病率位于第 6 位，占所有恶性肿瘤的 2%。其中，30% 的肾癌患者在疾病确诊时即为不同程度的转移性肾癌，约 50% 的前列腺癌患者会进展为晚期肾癌。转移性肾癌患者对放疗或化疗药物均不敏感，据相关文献报道，转移性肾癌患者 5 年生存率仅 30% 左右。患者术后采用生物免疫制剂治疗，对延缓肿瘤细胞的复发和转移也起到至关重要的作用。IFN 是目前治疗肾癌最常用的免疫生物制剂，据 T. E. Hutson 等报道，其对转移灶在肺的肾癌的有效率可达 45%。IL-2 是目前研究最为广泛的细胞因子，它参与机体局部和全身的免疫应答反应。IL-2 是经美国 FDA 批准并可应用于肾癌晚期治疗的一类生物制剂，其治疗作用也受到广泛的关注，临床上关于 IL-2 应用于转移性肾癌患者中的研究也屡见不鲜。IL-2 在调控 T 细胞免疫应答中起重要的作用，能促进 T 细胞增殖和分化，同时能诱导和增强 B 细胞、单核巨噬细胞、NK 细胞的活力等。由于我国人群普遍不能耐受高剂量的 IL-2 静脉注射，因此《中国肾细胞癌诊断治疗指南》（2009 年版）用于转移性肾癌的推荐剂量也仅为 18mIU/m²，但笔者发现，即使使用 18mIU/m²，仍有较多患者不能耐受而出现严重的不良反应。

2. 难治性肺结核　用于治疗由耐药结核菌株引起的难治性肺结核。使用本品期间，原结核联合化疗方案及疗程均不改变。

3. 抗结核治疗　辅助用于治疗由耐药结核菌株引起的难治性肺结核。在结核病治疗的强化期，与抗结核药联合使用，其用法用量为每次 20 万 IU，皮下注射，每日 1 次，第 1 个月和第 3 个月分别连续使用 30 日。

除了上述临床应用，IL-2 还可用于黑色素瘤等恶性肿瘤的治疗，也可用于癌性胸腔积液、腹腔积液的控制。

四、不 良 反 应

多项临床研究表明，中国人普遍不能耐受高剂量 IL-2，高剂量 IL-2 可能导致较严重的不良反应，以致停止用药。一项对肾癌术后接受 IL-2 和干扰素治疗的研究，共观察患者 71 例，其中男性 60 例，女性 11 例，年龄 29～75 岁。用药后不良反应包括发热伴流感样症状 67 例，消化道症状 3 例，骨髓抑制 7 例，精神症状 1 例和皮肤反应 2 例。

1. 发热伴流感样症状　常在用药 1 周内出现，干扰素比 IL-2 症状明显。其中 8 例发热在 38℃ 以下，症状不明显，未给予处理。在此研究中，59 例发热体温在 38～40℃ 的患者伴有畏寒、头痛、肌痛、四肢关节痛、全身倦怠感等症状。对于该类患者，给予卧床休息，多饮水，及时更换衣物，注意保暖，定时监测体温，遵医嘱消炎痛栓 25mg 肛塞，给予清淡易消化的饮食。

2. 消化道症状　用干扰素后有 2 例患者出现食欲缺乏、味觉异常。鼓励其进清淡、易消化、富有营养的饮食。有 1 例恶心、呕吐的患者，通过观察呕吐物的量及颜色，遵医嘱给予补液治疗。

3. 骨髓抑制　有 7 例白细胞和血小板减少，主要症状为疲乏无力、牙龈出血。对该类患者，应给予卧床休息，严密观察出血的情况，严格无菌操作规程，做好消毒隔离工作，预防交叉感染的发生。并定期观察血常规的指标。

4. 神经系统异常　有 1 例有明显的易激动、忧虑、抑郁。应密切观察和预防，及时给予心理安慰，保护患者的安全。

5. 皮肤反应　有 2 例出现皮肤反应，表现为暂时性的斑丘疹、荨麻疹。应避免指甲抓破皮肤造成感染。停药后自行消退。

参 考 文 献

蔡林，张崔建，李学松，等，2014. 舒尼替尼治疗转移性肾细胞癌的疗效和不良反应及其相关性分析. 中华泌尿外科杂志，35（6）：425-428.

常榕枝，钟俊，乌恩，等，2012. 帕唑帕尼靶向治疗肾细胞癌的研究进展. 中国新药与临床杂志，10：569-574.

陈光，鞠春梅，白春华，2009. 吉西他滨联合白介素-2 治疗老年晚期肾癌 12 例疗效观察. 吉林医学，30（22）：2784-2785.

陈国兵，王净，2003. γc 家族新成员：白细胞介素 21. 国际免疫学杂志，26（4）：183-186.

陈红，2006. 干扰素治疗肾癌不良反应的观察及护理. 现代医药卫生，22（17）：2713-2714.

程东艳，阎昭，2015. 阿西替尼治疗转移性肾细胞癌的不良反应及护理. 护士进修杂志，15：1380-1382.

程刚，2009. 靶向治疗药物特罗凯的药动学优势. 中国肺癌杂志，12（6）：619-622.

丁震宇，谢晓冬，2010. 舒尼替尼治疗肾细胞癌的新进展. 临床肿瘤学杂志，15（5）：461-464.

董立新，李璇，黄江，等，2002. 干扰素 α-2a 治疗转移性肾癌的临床分析. 西南国防医药，12（2）：129-131.

杜贤进，张杰，2009. 分子靶向药物舒尼替尼治疗肾细胞癌. 世界临床药物，30（11）：657-661.

符芳姿，许振胜，2017. 阿昔替尼与索拉非尼一线治疗晚期肾癌的临床疗效. 中国肿瘤生物治疗杂志，24（9）：1006-1009.

付桂英，2014. 肾细胞癌治疗药——阿西替尼的研究进展. 中国临床药理学杂志，4：371-373.

高春玲，谢立青，王瑞芝，2005. 辐射增敏药吉西他滨研究进展. 国外医学：肿瘤学分册，12：899-901.

郭婕，罗鹏，朱珠，2007. 抗肿瘤新药——舒尼替尼. 中国药学杂志，42（13）：1037-1038.

韩晓燕，卫洪波，连建学，1999. 5-氟尿嘧啶不同给药途径的药动学研究和临床应用. 中国新药杂志，1：20.

贺国盛，谢生智，朱曦龄，等，2017. 乐伐替尼用于进展期肝癌治疗的研究现状. 武警后勤学院学报（医学版），2：95-98.

黄平，丁惠萍，任华益，2013. mTOR 抑制剂依维莫司在肿瘤治疗中的临床应用. 肿瘤药学，6：422-425.

慧妍，2016. 索拉非尼治疗晚期肾癌的临床疗效. 世界最新医学信息文摘（电子版），91：101.

康马飞，蒋河君，唐名杰，等，2006 吉西他滨联合奥沙利铂治疗晚期肾癌 15 例报道. 中华肿瘤防治杂志，13（5）：1199-1200.

黎运源，吴波，凌光鑫，等，1995. 长春新碱对小鼠肉瘤 S180 细胞脂质成分的影响. 肿瘤防治研究，22（6）：341-343.

梁谋，吴波，梁念慈，1994. 抗癌药物与肿瘤细胞膜 PI 激酶活性关系研究. 中国药理学通报，1：60-63.

刘海洋，2013. 西罗莫司酯化物（Temsirolimus）体外抗肿瘤药效及其机制探索. 重庆：西南大学.

刘俏，张静，彭六保，等，2011. 多靶点酪氨酸激酶抑制剂——帕唑帕尼. 中国药学杂志，46（14）：1133-1134.

刘贤明，胡歌，王华庆，2009. 长春新碱脂质体介导的肿瘤化疗研究现状. 医学综述，15（3）：353-356.

刘永辉，李公春，崔娇娇，2008. 5-氟尿嘧啶类抗肿瘤药物的研究进展. 河北化工，31（9）：9-11，14.

卢懿，侯世祥，陈彤，2003. 长春花抗癌成分长春新碱研究的进展. 中国中药杂志，28（11）：1006-1009.

陆舜，李子明，成柏君，等，2007. 厄洛替尼治疗复治晚期非小细胞肺癌的临床分析. 中国癌症杂志，17（9）：711-715.

吕允凤，封宇飞，胡欣，等，2007. 索拉非尼的药理及临床研究. 中国新药杂志，16（1）：88-91.

苗秋丽，宋燕青，周微，等，2017. 纳武单抗致发热 1 例. 医药导报，36（5）：585.

任燕歌，庄俊华，2006. 白细胞介素 26 研究进展. 国际检验医学杂志，27（11）：1001-1003.

任侠，封宇飞，2013. 晚期肾细胞癌治疗药物阿西替尼的药理作用和临床评价. 中国新药杂志，9：998-1001.

任侠，封宇飞，胡欣，2013. 雷帕霉素靶蛋白抑制剂依维莫司的药理作用和临床评价. 中国新药杂志，17：1994-1997.

寿建忠，马建辉，2010. 肾癌的靶向治疗现状与进展. 中国新药杂志，17：1539-1546.

宋传科，陈立军，黄晨，等，2012. 树突状细胞和细胞因子诱导杀伤细胞联合白介素 2 治疗肾癌临床观察. 军事医学，36（1）：
    52-55.

宋继文，米振国，王斌，等，2016. 舒尼替尼一线治疗转移性肾癌 38 例临床分析. 现代泌尿外科杂志，21（8）：597-600.

唐克，李燕，陈晓光，2011. 多靶点抗肿瘤药物索拉非尼的研究进展. 中国新药杂志，24：2434-2441.

田薇薇，李苏宜，2001. 5-氟尿嘧啶持续滴注联合小剂量顺铂治疗晚期肿瘤的机理和应用进展. 临床肿瘤学杂志，6（1）：93-96.

王尔兵，2013. 治疗转移性肾细胞癌的新型靶向药物——阿西替尼. 中国新药与临床杂志，9：684-687.

王国富，2018. 舒尼替尼用于治疗晚期肾细胞癌的临床分析. 医学信息（上旬刊），461（6）：136-137.

王楷峰，程跃，吴科荣，等，2017. 转移性肾细胞癌靶向药物的临床应用进展. 中国新药与临床杂志，10：573-578.

王蕾，吴平，胡其艳，等，2009. 白细胞介素-2、a-干扰素联合 5-氟尿嘧啶治疗肾癌的疗效观察. 四川医学，30（3）：350-351.

王凌霄，肖典，周辛波，2015. 口服多靶点酪氨酸激酶抑制剂——乐伐替尼. 临床药物治疗杂志，13（5）：11-14.

王淑娟，程桂茹，冼远芳，2007. 多靶点抗肿瘤新药索拉非尼的药理作用及临床研究进展. 药物不良反应杂志，9：153-157.

魏先，柯鑫文，胡志全，等，2017. 舒尼替尼治疗晚期肾癌的临床疗效及安全性分析. 现代泌尿生殖肿瘤杂志，9（3）：133-136.

吴东，张晓彤，李龙芸，2006. 抗肿瘤新药厄洛替尼用于非小细胞肺癌靶向治疗的研究进展. 中国肺癌杂志，9（1）：100-102.

吴平平，朱华云，陈嘉，等，2015. 索拉非尼治疗晚期肾癌 37 例疗效分析. 江苏医药，41（2）：203-204.

吴茜茜，卢洁，潘建平，2005. 白细胞介素 23 研究进展. 国外医学（流行病学传染学分册），32（4）：236-239.

武怡舟，孙宏斌，2017. 免疫检查点 PD-1/PD-L1 抑制剂的研究概况. 药学与临床研究，4：325-330.

熊红，2002. 白细胞介素 16 研究进展. 国际免疫学杂志，25（3）：161-164.

杨培谦，吴国荃，2003. α-干扰素治疗肾癌的临床研究. 中国医师杂志，5（2）：282-284.

叶定伟，施国海，2012. 中国应用舒尼替尼治疗晚期肾癌的Ⅳ期临床结果. 中华泌尿外科杂志，33（4）：245-246.

叶因涛，王晨，孙蓓，2016. PD-1/PD-L1 抑制剂在肿瘤免疫治疗中的研究进展. 广东医学，16（21）：3301-3304.

余奇，郭澄，2010. 酪氨酸激酶抑制剂厄洛替尼的研究进展. 药学服务与研究，10（6）：453-457.

袁仙丽，李明才，李燕，等，2013. 白细胞介素-38 及其相关细胞因子在炎症中的作用. 中国细胞生物学学报，8：1232-1237.

曾聪彦，梅全喜，2008. 39 例长春新碱注射剂不良反应文献分析. 中国药房，19（12）：945-947.

张碧燕，谷建钟，郭勇，2018. 乐伐替尼治疗中晚期肿瘤的临床研究进展. 中国新药杂志，5：521-526.

张琳袁，张明，达骏，2016. mTOR 抑制剂依维莫司在肾细胞癌治疗中的应用. 上海交通大学学报（医学版），36（12）：1812-1816.

张茹，刘素娟，秦莉伟，2010. 雷帕霉素靶蛋白抑制剂——依维莫司. 现代中西医结合杂志，19（26）：3399-3401.

张新伟，任秀宝，2015. PD-1 抑制性抗体治疗肿瘤的临床研究现状. 医学与哲学，36（4）：22-24，28.

张秀颖，刘尧，白秋江，等，2013. 新型分子靶向抗癌药物卡博替尼. 医药导报，32（11）：1468-1470.

张彦新，徐波，2004. 白介素-Ⅱ加干扰素治疗肾癌不良反应的观察及护理. 现代护理，10（1）：85.

郑刚，李成建，王景禄，2007. 吉西他滨不良反应. 中国误诊学杂志，7（10）：2414.

郑宏亮，2014. 95 例索拉非尼药物不良反应文献分析. 浙江临床医学，6：954-955.

郑希元，姜汉杰，蒲小平，2013. 抗甲状腺髓样癌新药卡博替尼. 中国新药杂志，17：1990-1993.

郑宇静，姜文亮，王志宏，等，2011. 酪氨酸激酶抑制剂帕唑帕尼的药理与临床研究. 中国新药杂志，12：1057-1060.

周爱萍，杜春霞，孙永琨，等，2012. 替西罗莫司治疗转移性肾细胞癌初探. 癌症进展，10（3）：301-305.

周陈建，赵娜嫚，胡国新，2016. 帕唑帕尼的临床应用和药品不良反应的研究进展. 药学实践杂志，34（6）：497-500.

周立文，2015. IL-2 在治疗转移性肾癌中的临床应用. 海南医学院学报，21（10）：1408-1410.

周丽娜，李红梅，2017. 免疫检查点抑制剂在肿瘤治疗中的不良反应及对症治疗. 国际肿瘤学杂志，44（11）：860-863.

朱国栋，介评，2017. Clin Cancer Res：卡博替尼获美国食品及药品管理局批准用于晚期肾癌患者治疗. 现代泌尿外科杂志，22（4）：306-307.

朱华云，孙小峰，李薇，等，2015. 依维莫司二线治疗晚期肾细胞癌 12 例临床观察. 现代泌尿生殖肿瘤杂志，3：149-151.

朱孝芹，叶敏，2007. 多靶点酪氨酸激酶抑制药舒尼替尼. 中国新药与临床杂志，26（6）：474-478.

邹火生，黄裕清，李健，等，2010. IL-2 联合 5-氟尿嘧啶治疗晚期肾癌 50 例疗效观察. 昆明医学院学报，31（12）：93-95.

Ansell S M, Tang H, Kurtin P J, et al, 2011. Temsirolimus and rituximab in patients with relapsed or refractory mantle cell lymphoma: a phase 2 study. Lancet Oncol, 12（4）：361-368.

Awada A, Hendlisz A, Gil T, et al, 2005. Phase I safety and pharmacokinetics of BAY 43-9006 administered for 21 days on/7 days off in patients with advanced, refractory solid tumours. Br J Cancer, 92（10）：1855-1861.

Beeram M, Rowinsky E K, Weiss G R, et al, 2004. 369 A phase Ⅱ, pharmacokinetic（PK）and biological correlative study of OSI-774（Tarceva）in patients with advanced renal cell carcinoma, with FDG-PET imaging: evidence of durable stable disease and antitumor activity. European Journal of Cancer Supplements, 2（8）：111.

Bezjak A, Tu D, Seymour L, et al, 2006. Symptom improvement in lung cancer patients treated with erlotinib: quality of life analysis of the National Cancer Institute of Canada Clinical Trials Group Study BR. 21. Clin Oncol, 24（24）：3831-3837.

Brown E J, Albers M W, Shin T B, et al, 1994. A mammalian protein targeted by G1-arresting rapamycin–receptor complex. Nature, 369（6483）：756-758.

Comella P, Frasci G, Carnicelli P, et al, 2004. Gemcitabine with either paclitaxel or vinorelbine vs paclitaxel or gemcitabine alone for elderly or unfit advanced non-small-cell lung cancer patients. Br J Cancer, 91（3）：489-497.

Dalcai J, Zancai P, Terrin L, et al, 2008. Distinct functional significance of Akt and mTOR constitutive activation in mantle cell lymphoma. Blood, 111（10）：5142-5151.

Dana B W, Alberts D S, 1981. Combination chemoimmunotherapy for advanced renal carcinoma with adriamycin, bleomycin, vincristine, cyclophosphamide, plus BCG. Cancer Clin Trials, 4（2）：205-207.

Escudier B, Pluzanska A, Koralewski P, et al, 2007. Bevacizumab plus interferon alfa-2a for treatment of metastatic renal cell carcinoma: a randomised, double-blind phaseⅢ trial. Lancet, 370（9605）：2103-2111.

Escudier B, Szczylik C, Eisen T, et al, 2005. Randomized phaseⅢ trial of the Raf kinase and VEGFR inhibitor sorafenib（BAY 43–9006）in patients with advanced renal cell carcinoma（RCC）. Journal of Clinical Oncology, 23：1093S.

Faivre S, Delbaldo C, Vera K, et al, 2006. Safety, pharmacokinetic, and antitumor activity of SU11248, a novel oral multitarget tyrosine kinase inhibitor, in patients with cancer. J Clin Oncol, 24（1）：25-35.

Figlin R A, 2007. Temsirolimus for advanced renal cell carcinoma. Clin Adv Hematol Oncol, 5（11）：893.

Gokhale P C, Pei J, Zhang C, et al, 2001. Improved safety, pharmacokinetics and therapeutic efficacy profiles of a novel liposomal formulation of mitoxantrone. Anticancer Res, 21（5）：3313-3321.

Hendriks R W, 2011. Drug discovery: new Btk inhibitor holds promise. Nat Chem Biol, 7（1）：4-5.

Hidalgo M, Siu L L, Nemunaitis J, et al, 2001. Phase I and pharmacologic study of OSI-774, an epidermal growth factor receptor tyrosine kinase inhibitor, in patients with advanced solid malignancies. J Clin Oncol, 19（13）：3267-3279.

Jackson D V, Sethi V S, Spurr C L, et al, 1981. Pharmacokinetics of vincristine infusion. Cancer Treat Rep, 65（11-12）：1043-1048.

Journey L J, Burdman J, George P, 1968. Ultrastructural studies on tissue culture cells treated with vincristine（NSC-67574）. Cancer Chemother Re, 52（41）：509-517.

Kanat O, Evrensel T, Kurt E, et al, 2004. Treatment of metastatic pancreatic cancer with a combination of gemcitabine and 5-fluorouracil: a single center phaseⅡ study. Tumori, 90（2）：192-195.

Lobert S，Vulevic B，Correia J J，1996. Interaction of vinca alkaloids with tubulin：a comparison of vinblastine，vincristine，and vinorelbine. Biochemistry，35（21）：6806-6814.

Moinpour C，Wu J，Donaldson G，et al，2004. Gemcitabine plus paclitaxel（GT）versus paclitaxel（T）as first-line treatment for anthracycline pre-treated metastatic breast cancer（MBC）：quality of life（QoL）and pain palliation results from the global phaseⅢ study. Journal of Clinical Oncology，9：6-18.

Moore M，Hirte H W，Siu L，et al，2005. Phase Ⅰ study to determine the safety and pharmacokinetics of the novel Raf kinase and VEGFR inhibitor BAY 43-9006，administered for 28 days on/7 days off in patients with advanced，refractory solid tumors. Ann Oncol，16（10）：1688-1694.

Nelson R L，Dyke R W，Root M A，1980. Comparative pharmacokinetics of vindesine，vincristine and vinblastine in patients with cancer. Cancer Treat Rev，7（suppcl）：17-24.

O'Donnell A，Faivre S，Burris H A，et al，2008. Phase Ⅰ pharmacokinetic and pharmacodynamic study of the oral mammalian target of rapamycin inhibitor everolimus in patients with advanced solid tumors. J Clin Oncol，26（10）：1588-1595.

Oliani C，Padovani M，Manno P，et al，2004. Gemcitabine and continuous infusion of 5- fluorouracil in locally advanced and metastatic pancreatic cancer：a phase Ⅰ - Ⅱ study. Anticancer Res，24（36）：2107-2112.

Olsson A K，Dimberg A，Kreuger J，et al，2006. VEGF receptor signalling - in control of vascular function. Nat Rev Mol Cell Biol，7（5）：359-371.

Park Y H，Lee J C，Kim C H，et al，2004. Gemcitabine and vinorelbine as second-line therapy for non-small cell lung cancer after treatment with paclitaxel plus platinum. Japan J Clin Oncol，34（5）：245-249.

Pérez-Manga G，Lluch A，Alba E，et al，2000. Gemcitabine in combination with doxorubicin in advanced breast cancer：final results of a phase Ⅱ pharmacokinetic trial. J Clin Oncol，18（13）：2545-2552.

Pestieau S R，Stuart O A，Chang D，et al，1998. Pharmacokinetics of intraperitoneal gemcitabine in a rat model. Tumori，84（6）：706-711.

Polyzos A，2008. Activity of SU 11248，a multitargeted inhibitor of vascular endothelial growth factor receptor and platelet-derived growth factor receptor，in patients with metastatic renal cell carcinoma and various other solid tumors. J Steroid Biochem Mol Biol，108（3-5）：261-266.

Pouliot F，Pantuck AJ，2009. Re：Efficacy of everolimus in advanced renal cell carcinoma：adouble-blind，randomised，placebo-controlled phase Ⅲ trial. Eur Urol，55（6）：1482-1484.

Povliot F，Pantuck A J，2009. Efficacy of everolimus in advanced renal cell carcinoma：a double-blind，randomised，placebo-controlled phase Ⅲ trial. Eur Urol，55（6）：1482-1484.

Ramjiawan R R，Griffioen A W，Duda D G，2017. Anti-angiogenesis for cancer revisited：is there a role for combinations with immunotherapy? Angiogenesis，20（2）：185-204.

Ratain M J，Eisen T，Stadler W M，et al，2005. Final findings from a phase Ⅱ，placebo-controlled，randomized discontinuation trial （RDT）of sorafenib（BAY 43–9006）in patients with advanced renal cell carcinoma（RCC）. Journal of Clinical Oncology，23：388S.

Rini B I，Halabi S，Rosenberg J E，et al，2008. Bevacizumab plus interferon alfa compared with interferon alfa monotherapy in patients with metastatic renal cell carcinoma：CALGB 90206. Jclin Oncol，26（33）：5422-5428.

Robinson D M，Keating G M，Perry C M，2005. Erlotinib. American Journal of Cancer，4（4）：247-252.

Rocha-Lima C M Raez L E，2009. Erlotinib（tarceva）for the treatment of non-small-cell lung cancer and pancreatic cancer. P & T，34（10）：554-564.

Samad N，Younes A，2010. Temsirolimus in the treatment of relapsed or refractory mantle cell lymphoma. OncoTargets Ther，3：167-178.

Sánchez-Fructuoso A I，2008. Everolimus：an update on the mechanism of action，pharmacokinetics and recent clinical trials. Expert Opin Drug Metab Toxicol，4（6）：807-819.

Sansal I，2004. The biology and clinical relevance of the PTEN tumor suppressor pathway. J Clin Oncol，22（14）：2954-2963.

Shor B，Wu J，Shakey Q，et al，2010. Requirement of the mTOR kinase for the regulation of Maf1 phosphorylation and control of RNA polymerase Ⅲ -dependent transcription in cancer cells. J Biol Chem，285（20）：15380-15392.

Silva C M，2004. Role of STATs as downstream signal transducers in Src family kinase-mediated tumorigenesis. Oncogene，23（48）：8017-8023.

Skotnicki J S. 2007. Temsirolimus，Interferon Alfa，or Both for Advanced Renal-Cell Carcinoma. Yearbook of Urology，2008：109-111.

Summy J M, Gallick G E, 2006. Treatment for advanced tumors: SRC reclaims center stage. Clin Cancer Res, 12 (5): 1398-1401.

Jwg V P, Hjm G G, Smid K, et al, 2001. End-joining deficiency and radiosensitization induced by gemcitabine. Cancer Res, 61 (4): 1585-1591.

Webb M S, Harasym T O, Masin D, et al, 1995. Sphingomyelin-cholesterol liposomes significantly enhance the pharmacokinetic and therapeutic properties of vincristine in murine and human tumour models. Br J Cancer, 72 (4): 896-904.

Weber J S, Kudchadkar R R, Yu B, et al, 2013. Safety, efficacy, and biomarkers of nivolumab with vaccine in ipilimumab-refractory or-naive melanoma. J Clin Oncol, 31 (34): 4311-4318.

Wilhelm S M, Adnane L, Newell P, et al, 2008. Preclinical overview of sorafenib, a multikinase inhibitor that targets both Raf and VEGF and PDGF receptor tyrosine kinase signaling. Mol Cancer Ther, 7 (10): 3129-3140.

Yasuda T, Kurosaki T, 2008. Regulation of lymphocyte fate by Ras/ERK signals. Cell Cycle, 7 (23): 3634-3640.

Zhang M, Boyer M, Rivory L, et al, 2004. Radiosensitization of vinorelbine and gemcitabine in NCI-H460 non-small-cell lung cancer cells. Int J Radiat Oncol Biol Phys, 58 (2): 353-360.

第三章　临床试验阶段的抗肾癌药物

药物临床试验是指任何在人体（患者或健康志愿者）进行的药物的系统性研究，以证实或发现试验药物的临床、药理和（或）其他药效学方面的作用、不良反应和（或）吸收、分布、代谢及排泄，目的是确定试验药物的安全性和有效性。药物临床试验一般分为Ⅰ期临床试验、Ⅱ期临床试验、Ⅲ期临床试验、Ⅳ期临床试验。药物临床试验是确证新药有效性和安全性必不可少的步骤。

第一节　免疫检查点与细胞信号通路

肾癌又称为肾细胞癌，是一种来源于肾小管上皮细胞的异质性癌症，是泌尿系统常见的三大恶性肿瘤之一，也是世界上 10 种最常见的癌症之一。2018 年全球肾癌发病率与病死率分别为 2.2% 和 1.8%。流行病学分析显示，肾癌发病具有明显的地区差异、性别差异和年龄差异。发达国家如欧洲国家、澳大利亚、新西兰、北美洲国家等发病率较高，南美洲、非洲和亚洲发病率较低。男性发病率高于女性，老年人发病率高于年轻人。从组织病理学和分子生物学分析，肾癌主要的亚型有肾透明细胞癌、乳头状肾癌和嫌色细胞肾癌；而肾透明细胞癌是最常见的肾癌类型，占所有肾癌患者的 60%～70%。肾癌的早期症状不明显，患者通常会错过手术治疗时机，而且多对放射治疗（传统放化疗）不敏感，因此药物治疗（靶向药物治疗）成为肾癌临床最重要的治疗方式。近年来，免疫检查点疗法和信号转导通路疗法成为肾癌最重要的治疗方法。

一、免疫检查点

免疫检查点是一类免疫抑制性分子，可以调节免疫反应的强度和广度，从而避免正常组织的损伤和破坏，在肿瘤的发生、发展过程中，免疫检查点成为免疫耐受的主要原因之一。免疫检查点疗法就是通过共抑制或共刺激信号等一系列途径，以调节 T 细胞活性来提高抗肿瘤免疫反应的治疗方法。程序性死亡蛋白-1（PD-1）、程序性死亡蛋白-配体-1（PD-L1）和细胞毒性 T 细胞相关抗原-4（cytotoxic T lymphocyte-associated antigen-4, CTLA-4）是目前研究相对深入的免疫检查点分子。除了上述主要的免疫检查点外，TIM-3、LAG-3、GITR、IDO1、4-1BB、TDO2、OX40、B7-H3 等也逐渐成为研究者新开发的作用靶点。

1. PD-1/PD-L1　PD-1 是 T 细胞表面的重要抑制分子，其胞内段含有一个免疫受体酪氨酸抑制基序（ITIM）和一个免疫受体酪氨酸转换基序（ITSM），ITSM 介导了蛋白酪氨酸磷酸酶家族磷酸酶的募集及对 T 细胞活化信号的抑制，其配体为 PD-L1 和 PD-L2，主要在免疫系统效应期的肿瘤微环境中发挥重要作用。PD-L1 和 PD-L2 是抑制连接 PD-1 受体的 B7 家族分子的配体，其中 PD-L1 在多种肿瘤细胞和肿瘤微环境的造血细胞中有诱导性的表达，其表达水平与某些恶性肿瘤的临床表现呈负相关。

当 T 细胞表面的抑制分子 PD-1 与肿瘤细胞表面的 PD-L1 蛋白（是 PD-1 的配体）结合后，便提供了抑制性信号，可诱导 T 细胞凋亡，抑制 T 细胞的活化和增殖。随之，越来越多的 T 细胞被肿瘤细胞"俘获"而失去活性，所以人体的免疫力也越来越低，这也是肿瘤患者的免疫力会低于正常人，并且在没有进行及时的抗肿瘤治疗的情况下肿瘤增长迅速的原因。

与 T 细胞的 PD-1 蛋白结合的是 PD-1 抑制剂，与肿瘤细胞的 PD-L1 蛋白结合的是 PD-L1 抑制剂，这样的结合方式使原本被肿瘤细胞绑架的 T 细胞重获"自由"，于是又可以"拿起武器"重新识别肿瘤细胞并进行"攻击杀伤"。PD-1/PD-L1 免疫抑制剂的作用就是阻断肿瘤细胞和 T 细胞结合，使人体"卫士"T 细胞能正常发挥在人体内的作用，持续识别出人体的肿瘤细胞并进行清除。

2. CTLA-4　又名 CD152，是一种白细胞分化抗原，位于活性 T 细胞表面，是 T 细胞上的一种跨膜受体，其胞内段包含一个 ITIM，其配体 B7 与之结合后，ITIM 募集蛋白酪氨酸磷酸酶家族，可逆转第一信号刺激导致信号分子磷酸化，从而抑制 T 细胞活化。CTLA-4 主要在免疫系统活化早期发挥作用，参与免疫反应的负调节。

3. T 细胞免疫球蛋白黏蛋白 3（TIM-3）　是 TIM 家族的一个蛋白受体，高表达于辅助性 T 细胞 1（Th1）和细胞毒性 T 细胞（Tc1）表面，并产生抑制信号，从而导致 Th1 和 Tc1 细胞的凋亡。TIM-3 还表达于部分 CD 细胞，参与协同抑制作用。当其被配体 galectin-9 激活后，TIM-3 会抑制效应 T 细胞的活性，并引起外周耐受。TIM-3 在肿瘤中对 T 细胞的消耗过程起着关键作用。

4. LAG-3（CD223）　主要表达在活化的 T 细胞、B 细胞、NK 细胞和浆细胞样树突状细胞，并能够调控 T 细胞功能的降低。抑制或敲除 LAG-3，可降低其对 T 细胞的抑制功能。

5. OX40　又名 Tnfrsf4，是 TNF 超家族成员之一，为 I 型跨膜糖蛋白，主要表达于活化的 $CD4^+$ 和 $CD8^+$ T 细胞及其他一些淋巴和非淋巴细胞表面上，和 OX40 配体结合可以刺激 $CD8^+$T 细胞的活化。OX40/OX40L 是重要的共刺激分子，其结合共激活后对 T 细胞的功能（包括细胞因子的产生、增殖）和 T 细胞的寿命发挥着重要的作用。OX40 抗体激活剂可降低肿瘤内 Tregs（调节性 T 细胞），提高抗肿瘤活性。

6. 4-1BB（CD137）　是神经生长因子受体（NGFR）/肿瘤坏死因子受体（TNFR）家族的成员之一，表达于活化的 T 细胞表面，是一种可诱导的 T 细胞表面受体，它介导的协同刺激信号能促进 T 细胞活化、增殖和分化，也能诱导 T 细胞凋亡。4-1BB 既能协同 CD28 对 T 细胞的共刺激作用，也能不依赖于 CD28 而发挥共刺激效应。

7. B7-H3　也称 CD276，属于 I 型跨膜蛋白，其 mRNA 水平的表达较为广泛，但蛋白表达相对局限在静息的成纤维细胞、内皮细胞、成骨细胞、羊水干细胞等非免疫细胞中，以及受诱导的抗原提呈细胞、NK 细胞表面，并且在许多肿瘤细胞中过表达。已经有研究显示，抑制 B7 家族的某些成员在几种实体瘤类型中具有强大的抗肿瘤作用。

8. 糖皮质激素诱导的肿瘤坏死因子受体（GITR） 是 TNFR 超家族的新成员，TNF 与相应 TNFR 结合后向细胞内转移，被靶细胞溶酶体摄取，导致溶酶体稳定性降低，各种酶外泄，引起细胞溶解。也有学者认为 TNF 可激活磷脂酶 A_2，释放超氧化物而引起 DNA 断裂，磷脂酶 A_2 抑制剂可降低 TNF 的抗病效应。TNF 可改变靶细胞糖代谢，使细胞内 pH 降低，导致细胞死亡。因此，TNFR 激动剂成为抗肿瘤的一个方向。

9. 吲哚胺 2，3-双加氧酶（IDO） 是一种能够催化色氨酸沿犬尿氨酸途径分解代谢的限速酶。IDO 能够显著抑制 T 细胞、NK 细胞的增殖与活化，募集调节性 T 细胞或诱导 CD^+ T 细胞转化为 Treg 细胞，广泛存在于多种肿瘤组织及肿瘤引流区淋巴结中。IDO 作为一种重要的免疫负调控因子，在肿瘤微环境中介导了肿瘤的免疫逃逸，使肿瘤细胞免受免疫系统的监视。

二、细胞信号通路

肿瘤的发生发展是一个多方面因素参与、多个基因突变、多环节演进的极其复杂的过程。从分子水平上说，肿瘤的发生是由细胞信号通路在转导过程中发生阻碍和异常所导致的。肿瘤细胞中正常的信号转导通路被阻断，导致细胞生长分化、分裂繁殖、代谢和凋亡等的一系列生物异常，从而表现出细胞生长不受限制，包括生长加快、恶性分裂、凋亡受到抑制、侵袭转移等异常现象。随着对肿瘤细胞信号转导通路的不断深入研究，我们对于肿瘤细胞复杂的信号转导调控网络及其对肿瘤发生、发展、转移等的影响有了进一步的认识。肿瘤相关信号通路及通路间相互调控关系的阐明，对提供抗肿瘤药物设计和研发的新起点和新思路具有重大现实意义和实用价值。

目前，研究者们发现主要有以下 20 条信号通路与肿瘤的发生发展有关。

（一）蛋白酪氨酸激酶信号通路

受体酪氨酸激酶（receptor tyrosine kinase，RTK）是细胞表面一大类重要受体家族，配体与受体结合可导致受体二聚化，激活受体的酪氨酸蛋白激酶活性，随即引起一系列磷酸化级联反应，终至细胞生理和基因表达的改变。RTK 信号通路主要参与控制细胞生长、分化过程。RTK-Ras 信号通路是这类受体所介导的重要信号通路，具有广泛的功能，包括调节细胞的增殖分化、促进细胞存活，以及细胞代谢的调节与校正。相关受体包括表皮生长因子受体（EGFR）、血小板生长因子受体（PDGFR）和巨噬细胞集落刺激生长因子（M-CSF）、胰岛素和胰岛素样生长因子-1 受体（IGF-1R）、神经生长因子受体（NGFR）、成纤维细胞生长因子受体（FGFR）、血管内皮生长因子受体（VEGFR）和肝细胞生长因子受体（HGFR）等。研究表明，50%以上的原癌基因和癌基因产物具有蛋白酪氨酸激酶活性。多种肿瘤的发生发展也已被证实与 PTK 相关，同时，酪氨酸激酶调控异常还与肿瘤的侵袭、转移、肿瘤新生血管形成、肿瘤化疗抗性等密切相关。

1. TRK 即原肌球蛋白受体激酶，是原癌基因 *trk* 的产物，是由原肌球蛋白和酪氨酸激酶融合产生的单跨膜糖蛋白，是 PTK 家族的成员。

2. CSF1R 是 M-CSF（又称为 CSF-1）的受体，是由 *c-Fms* 原癌基因编码的一种单链、跨膜 RTK，是以受体的胞外部分中的重复 Ig 域为特征的含有免疫球蛋白基序的 RTK 家族的一名成员，是可调控巨噬细胞增殖、分化和功能的细胞因子。

3. EGFR 是一个巨大的跨膜糖蛋白，细胞膜贯通，属于酪氨酸激酶型受体。EGFR 位于细胞膜表面，靠与配体结合来激活，包括 EGF 和 TGF-α。激活后，EGFR 由单体转化为二聚体。EGFR 表达于正常上皮细胞表面，而在一些肿瘤细胞中常过表达，EGFR 与肿瘤细胞的增殖、血管生成、肿瘤侵袭、转移及细胞凋亡的抑制有关。当 EGFR 抑制剂与 EGFR 特异结合时，可阻碍内源 EGFR 配体的结合，从而抑制受体的功能，进一步诱导 EGFR 内吞，导致受体数量下降，从而能够抑制肿瘤细胞的增殖并诱导其凋亡。

4. HER2（人表皮生长因子受体-2） 是具有酪氨酸蛋白激酶活性的跨膜蛋白，属于 EGFR 家族成员。其由胞外的配体结合区、单链跨膜区及胞内的蛋白酪氨酸激酶区三部分组成。当与配体结合后，主要通过引起受体二聚化及胞质内酪氨酸激酶区的自身磷酸化激活酪氨酸激酶的活性。HER2 蛋白介导的信号转导途径主要有 Ras/RAF/分裂素活化蛋白激酶（MAPK）途径、PI3K/Akt 途径、信号转导及转录激活（STAT）途径和 PLC 通路等。*HER2* 癌基因的致瘤机制是抑制凋亡，促进增殖，增加肿瘤细胞的侵袭力，促进肿瘤血管新生和淋巴管新生。当其抑制剂与 HER2 受体结合后，能抑制 HER2 受体的功能，促进肿瘤凋亡和抑制肿瘤细胞的侵袭。

5. VEGFR 是一种酪氨酸激酶跨膜糖蛋白，主要分布在血管内皮细胞膜上，在造血干细胞中也有表达。当 VEGFR 与 VEGF 结合激活后前者构象发生变化，导致受体二聚化，其胞内酪氨酸位点发生自磷酸化，激活下游的信号转导通路，促进内皮细胞的增殖，增加血管的通透性和新血管的生成。VEGFR 抑制剂与 VEGF 结合能阻碍 VEGF 与其结合，从而阻断信号的转导，抑制内皮细胞的增殖和新生血管的形成。

6. c-MET 是一种由 *c-MET* 原癌基因编码的蛋白产物，为肝细胞生长因子（HGF）的受体，具有酪氨酸激酶活性，与多种癌基因产物和调节蛋白相关。在肿瘤细胞中有许多分子机制可以激活 c-MET，最常见的方式是通过 HGF 和 c-MET 结合发挥作用。HGF 和 c-MET 结合导致受体自身磷酸化，可增强 c-MET 酪氨酸激酶的活性，导致多种底物蛋白的酪氨酸磷酸化。HGF 和 c-MET 在肿瘤组织同时高表达，HGF 通过短暂结合 c-MET 而导致肿瘤细胞无限生长和侵袭等效应。当 c-MET 与抑制剂结合后，酪氨酸激酶的激活和下游信号的转导能够被阻断，肿瘤细胞的增长和侵袭则受到抑制。

7. 间变性淋巴瘤激酶（ALK） 是肺癌、淋巴癌、儿童神经母细胞瘤的一种关键癌基因。2007 年有研究发现，由于染色体的倒位形成蛋白 4（*EML4*）基因与 *ALK* 基因的融合，其编码的融合蛋白形成非配体依赖性二聚体，从而引起组成性的 ALK 激活。ALK 信号可通过激活 RAS/MEK/ERK、JAK3/STAT3 和 PI3K/Akt 信号通路导致细胞增殖和生长。

（二）JAK/STAT 信号通路

JAK/STAT 信号通路是近年来发现的一条由细胞因子刺激的信号转导通路，参与细胞的增殖、分化、凋亡及免疫调节等许多重要的生物学过程。与其他信号通路相比，这条信号通路的传递过程相对简单，它主要由三个成分组成，即酪氨酸激酶相关受体、酪氨酸激酶 JAK 和转录因子 STAT。在实体瘤及血液系统肿瘤中，其参与肿瘤细胞的增殖、分化、血管生成及机体免疫调节等过程，该通路的异常表达及活化对促进肿瘤的发生发展具有重要作用。近几年，以阻断该信号通路为机制的药物已经成为肿瘤治疗研究的热点，许多该通路抑制剂在体内外试验中均体现出抗肿瘤效果。

（三）PI3K/Akt/mTOR 信号通路

PI3K/Akt 信号通路作为细胞内重要的信号转导通路，通过影响下游多种效应分子的活化状态在细胞内发挥重要作用。PI3K 可分为三类，其中研究最广泛的为 I 类 PI3K，PI3K 激活的结果是在质膜上产生第二信使 PIP3，PIP3 与细胞内含有 PH 结构域的信号蛋白 Akt 和 PDK1（phosphoinositide-dependent kinase-1）结合，可促使 PDK1 磷酸化 Akt 蛋白的 Ser308，导致 Akt 活化。活化的 Akt 通过磷酸化多种酶、激酶和转录因子等下游因子调节细胞的功能。而哺乳动物西罗莫司靶蛋白（mTOR）是 PI3K/Akt 下游的一种重要的丝氨酸-苏氨酸蛋白激酶，它可通过激活核糖体激酶来调节肿瘤细胞的增殖、存活和侵袭转移。研究表明，PI3K/Akt 信号通路在绝大多数人类肿瘤中表达失调，调节着肿瘤细胞的增殖和凋亡，并与肿瘤的血管形成、侵袭转移，以及化疗耐药、放疗抗拒密切相关。

（四）MAPK 信号通路

MAPK 是一组进化保守的丝氨酸/苏氨酸蛋白激酶，它们会被一系列细胞外的刺激信号激活并介导信号从细胞膜向细胞核转导。它们调控着许多生理活动，如炎症、凋亡、癌化、肿瘤细胞的侵袭和转移等。

（五）Wnt 信号通路

Wnt 是一类分泌型糖蛋白，通过自分泌或旁分泌发挥作用。Wnt 信号通路广泛存在于无脊椎动物和脊椎动物中，是一类在物种进化过程中高度保守的信号通路。Wnt 信号在动物胚胎的早期发育、器官形成、组织再生和其他生理过程中具有至关重要的作用。当其关键蛋白基因发生突变，导致信号异常活化，就可能诱导癌症的发生。

（六）TGF-β/Smad 信号通路

转化生长因子 β（transforming growth factor beta，TGF-β）家族由一类结构、功能相关的生长因子亚家族组成，其中包括骨形成蛋白（BMP）、激活蛋白（activin）、Nodal 及 TGF-β。TGF-β 受体和胞内信号蛋白 Smad 是 TGF-β 超家族信号传递的重要调控分子。TGF-β 超家族在调节细胞的生长、分化、凋亡、黏附，以及细胞外基质合成与沉积、胚胎发生和组织修复、炎症反应和纤维化中起着重要的作用。

（七）Hippo 信号通路

Hippo 信号通路是 1995 年在对果蝇的研究中发现的高度保守的生长调控信号通路，具有调节细胞的生长、增殖与凋亡，以及调控器官大小和组织再生的功能。Hippo 信号通路失活或调节异常参与多种肿瘤的发生发展。

（八）NF-κB 信号通路

NF-κB 蛋白家族是一种多效性的转录因子，可以与多种启动子发生特异性的结合，从而促进其转录表达。被激活后，其能调控炎症性细胞因子、细胞表面受体、转录因子、黏附分子等的生成。

（九）p53 信号通路

p53 基因通过参与诱导细胞周期阻滞、促进细胞凋亡和 DNA 的修复等过程，发挥着避免受损 DNA 堆积、维持基因组的稳定及调节细胞的分化和衰老等功能。p53 基因是迄今发现的与肿瘤相关性最高的基因。

（十）周期相关信号通路

细胞周期指连续分裂的细胞从上一次分裂结束开始到下一次分裂完成所经历的整个过程，通常分为 G_1 期、S 期、G_2 期和 M 期。细胞周期的有序进行是通过相关基因的严格监视和控制实现的，其调控分子包括周期蛋白、周期蛋白依赖性激酶（CDK）和周期蛋白依赖性激酶抑制因子（CKI）。目前许多抗癌药物通过阻断细胞周期中的一个或几个环节而发挥作用，达到抑制肿瘤细胞增殖生长的目的。

（十一）细胞凋亡信号通路

细胞凋亡是指为维持内环境稳定，由基因控制的细胞自主有序地死亡，是一种程序性细胞死亡（PCD），涉及一系列基因的激活、表达及调控，主要有两条凋亡途径：死亡受体途径和线粒体依赖途径。

（十二）整合素/FAK 信号通路

整合素是一类重要的细胞表面受体，FAK 是一种胞质非受体蛋白酪氨酸激酶，在介导细胞与胞外基质黏附及信号转导、细胞与细胞间的黏附及信号转导方面发挥重要作用，并参与细胞生长、发育、分化和凋亡等在内的多种生理功能。整合素在肿瘤发展（包括血管的生成，以及细胞的运动、侵袭和转移）中发挥着作用，FAK 的改变也促进着肿瘤的发展。

（十三）趋化因子及其受体信号通路

趋化因子是一类小分子细胞因子家族，属于小分子的蛋白多肽，对多种细胞都具有趋化作用，包括免疫细胞和肿瘤细胞等。趋化因子通过与细胞表面的趋化因子受体结合，引发胞内信号转导，主要出现在炎症或者细胞免疫反应的过程中。多数肿瘤细胞都表达有广泛的趋化因子及其受体，并受其网络调控，在肿瘤的发生发展过程中起着重要的作用。

（十四）LKB1/AMPK/mTOR 信号通路

LKB1 是由 *LKB1* 基因编码的丝氨酸/苏氨酸蛋白激酶家族的成员，是一种抑癌因子，可直接磷酸化 AMPK-α 亚单位上的 172 位苏氨酸而激活 AMPK。*LKB1* 的突变将导致 *LKB1* 失去其对细胞的控制，导致肿瘤细胞的发生。AMPK 是一种保守的异源三聚体蛋白质激酶，在调节机体能量代谢的平衡中起着非常重要的作用。当 AMPK 激活后可以促进 ATP 的产生，抑制 ATP 的消耗。mTOR 是一种丝氨酸/苏氨酸激酶，是 AMPK 下游的一个重要靶点，能被活化的 AMPK 抑制，进而通过下游通路影响蛋白质的合成和细胞增殖。因此，LKB1 通过激活 AMPK，负调控 mTOR，进而影响肿瘤细胞的增殖、迁移和肿瘤血管生成等过程。

（十五）DNA 损伤修复信号通路

DNA 是细胞中最重要的遗传物质，保持它的分子结构的完整和稳定对于细胞正常生物学功能的行使及存活是至关重要的。DNA 损伤修复通路就显得更加重要，当 DNA 受损后，细胞周期检查点信号和 PI3K 信号通路被激活，进而启动一系列磷酸化级联反应，减慢或者暂时停滞细胞周期的进程，从而使细胞获得足够的时间去修复系统，避免损伤传到下一代。

（十六）HDAC 信号通路

组蛋白是真核细胞核染色体的重要组成成分，组蛋白的乙酰化和脱乙酰化是基因表达过程中重要的调控方式，是转录过程中的关键修饰。组蛋白脱乙酰酶（histone deacetylase，HDAC）是一类蛋白酶，对染色体的结构修饰和基因表达调控发挥着重要的作用。一般情况下，组蛋白的乙酰化有利于 DNA 与组蛋白八聚体的解离，使核小体结构变得松弛，从而使各种转录因子和协同转录因子能与 DNA 结合位点特异性结合，激活基因的转录，从而保证细胞的分裂和增殖。当组蛋白脱乙酰酶与抑制剂结合后，可通过增加细胞内组蛋白的乙酰化程度抑制肿瘤细胞的增殖，诱导细胞分化或凋亡。组蛋白脱乙酰酶抑制剂已成为肿瘤靶向治疗的研究新热点，其对肿瘤细胞迁移、侵袭、转移的抑制作用和抗肿瘤血管生成作用也被证实。

（十七）DNA 甲基化通路

DNA 甲基化是指机体内的 DNA 在 DNA 甲基化转移酶的作用下，以 *S*-腺苷甲硫氨酸为甲基供体，将甲基转移到特定的碱基上。这种修饰方式并没有改变碱基的序列，但是能使某些基因失去活性，去甲基化可以使基因重新活化和表达。研究表明，在肿瘤的发生发展中存在 DNA 甲基化失调，主要表现在基因组的整体低甲基化和特殊部位的高甲基化，并通过影响癌基因和抑癌基因的表达及基因组的稳定性而参与肿瘤细胞的发生发展。

（十八）Toll 样受体信号通路

Toll 样受体（TLR）是近年来发现的一种模式识别受体，是 I 型跨膜蛋白，属于 IL-1R 超家族成员，可通过识别病原相关分子模式激活天然免疫。TLR 广泛分布在免疫细胞（尤其是非特异性免疫细胞）及多种恶性肿瘤细胞（尤其是在炎症相关性肿瘤细胞中呈高表达）中，它们可以直接识别、结合某些病原体或其产物所共有的高度保守的特定分子结构。具有免疫逃避能力是肿瘤细胞的标志性改变，TLR 能通过免疫逃避，以及促进肿瘤细胞存活、增殖和迁移等机制促进肿瘤的发生和发展。阻断 TLR 信号通路可能成为肿瘤免疫预防和治疗的一种新思路。

（十九）HIF 信号通路

低氧诱导因子（HIF）属于转录因子家族成员，由 α 亚基和 β 亚基以异源二聚体形式组成。α 亚基既是 HIF 的调节亚基，又是 HIF 的活性亚基，氧压对 HIF 的活性调节主要通过该亚基完成。众所周知，由于肿瘤性脉管系统形态和功能的异常、血流不规则和肿瘤细胞快速增殖造成的高能耗等因素，实体瘤在发生发展的过程中常存在低氧情况。在这种低氧微环境下，肿瘤细胞会激活一系列相关分子信号途径。正是这些分子信号转导途径的激活，在导致肿瘤细胞适应低氧微环境的同时也增强了自身的侵袭性和对化疗的耐受性，还会促使新血管生成，以改善氧供应。其还可通过影响核酸的合成达到抑制肿瘤的目的，成为抗肿瘤的一个新方向。

（二十）内质网应激信号通路

内质网是真核细胞中重要的细胞器，如糖类、脂类和蛋白质都是在其上合成与分泌的。内质网应激（ERS）是指在缺氧、氧化应激、异常糖基化反应及钙离子稳态失衡的情况下，未折叠蛋白或错误折叠蛋白在内质网腔内聚积，当这些超出内质网处理能力时，细胞会激活未折叠蛋白反应（UPR）信号转导通路。UPR 信号转导通路的激活将增加蛋白质折叠能力、停滞大多数蛋白质的翻译、加速蛋白质的降解，以提高细胞的生存能力。近年来发现，ERS 与肿瘤的发生发展及细胞凋亡都密切相关。ERS 引起的细胞凋亡有一套自身的信号通路，且参与的分子伴侣和感受蛋白是 ERS 特异诱导的，因此其能够作为治疗的有效靶点。

第二节　I 期临床试验中的抗肾癌药物

初步的临床药理学及人体安全性评价试验为新药人体试验的起始期，又称为早期人体试验。I 期临床试验（包括耐受性试验）是在经过详细的动物实验研究的基础上，观察人体对该药的耐受程度，也就是要找出人体对新药的最大耐受剂量及其产生的不良反应，其是人体的安全性试验，可为确定 II 期临床试验用药剂量提供重要的科学依据和药动学研究，并通过研究药物在人体内的吸收、分布、生物转化及排泄过程的规律，为 II 期临床试验给药方案的制订提供科学依据。人体药动学观察的是药物及其代谢物在人体内的含量随时间变化的动态过程，这一过程主要通过数学模型和统计学方法进行定量描述。药动学的基本假设是药物的药效或毒性与其所达到的浓度（如血液中的浓度）有关，一般在健康受试者中进行。其目的是研究人体对药物的耐受程度，并通过药物代谢动力学研究，了解药物在人体内的吸收、分布、代谢、排泄的规律，为制订给药方案提供依据，以便进一步进行治疗试验。

目前处于Ⅰ期临床抗肾癌研究中的药物见表 3-1～表 3-23，包括以 PD-1（表 3-1）、PD-L1（表 3-2）、CTLA-4（表 3-3）、OX40（表 3-4）等为靶点的分子药物。

表 3-1　Ⅰ期临床研究中靶向 PD-1 的抗肾癌药物

药物名称	靶点/作用	赞助方/合作者	实验地点	开始时间/完成（预计完成）时间
SPARTALIZUMAB/PDR001	PD-1	诺华制药	1. 美国加利福尼亚州圣莫尼卡 2. 美国马里兰州巴尔的摩 3. 美国马萨诸塞州波士顿	2016 年 10 月 14 日/2021 年 2 月 17 日
纳武单抗	PD-1	1. MD 安德森癌症中心 2. 美国国家癌症研究所	美国得克萨斯州休斯顿得克萨斯大学 MD 安德森癌症中心	2014 年 11 月 25 日/2020 年 5 月 21 日
纳武单抗	PD-1	耶鲁大学	美国康涅狄格州纽黑文耶鲁癌症中心	2018 年 6 月 9 日/2024 年 10 月
帕博利珠单抗	PD-1	1. 科罗拉多大学丹佛分校 2. 默沙东	1. 美国科罗拉多州科罗拉多大学丹佛分校 2. 美国科罗拉多州 UCHealth 纪念中心医院	2017 年 9 月 28 日/2020 年 6 月
帕博利珠单抗	PD-1	1. 罗伯托·皮利 2. 印第安纳大学	1. 美国加利福尼亚州洛杉矶 USC/诺里斯综合癌症中心 2. 美国印第安纳州印第安纳波利斯印第安纳大学医院 3. 美国印第安纳州印第安纳大学梅尔文和布伦西蒙癌症中心	2016 年 1 月 14 日/2021 年 5 月 31 日
帕博利珠单抗	PD-1	Corvus Pharmaceuticals 公司	1. 美国加利福尼亚州杜阿尔特希望之城 2. 美国亚利桑那州肿瘤学协会	2018 年 4 月 25 日/2023 年 12 月
SPARTALIZUMAB/PDR001	PD-1	诺华制药	1. 美国田纳西州纳什维尔 2. 美国犹他州盐湖城 3. 奥地利萨尔茨堡	2017 年 4 月 25 日/2021 年 4 月 13 日
RO6874281	PD-1	罗氏制药	1. 美国康涅狄格州纽黑文耶鲁癌症中心 2. 美国伊利诺伊州芝加哥癌症中心 3. 美国马里兰州巴尔的摩马里兰大学格林鲍姆综合癌症中心	2017 年 3 月 27 日/2020 年 12 月 16 日
INCB001158 帕博利珠单抗	PD-1	Incyte 公司	1. 美国南亚拉巴马大学莫比尔分校 2. 美国亚利桑那州斯科茨代尔荣誉健康（HonorHealth）研究所 3. 美国亚利桑那大学图森分校	2016 年 9 月 14 日/2020 年 8 月 28 日

药物名称	靶点/作用	赞助方/合作者	实验地点	开始时间/完成（预计完成）时间
REGN2810	PD-1	1. SillaJen 公司 2. 再生元制药	1. 美国佛罗里达州迈阿密大学 2. 美国蒙大拿州比林斯诊所	2018 年 6 月 7 日/ 2023 年 11 月
纳武单抗	PD-1	约翰·霍普金斯大学悉尼金梅尔综合癌症中心	美国马里兰州约翰·霍普金斯巴尔的摩悉尼金梅尔综合癌症中心	2016 年 2 月/ 2020 年 3 月
纳武单抗	PD-1	加州大学戴维斯分校	美国加利福尼亚萨克拉门托加州大学戴维斯分校综合癌症中心	2016 年 11 月/ 2021 年 2 月
纳武单抗	PD-1	美国国家癌症研究所	美国纽约纪念斯隆-凯特琳癌症中心	2016 年 5 月 19 日/ 结束时间暂无
APL-501，原为CBT-501	PD-1	1. Apollomics 公司（原为 CBT Pharmaceuticals 公司） 2. Apollomics 公司 3. Novotech 公司	1. 澳大利亚新南威尔士州特威德医院 2. 澳大利亚新南威尔士州达令赫斯特金霍恩癌症中心圣文森特医院	2017 年 3 月 27 日/ 2021 年 12 月
纳武单抗	PD-1	福克斯蔡斯癌症中心	1. 美国马里兰州巴尔的摩 2. 美国纽约康奈尔 3. 美国宾夕法尼亚州费城福克斯蔡斯癌症中心	2017 年 6 月 12 日/ 2024 年 4 月 6 日
纳武单抗	PD-1	沪亚生物国际	1. 美国亚利桑那州梅奥诊所 2. 美国加利福尼亚州拉霍亚加利福尼亚大学圣地亚哥医疗中心 3. 美国佛罗里达州圣露西港宝藏海岸血液肿瘤协会	2016 年 8 月/ 2022 年 1 月
纳武单抗	PD-1	密歇根大学罗杰尔癌症中心	1. 美国密歇根州安娜堡密歇根大学综合癌症中心 2. 美国明尼苏达州明尼苏达大学 3. 美国俄亥俄州克利夫兰大学医院赛德曼癌症中心	2017 年 3 月 16 日/ 2020 年 10 月
纳武单抗	PD-1	内克塔治疗	1. 美国加利福尼亚州拉霍亚 2. 美国加利福尼亚州洛杉矶 3. 美国加利福尼亚州斯坦福帕洛阿尔托	2016 年 10 月/ 2021 年 12 月
BCD-100	PD-1	BIOCAD 公司	1. 俄罗斯联邦莫斯科卫生部"俄罗斯癌症研究中心 N. N. Blokhin 癌症研究中心" 2. 俄罗斯联邦圣彼得堡国家预算卫生保健机构"圣彼得堡专业医疗救助临床科学与实践中心（肿瘤科）" 3. 俄罗斯联邦圣彼得堡 N. N. Petrov 肿瘤学研究中心	2016 年 8 月 30 日/ 2018 年 11 月
纳武单抗	PD-1	Calithera Biosciences 公司	1. 美国亚利桑那州斯科茨代尔 2. 美国加利福尼亚州帕洛阿尔托斯坦福大学 3. 美国科罗拉多州奥罗拉科罗拉多大学	2016 年 8 月/ 2020 年 6 月

续表

药物名称	靶点/作用	赞助方/合作者	实验地点	开始时间/完成（预计完成）时间
MEDI0680 纳武单抗	PD-1	MedImmune 公司	1. 美国堪萨斯州欧弗兰帕克 2. 美国加利福尼亚州洛杉矶 3. 美国佛罗里达州坦帕	2014 年 5 月 19 日/2020 年 3 月 31 日
纳武单抗	PD-1	内克塔治疗	1. 美国亚利桑那州代尔斯科茨荣誉健康研究所 2. 美国康涅狄格州纽黑文耶鲁癌症中心 3. 美国佛罗里达州坦帕市莫菲特癌症中心	2018 年 3 月 15 日/2020 年 12 月
SPARTALIZUMAB/PDR001	PD-1	诺华制药	1. 美国纽约 2. 美国北卡罗来纳州达勒姆	2015 年 6 月 17 日/2020 年 7 月 22 日
帕博利珠单抗	PD-1	Incyte 公司	1. 美国加利福尼亚州旧金山加利福尼亚大学旧金山海伦迪勒家庭综合癌症中心 2. 美国加利福尼亚州圣莫尼卡约翰·韦恩癌症研究所普罗维登斯圣约翰健康中心 3. 美国哥伦比亚特区华盛顿乔治敦大学医学中心伦巴第综合癌症中心	2016 年 1 月/2020 年 9 月
SPARTALIZUMAB/PDR001	PD-1	诺华制药	1. 美国马里兰州巴尔的摩诺华调查站点 2. 美国马萨诸塞州波士顿诺华调查站点 3. 美国得克萨斯州休斯顿诺华调查站点	2015 年 11 月 23 日/2021 年 10 月 15 日
帕博利珠单抗	PD-1	1. 达纳法伯癌症研究所 2. 默沙东 3. 安进（Amgen）	1. 美国马萨诸塞州波士顿贝斯以色列女执事医疗中心 2. 美国马萨诸塞州波士顿达纳法伯癌症研究所	2017 年 8 月 31 日/2024 年 8 月 31 日
帕博利珠单抗	PD-1	加州大学戴维斯分校	美国加利福尼亚州萨克拉门托加州大学戴维斯分校综合癌症中心	2015 年 8 月/2020 年 12 月
纳武单抗	PD-1	波士顿生物技术公司	1. 美国伊利诺伊州迪凯特纪念医院 2. 美国印第安纳州 Horizon Oncology & Research Center 3. 美国蒙大拿州 St Vincent Frontier 癌症中心	2017 年 12 月 14 日/2022 年 5 月
XmAb20717	PD-1	Xencor 公司 ICON 公司	1. 美国加利福尼亚州洛杉矶塞缪尔·奥斯钦综合癌症研究所西奈医疗中心 2. 美国加利福尼亚州洛杉矶加州大学洛杉矶分校血液肿瘤诊所 3. 美国加利福尼亚州圣地亚哥加州大学圣地亚哥分校摩尔斯癌症中心	2018 年 7 月 10 日/2021 年 3 月
JS001	PD-1	上海君实生物工程有限公司	北京大学肿瘤医院	2017 年 3 月 31 日/2020 年 12 月

续表

药物名称	靶点/作用	赞助方/合作者	实验地点	开始时间/完成（预计完成）时间
纳武单抗	PD-1	美国国家癌症研究所	1. 美国加利福尼亚州杜阿尔特希望之城综合癌症中心 2. 美国加利福尼亚州洛杉矶 USC 医疗中心 3. 美国加利福尼亚州洛杉矶 USC/诺里斯综合癌症中心	2015 年 7 月 9 日/结束时间暂无
纳武单抗	PD-1	1. Incyte Biosciences InternationalSàrl 2. Incyte 公司	1. 美国加利福尼亚州洛杉矶 The Angeles Clinic and Research Institute 2. 美国佛罗里达州佛罗里达大学盖恩斯维尔分校 3. 美国密歇根州底特律 Karmanos 癌症研究所	2017 年 4 月 13 日/2021 年 10 月 28 日

　　引自 https：//www. clinicaltrials. gov/ct2/results?term=drug&cond=Kidney+ Cancer&recrs= a&age_v=&gndr= &type=&rslt= &phase=0&Search=Apply。本节余表均同此。

表 3-2　Ⅰ期临床研究中靶向 PD-L1 的抗肾癌药物

药物名称	靶点/作用	赞助方/合作者	实验地点	开始时间/完成（预计完成）时间
德瓦鲁单抗	PD-L1	1. Moshe Ornstein 2. 凯斯综合癌症中心（Case Comprehensive Cancer Center）	1. 美国明尼苏达州明尼苏达大学 2. 美国俄亥俄州克利夫兰诊所陶西格癌症研究所，凯斯综合癌症中心	2016 年 12 月 20 日/2020 年 11 月 6 日
阿特珠单抗	PD-L1	1. 罗伯托·皮利 2. 基因泰克公司 3. 信达药业	1. 美国印第安纳州印第安纳波利斯，印第安纳大学医院 2. 美国印第安纳大学梅尔文和布伦西蒙癌症中心 3. 美国俄亥俄州俄亥俄州立大学	2017 年 5 月 25 日/2021 年 1 月 31 日
阿特珠单抗	PD-L1	CorvusPharmaceuticals 公司	1. 美国亚利桑那州图森亚利桑那大学癌症中心 2. 美国加利福尼亚州洛杉矶加州大学洛杉矶分校医疗中心 3. 美国加利福尼亚州旧金山加利福尼亚大学	2016 年 1 月/2021 年 10 月
阿特珠单抗	PD-L1	基因泰克公司	1. 美国亚利桑那州斯科茨代尔荣誉健康（HonorHealth）研究所 2. 美国加利福尼亚州斯坦福癌症中心 3. 美国加利福尼亚州加州大学旧金山分校综合癌症中心	2017 年 12 月 21 日/2020 年 10 月 29 日
阿特珠单抗	PD-L1	霍夫曼-罗氏	1. 美国康涅狄格州纽黑文耶鲁癌症中心 2. 美国伊利诺伊州芝加哥癌症中心 3. 美国马里兰州巴尔的摩马里兰大学格林鲍姆综合癌症中心	2017 年 3 月 27 日/2020 年 12 月 16 日
CK-301	PD-L1	1. Checkpoint Therapeutics 公司 2. Novotech 公司	1. 澳大利亚新南威尔士州卧龙岗市 2. 澳大利亚维多利亚州博士山 3. 澳大利亚维多利亚州马尔文	2017 年 9 月 20 日/2021 年 12 月

续表

药物名称	靶点/作用	赞助方/合作者	实验地点	开始时间/完成（预计完成）时间
德瓦鲁单抗	PD-L1	1. 阿贾伊·阿尔瓦, MD 2. 阿斯利康 3. 十大癌症研究联盟	1. 美国密歇根州安娜堡密歇根大学综合癌症中心 2. 美国伊利诺伊州芝加哥伊利诺斯大学癌症中心 3. 美国爱荷华州爱荷华市爱荷华大学医院和诊所	2017 年 12 月 19 日/ 2020 年 12 月 1 日
德瓦鲁单抗	PD-L1	MedImmune 公司	1. 美国堪萨斯州欧弗兰帕克 2. 美国加利福尼亚州洛杉矶 3. 美国佛罗里达州坦帕	2014 年 5 月 19 日/ 2020 年 3 月 31 日
德瓦鲁单抗	PD-L1	1. 路德维希癌症研究所 2. MedImmune 公司	1. 美国纽约布法罗 2. 美国佐治亚州亚特兰大	2016 年 12 月 28 日/ 2022 年 8 月
阿维鲁单抗	PD-L1	宾夕法尼亚大学艾布拉姆森癌症中心	美国宾夕法尼亚州费城宾夕法尼亚大学艾布拉姆森癌症中心	2018 年 3 月 19 日/ 2022 年 3 月 19 日
阿特珠单抗	PD-L1	伊克力西斯公司	1. 美国亚利桑那州 2. 美国加利福尼亚州杜阿尔特	2017 年 9 月 5 日/ 2021 年 12 月

表 3-3 Ⅰ 期临床研究中靶向 CTLA-4 的抗肾癌药物

药物名称	靶点/作用	赞助方/合作者	实验地点	开始时间/预计完成时间
曲美木单抗	CTLA-4	1. 莫西·奥恩斯坦 2. 凯斯综合癌症中心	1. 美国明尼苏达州明尼苏达大学 2. 美国俄亥俄州克利夫兰诊所陶西格癌症研究所, 凯斯综合癌症中心	2016 年 12 月 20 日/ 2020 年 11 月 6 日
曲美木单抗	CTLA-4	1. 路德维希癌症研究所 2. MedImmune 公司 3. 纽约市癌症研究所	1. 美国佐治亚州亚特兰大 2. 美国新罕布什尔州 3. 美国纽约	2016 年 12 月 28 日/ 2022 年 8 月
XmAb20717	CTLA-4	1. Xencor 公司 2. ICON 公司	1. 美国加利福尼亚州洛杉矶塞缪尔·奥斯钦综合癌症研究所西奈医疗中心 2. 美国加利福尼亚州加州大学洛杉矶分校血液肿瘤诊所 3. 美国加利福尼亚州加州大学圣地亚哥分校摩尔斯癌症中心	2018 年 7 月 10 日/ 2021 年 3 月
伊匹单抗	CTLA-4	美国国家癌症研究所	1. 美国加利福尼亚杜阿尔特希望之城综合癌症中心 2. 美国加利福尼亚洛杉矶 USC 医疗中心 3. 美国加利福尼亚洛杉矶 USC / 诺里斯综合癌症中心	2015 年 7 月 9 日/ 完成时间暂无
伊匹单抗	CTLA-4	Incyte Biosciences InternationalSàrl	1. 美国加利福尼亚州洛杉矶诊所研究所 2. 美国佛罗里达州盖恩斯维尔佛罗里达大学 3. 美国密歇根州底特律 Karmanos 癌症研究所	2017 年 4 月 13 日/ 2021 年 10 月 28 日

表 3-4　Ⅰ期临床研究中靶向 OX40 的抗肾癌药物

药物名称	靶点/作用	赞助方/合作者	实验地点	开始时间/完成时间
PF-04518600	OX40	辉瑞公司	1. 美国加利福尼亚州洛杉矶临床研究单位 2. 美国加利福尼亚州洛杉矶诊所研究所 3. 美国加利福尼亚州洛杉矶凯克医院	2015 年 4 月 23 日/ 2020 年 4 月 30 日

表 3-5　Ⅰ期临床研究中靶向 GITR 的抗肾癌药物

药物名称	靶点/作用	赞助方/合作者	实验地点	开始时间/完成（预计完成）时间
INCAGN01876	GITR	Incyte Biosciences InternationalSàrl	1. 美国加利福尼亚州洛杉矶诊所研究所 2. 美国佛罗里达州盖恩斯维尔佛罗里达大学 3. 美国密歇根州底特律 Karmanos 癌症研究所	2017 年 4 月 13 日/ 2021 年 10 月 28 日
INCAGN01876	GITR	Incyte Biosciences InternationalSàrl	1. 美国加利福尼亚州洛杉矶诊所研究所 2. 美国康涅狄格州纽黑文耶鲁大学 3. 美国马萨诸塞州波士顿贝斯以色列女执事医疗中心	2016 年 4 月/ 2020 年 3 月

表 3-6　Ⅰ期临床研究中靶向 BTK 的抗肾癌药物

药物名称	靶点/作用	赞助方/合作者	实验地点	开始时间/预计完成时间
依鲁替尼	BTK	1. 加州大学戴维斯分校 2. Pharmacyclics 公司	美国加利福尼亚州萨克拉门托加州大学戴维斯分校综合癌症中心	2016 年 11 月/ 2021 年 2 月
依鲁替尼	BTK	Pharmacyclics 公司	1. 美国亚拉巴马州亨茨维尔克利尔维尤癌症研究所 2. 美国加利福尼亚州拉霍亚加州大学圣地亚哥摩尔斯癌症中心 3. 美国加利福尼亚州南加州大学洛杉矶分校	2015 年 11 月/ 2021 年 5 月

表 3-7　Ⅰ期临床研究中靶向 CSF1R 的抗肾癌药物

药物名称	靶点/作用	赞助方/合作者	实验地点	开始时间/预计完成时间
卡瑞利珠单抗	CSF1R	耶鲁大学	美国康涅狄格州纽黑文耶鲁癌症中心	2018 年 6 月/ 2024 年 10 月

表 3-8　Ⅰ期临床研究中靶向 EGFR 的抗肾癌药物

药物名称	靶点/作用	赞助方/合作者	实验地点	开始时间/预计完成时间
西妥昔单抗	EGFR	Fate Therapeutics	1. 美国明尼苏达州明尼阿波利斯明尼苏达大学 2. 美国得克萨斯州达拉斯市贝勒·斯科特和怀特研究所	2018 年 1 月 18 日/ 2022 年 10 月
奥希替尼	EGFR	1. 阿斯利康 2. 昆泰公司	1. 法国恩斯塞德克斯研究站点 2. 法国波尔多塞德克斯研究站点	2017 年 5 月 4 日/ 2021 年 5 月 5 日

表 3-9　Ⅰ期临床研究中靶向 mTOR 的抗肾癌药物

药物名称	靶点/作用	赞助方/合作者	实验地点	开始时间/预计完成时间
依维莫司	mTOR	Pharmacyclics 公司	1. 美国亚拉巴马州亨茨维尔克利尔维尤癌症研究所 2. 美国加利福尼亚州拉霍亚加州大学圣地亚哥摩尔斯癌症中心 3. 美国加利福尼亚州南加州大学洛杉矶分校	2015 年 11 月/ 2021 年 5 月

表 3-10　Ⅰ期临床研究中靶向 VEGFR 的抗肾癌药物

药物名称	靶点/作用	赞助方/合作者	实验地点	开始时间/完成（预计完成）时间
卡博替尼	VEGFR1/2/3，c-MET，Axl，c-KIT，TIE2，RET	1. 科罗拉多大学丹佛分校 2. 默沙东	1. 美国科罗拉多州丹佛奥罗拉科罗拉多大学 2. 美国科罗拉多州 UCHealth 纪念中心医院	2017 年 9 月 28 日/ 2020 年 6 月
阿西替尼	VEGFR1/2/3，PDGFR	福克斯蔡斯癌症中心	美国宾夕法尼亚州费城福克斯蔡斯癌症中心	2017 年 6 月 12 日/ 2024 年 4 月 6 日
舒尼替尼	VEGFR1/2/3，PDGFRα/β，CSF1R，c-KIT，FLT3，RET	费萨尔国王专科医院和研究中心	沙特阿拉伯利雅得国王费萨尔专科医院肿瘤研究中心	2014 年 12 月/ 2021 年 12 月
阿西替尼	VEGFR1/2/3，PDGFR	1. 优素福·扎卡里亚 2. 爱荷华大学	美国爱荷华州爱荷华市爱荷华大学医院诊所	2016 年 1 月/ 2023 年 6 月
帕唑帕尼	VEGFR1/2/3，PDGFR，c-KIT	1. 罗斯威尔公园癌症研究所 2. 美国国家癌症研究所 3. GlaxoSmith Kline 公司	1. 美国堪萨斯州堪萨斯大学韦斯特伍德癌症中心 2. 美国密歇根州底特律 Karmanos 癌症研究所 3. 美国纽约布法罗罗斯威尔公园癌症研究所	2012 年 10 月 5 日/ 2021 年 7 月 13 日
曲巴那尼	VEGFR	达纳法伯癌症研究所	1. 美国马萨诸塞州波士顿贝斯以色列女执事医疗中心 2. 美国马萨诸塞州波士顿达纳法伯癌症研究所	2017 年 8 月 31 日/ 2024 年 8 月 31 日
卡博替尼	VEGFR1/2/3，c-MET，Axl，c-KIT，TIE2，RET	伊克力西斯公司	1. 美国杜尔特加利福尼亚州 2. 美国亚利桑那州	2017 年 9 月 5 日/ 2021 年 12 月
阿西替尼	VEGFR1/2/3，PDGFR	X4 制药	1. 美国亚利桑那州斯科茨代尔 2. 美国华盛顿特区哥伦比亚特区 3. 美国佛罗里达州杰克逊维尔	2016 年 1 月/ 2020 年 9 月

表 3-11　Ⅰ期临床研究中靶向 HER2 的抗肾癌药物

药物名称	靶点/作用	赞助方/合作者	实验地点	开始时间/预计完成时间
A166	HER2	Klus Pharma 公司	1. 美国佛罗里达州萨拉索塔市佛罗里达癌症专家和研究所 2. 美国马萨诸塞州波士顿贝斯以色列女执事医学中心癌症中心 3. 美国密歇根州底特律卡马诺斯癌症研究所	2018 年 7 月 16 日/2021 年 5 月
曲妥珠单抗	HER2	Fate Therapeutics	1. 美国加利福尼亚州 UCSD 摩尔癌症中心 2. 美国明尼苏达州明尼阿波利斯明尼苏达大学 3. 美国得克萨斯州达拉斯市贝勒·斯科特和怀特研究所	2018 年 1 月 18 日/2022 年 10 月

表 3-12　Ⅰ期临床研究中靶向 c-MET 的抗肾癌药物

药物名称	靶点/作用	赞助方/合作者	实验地点	开始时间/预计完成时间
卡马替尼（CAPMATINIB/INC280）	c-MET	1. SCRI 发展创新公司 2. 诺华制药	1. 美国科罗拉多州丹佛市莎拉·坎农研究所 2. 美国康涅狄格州纽黑文耶鲁大学医学院 3. 美国密苏里州堪萨斯城 HCA Midwest Health	2015 年 9 月 22 日/2020 年 11 月

表 3-13　Ⅰ期临床研究中靶向 HDAC 的抗肾癌药物

药物名称	靶点/作用	赞助方/合作者	实验地点	开始时间/预计完成时间
恩替诺特	HDAC1/2/3,EGFR	1. 罗伯托·皮利 2. 基因泰克公司 3. 信达药业	1. 美国印第安纳州印第安纳波利斯，印第安纳大学健康医院 2. 美国印第安纳大学梅尔文和布伦西蒙癌症中心	2017 年 5 月 25 日/2021 年 1 月 31 日
罗米地辛	HDAC	1. 美国国家癌症研究所 2. 赛尔基因公司	1. 美国加利福尼亚州杜阿尔特希望之城综合癌症中心 2. 美国加利福尼亚州萨克拉门托加州大学戴维斯分校综合癌症中心 3. 美国佐治亚州埃默里大学温希普癌症研究所	2012 年 6 月 12 日/结束时间暂无
TUCIDINOSTAT/HBI-8000	HDAC	沪亚生物国际	1. 美国亚利桑那州梅奥诊所 2. 美国加利福尼亚州拉霍亚加利福尼亚大学圣地亚哥医疗中心 3. 美国佛罗里达州圣露西港宝藏海岸的肿瘤学协会	2016 年 8 月/2022 年 1 月

表 3-14　Ⅰ期临床研究中靶向 TLR 的抗肾癌药物

药物名称	靶点/作用	赞助方/合作者	实验地点	开始时间/预计完成时间
NKTR-262	TLR	内克塔治疗	1. 美国亚利桑那州代尔斯科茨 2. 美国佛罗里达州坦帕 3. 美国佐治亚州亚特兰大	2018 年 3 月 15 日/2022 年 12 月
Poly ICLC	TLR	1. 路德维希癌症研究所 2. MedImmune 公司 3. 纽约癌症研究所	1. 美国佐治亚州亚特兰大 2. 美国新罕布什尔州 3. 美国纽约布法罗	2016 年 12 月 28 日/2022 年 8 月

表 3-15 Ⅰ期临床研究中靶向 STAT 的抗肾癌药物

药物名称	靶点/作用	赞助方/合作者	实验地点	开始时间/预计完成时间
氟达拉滨	STAT	1. Inge Marie Svane 2. 赫尔雷夫医院	丹麦赫尔雷夫癌症免疫治疗中心	2016 年 12 月/ 2020 年 12 月
氟达拉滨	STAT	1. 美国国家癌症研究所 2. 美国国立卫生研究院临床中心	美国马里兰州贝塞斯达国立卫生研究院临床中心	2017 年 4 月 6 日/ 2028 年 1 月 1 日
氟达拉滨	STAT	1. 美国国家癌症研究所 2. 美国国立卫生研究院临床中心	美国马里兰州贝塞斯达国立卫生研究院临床中心	2014 年 2 月 7 日/ 2024 年 12 月 27 日

表 3-16 Ⅰ期临床研究中靶向 VEGF 的抗肾癌药物

药物名称	靶点/作用	赞助方/合作者	实验地点	开始时间/预计完成时间
贝伐珠单抗	VEGF	1. 罗伯托·皮利 2. 基因泰克公司 3. 信达药业	1. 美国印第安纳州印第安纳波利斯，印第安纳大学医院 2. 美国印第安纳大学梅尔文和布伦西蒙癌症中心 3. 美国俄亥俄州立大学	2017 年 5 月 25 日/ 2021 年 1 月 31 日
贝伐珠单抗	VEGF	罗氏制药	1. 美国康涅狄格州纽黑文耶鲁癌症中心 2. 美国伊利诺伊州芝加哥癌症中心 3. 美国马里兰州巴尔的摩马里兰大学格林鲍姆综合癌症中心	2017 年 3 月 27 日/ 2020 年 12 月 16 日
贝伐珠单抗	VEGF	SCRI 发展创新公司	1. 美国科罗拉多州丹佛市莎拉·坎农研究所 2. 美国康涅狄格州纽黑文耶鲁大学医学院 3. 美国密苏里州堪萨斯城 HCA 中西部	2015 年 9 月 22 日/ 2020 年 11 月
贝伐珠单抗	VEGF	费萨尔国王专科医院和研究中心	沙特阿拉伯利雅得国王费萨尔专科医院肿瘤研究中心	2014 年 12 月/ 2021 年 12 月
贝伐珠单抗	VEGF	罗斯威尔公园癌症研究所	1. 美国纽约布法罗罗斯威尔公园癌症研究所 2. 美国堪萨斯大学韦斯特伍德癌症中心 3. 美国密歇根州底特律韦恩州立大学卡门诺斯癌症研究所	2012 年 10 月 5 日/ 2021 年 7 月 13 日

表 3-17 Ⅰ期临床研究中靶向 RTK 的抗肾癌药物

药物名称	靶点/作用	赞助方/合作者	实验地点	开始时间/预计完成时间
SITRAVATINIB/ MGCD516	RTK	Mirati Therapeutics 公司	1. 美国亚拉巴马州伯明翰亚拉巴马大学 2. 美国加利福尼亚圣地亚哥加州大学分校 3. 美国加利福尼亚州旧金山加利福尼亚大学旧金山分校	2014 年 8 月/ 2020 年 11 月
SITRAVATINIB/ MGCD516	RTK	1. MD 安德森癌症中心 2. 美国国家癌症研究所	美国得克萨斯州休斯顿得克萨斯大学 MD 安德森癌症中心	2017 年 4 月 23 日/ 2024 年 4 月 24 日

表 3-18　Ⅰ期临床研究中 DNA 合成抑制剂类抗肾癌药物

药物名称	靶点/作用	赞助方/合作者	实验地点	开始时间/ 预计完成时间
环磷酰胺	DNA 合成抑制剂	Inge Marie Svane	丹麦赫尔雷夫癌症免疫治疗 中心	2016 年 12 月/ 2020 年 12 月
环磷酰胺	DNA 合成抑制剂	埃默里大学	美国佐治亚州亚特兰大儿童 医疗保健中心/埃默里大学	2015 年 2 月/ 2021 年 2 月
环磷酰胺	DNA 合成抑制剂	1. 美国国家癌症研究所 2. 美国国立卫生研究院临床中心	美国马里兰州贝塞斯达国立 卫生研究院临床中心	2017 年 4 月 6 日/ 2028 年 1 月 1 日
吉西他滨	DNA 合成抑制剂	宾夕法尼亚大学艾布拉姆森癌 症中心	美国宾夕法尼亚州费城宾夕 法尼亚大学艾布拉姆森癌 症中心	2018 年 3 月 19 日/ 2022 年 3 月 19 日
盐酸吉西他滨	DNA 合成抑制剂	1. 加州大学戴维斯分校 2. 默沙东	美国加利福尼亚州萨克拉门 托加州大学戴维斯分校综 合癌症中心	2015 年 8 月/ 2020 年 12 月
环磷酰胺	DNA 合成抑制剂	1. 美国国家癌症研究所 2. 美国国立卫生研究院临床中心	美国马里兰州贝塞斯达国立 卫生研究院临床中心	2014 年 2 月 7 日/ 2024 年 12 月 27 日
多柔比星	DNA 和 RNA 合 成抑制剂	1. AeRang Kim 2. 美国国家儿童研究所	美国哥伦比亚特区华盛顿国 家儿童医疗中心	2016 年 10 月/ 2020 年 10 月

表 3-19　Ⅰ期临床研究中靶向微管蛋白的抗肾癌药物

药物名称	靶点/作用	赞助方/合作者	实验地点	开始时间/ 预计完成时间
多西紫杉醇	微管蛋白	Pharmacyclics 公司	1. 美国亚拉巴马州亨茨维尔克利尔维尤癌症 研究所 2. 美国加利福尼亚州拉霍亚加州大学圣地亚 哥摩尔斯癌症中心 3. 美国加利福尼亚州南加州大学洛杉矶分校	2015 年 11 月/ 2021 年 5 月
多西紫杉醇	微管蛋白	1. 加州大学戴维斯分校 2. 默沙东	美国加利福尼亚州萨克拉门托加州大学戴维 斯分校综合癌症中心	2015 年 8 月/ 2020 年 12 月

表 3-20　Ⅰ期临床研究中靶向 A2A 受体的抗肾癌药物

药物名称	靶点/作用	赞助方/合作者	实验地点	开始时间/ 预计完成时间
CPI-444	A2A 受体	CorvusPharmaceuticals 公司	1. 美国亚利桑那州肿瘤学协会 2. 美国加利福尼亚州希望之城 3. 美国加利福尼亚州加州大学旧金山分 校医学中心	2018 年 4 月 25 日/ 2023 年 12 月
CPI-444	A2A 受体	CorvusPharmaceuticals 公司	1. 美国亚利桑那州图森亚利桑那大学癌 症中心 2. 美国加利福尼亚州洛杉矶加州大学洛 杉矶分校医疗中心 3. 美国加利福尼亚州旧金山加利福尼亚 大学	2016 年 1 月/ 2021 年 10 月

表 3-21　Ⅰ期临床研究中靶向 IL-2R 的抗肾癌药物

药物名称	靶点/作用	赞助方/合作者	实验地点	开始时间/预计完成时间
白细胞介素-2	白细胞介素-2 受体	密歇根大学癌症中心	1. 美国密歇根州安娜堡密歇根大学综合癌症中心 2. 美国明苏尼达州明尼苏达大学 3. 美国俄亥俄州哥伦布俄亥俄州立大学	2017 年 3 月 16 日/2020 年 10 月
NKTR-214	白细胞介素-2 受体	1. 内克塔治疗 2. 百时美施贵宝公司	1. 美国加利福尼亚州拉霍亚 2. 美国加利福尼亚州洛杉矶 3. 美国加利福尼亚州斯坦福帕洛阿尔托	2016 年 10 月/2021 年 12 月
阿迪白介素-2	白细胞介素-2 受体	1. 美国国家癌症研究所 2. 美国国立卫生研究院临床中心	美国马里兰州贝塞斯达国立卫生研究院临床中心	2017 年 6 月 4 日/2028 年 1 月 1 日
NKTR-214	白细胞介素-2 受体	内克塔治疗	1. 美国亚利桑那州代尔斯科茨 2. 美国佛罗里达州坦帕坦帕 3. 美国佐治亚州亚特兰大	2018 年 3 月 15 日/2022 年 12 月
阿迪白介素-2	白细胞介素-2 受体	1. 美国国家癌症研究所 2. 美国国立卫生研究院临床中心	美国马里兰州贝塞斯达国立卫生研究院临床中心	2014 年 2 月 7 日/2024 年 12 月 27 日

表 3-22　Ⅰ期临床研究中靶向 CD40 的抗肾癌药物

药物名称	靶点/作用	赞助方/合作者	实验地点	开始时间/预计完成时间
CDX-1140	CD40	塞德斯医疗	1. 美国亚利桑那州斯科茨代尔荣誉健康研究所 2. 美国纽约州西奈山的伊坎医学院 3. 美国纽约纪念斯隆-凯特琳癌症中心	2017 年 12 月 1 日/2020 年 11 月

表 3-23　Ⅰ期临床研究中的其他抗肾癌药物

药物名称	靶点/作用	赞助方/合作者	实验地点	开始时间/完成（预计完成）时间
MBG453	TIM-3	诺华制药	1. 美国马里兰州巴尔的摩诺华研究中心 2. 美国马萨诸塞州波士顿诺华调查站点 3. 美国得克萨斯州休斯顿诺华研究中心	2015 年 11 月 23 日/2021 年 10 月 15 日
LAG525	LAG-3	诺华制药	1. 美国纽约诺华调查站点 2. 美国北卡罗来纳州达勒姆诺华调查站点	2015 年 6 月 17 日/2020 年 7 月 22 日
PF-05082566	4-1BB	辉瑞公司	1. 美国加利福尼亚州洛杉矶临床研究单位 2. 美国加利福尼亚州洛杉矶诊所研究所 3. 美国加利福尼亚州洛杉矶凯克医院	2015 年 4 月/2020 年 4 月 30 日
X4P-001	CXCR	X4 制药	1. 美国亚利桑那州斯科茨代尔 2. 美国华盛顿特区哥伦比亚特区 3. 美国佛罗里达州杰克逊维尔	2016 年 1 月/2020 年 9 月
LCL161	IAP	诺华制药	1. 美国加利福尼亚州圣莫尼卡 2. 美国马里兰州巴尔的摩 3. 美国马萨诸塞州波士顿	2016 年 10 月 14 日/2021 年 2 月 17 日

续表

药物名称	靶点/作用	赞助方/合作者	实验地点	开始时间/完成（预计完成）时间
CPI-006	CD73	Corvus Pharmaceuticals 公司	1. 美国亚利桑那州肿瘤学协会 2. 美国加利福尼亚州希望之城 3. 美国加利福尼亚州加州大学旧金山分校医学中心	2018 年 4 月 25 日/ 2023 年 12 月
NIS793	TGF-β	诺华制药	1. 美国田纳西州纳什维尔 2. 美国犹他州盐湖城 3. 奥地利萨尔茨堡	2017 年 4 月 25 日/ 2021 年 4 月 13 日
Guadecitabine	DNMT	1. Ajjai Alva 2. 阿斯利康 3. 十大癌症研究联盟	1. 美国伊利诺伊州伊利诺伊癌症中心大学 2. 美国爱荷华州爱荷华大学医院与诊所 3. 美国密歇根州密歇根大学综合癌症中心	2017 年 12 月 19 日/ 2020 年 12 月 1 日
CB-839（TELAGLENASTAT）	KGA，GAC	卡里瑟拉生物科学公司	1. 美国亚利桑那州斯科茨代尔 2. 美国加利福尼亚州帕洛阿尔托斯坦福大学 3. 美国科罗拉多州科罗拉多大学和奥罗拉分校	2016 年 8 月/ 2020 年 7 月
莫加利珠单抗	CCR4	1. 大阪大学 2. 协和麒麟有限公司 3. 小野制药有限公司	日本大阪吹田大阪大学	2016 年 3 月/ 2020 年 3 月
辛伐他汀	HMG-CoA 还原酶	埃默里大学	美国佐治亚特兰大特兰大儿童医疗保健中心/埃默里大学	2015 年 2 月/ 2021 年 2 月
拓扑替康	拓扑异构酶1			
	JAK1	Incyte 公司	1. 美国加利福尼亚州旧金山加利福尼亚大学旧金山海伦·迪勒家庭综合癌症中心 2. 美国加利福尼亚州圣莫尼卡约翰·韦恩癌症研究所普罗维登斯圣约翰健康中心 3. 美国哥伦比亚特区华盛顿乔治敦大学医学中心伦巴第综合癌症中心	2016 年 1 月/ 2020 年 9 月 29 日

第三节　Ⅱ期临床试验中的抗肾癌药物

　　Ⅱ期临床试验为治疗作用初步评价阶段，其目的是初步评价药物对目标适应证患者的治疗作用和安全性，也为Ⅲ期临床试验研究设计和给药剂量方案提供依据。此阶段的研究设计可以根据具体的研究目的采用多种形式，包括随机盲法对照临床试验。

　　Ⅱ期临床试验重点在于药物的安全性和疗效，包括应用安慰剂或已上市药物作为对照药物，对新药的疗效进行评价，并在此过程中就疾病的发生发展过程对药物疗效的影响进行研究；确定Ⅲ期临床试验的给药剂量和方案；获得更多的药物安全性方面的资料。

目前处于Ⅱ期临床抗肾癌研究中的药物见表 3-24~表 3-47，包括以 PD-1（表 3-24）、PD-L1（表 3-25）、LAG-3（表 3-26）、OX40（表 3-27）、CTLA-4（表 3-28）、GITR（表 3-29）等为靶点的分子药物。

表 3-24 Ⅱ期临床研究中靶向 PD-1 的抗肾癌药物

药物名称	靶点/作用	赞助方/合作者	实验地点	开始时间/完成（预计完成）时间
纳武单抗	PD-1	1. 澳大利亚和新西兰泌尿生殖器和前列腺癌试验组 2. 百时美施贵宝公司	1. 澳大利亚新南威尔士 Border Medical Oncology 2. 澳大利亚新南威尔士州坎贝尔镇医院 3. 澳大利亚新南威尔士州克里斯奥布莱恩生命之家癌症治疗中心	2017 年 10 月 19 日/2022 年 12 月
纳武单抗	PD-1	1. 达纳法伯癌症研究所 2. 百时美施贵宝公司	1. 美国加利福尼亚州拉霍亚加利福尼亚大学圣地亚哥摩尔斯癌症中心 2. 美国伊利诺伊州芝加哥芝加哥大学医学中心 3. 美国马萨诸塞州波士顿贝斯以色列女执事医疗中心	2017 年 9 月 26 日/2024 年 11 月 30 日
纳武单抗	PD-1	凯斯综合癌症中心	美国俄亥俄州克利夫兰诊所陶西格癌症研究所，凯斯综合癌症中心	2017 年 8 月 3 日/2019 年 6 月
纳武单抗	PD-1	1. MD 安德森癌症中心 2. 美国国家癌症研究所	美国得克萨斯州休斯顿得克萨斯大学 MD 安德森癌症中心	2017 年 4 月 23 日/2024 年 4 月 24 日
帕博利珠单抗	PD-1	森尼布鲁克健康科学中心	1. 加拿大艾伯塔省卡尔加里汤姆贝克癌症中心 2. 加拿大安大略省多伦多森尼布鲁克健康科学中心 3. 加拿大安大略省多伦多玛格丽特公主医院	2016 年 12 月/2021 年 3 月
纳武单抗	PD-1	瑞士临床癌症研究小组	1. 瑞士阿劳市医院 2. 瑞士巴登医院 3. 瑞士巴塞尔大学	2017 年 12 月 13 日/2037 年 12 月 1 日
纳武单抗	PD-1	得克萨斯大学西南医学中心	1. 美国马里兰州约翰·霍普金斯巴尔的摩悉尼·金梅尔综合癌症中心 2. 美国得克萨斯州达拉斯	2017 年 3 月 1 日/2020 年 1 月 31 日
帕博利珠单抗	PD-1	1. 科罗拉多大学丹佛分校 2. 默沙东	1. 美国科罗拉多州丹佛奥罗拉科罗拉多大学 2. 美国科罗拉多州 UCHealth 纪念中心医院	2017 年 9 月 28 日/2020 年 6 月
纳武单抗	PD-1	康奈尔大学威尔医学院	美国纽约威尔康奈尔医学-纽约长老会医院	2016 年 11 月/2022 年 12 月
帕博利珠单抗	PD-1	1. 澳大利亚和新西兰泌尿生殖器和前列腺癌试验组 2. 默沙东 3. 安进	1. 澳大利亚新南威尔士州北方癌症研究所 2. 澳大利亚新南威尔士州 Calvary Mater Newcastle 公共医院 3. 澳大利亚昆士兰州阳光海岸大学医院	2017 年 12 月 12 日/2021 年 10 月 4 日

续表

药物名称	靶点/作用	赞助方/合作者	实验地点	开始时间/完成（预计完成）时间
纳武单抗	PD-1	优宁康公司	1. 法国卡昂弗朗索瓦巴克莱斯癌症中心 2. 法国第戎市乔治·弗朗索瓦·勒克莱尔癌症中心 3. 法国里昂莱昂贝拉德癌症中心	2016 年 1 月/ 2023 年 1 月
帕博利珠单抗	PD-1	莫菲特癌症中心和研究所	美国佛罗里达州坦帕市莫菲特癌症中心和研究所	2017 年 4 月 11 日/ 2020 年 12 月
INCB001158	PD-1	Incyte 公司	1. 美国南阿亚拉巴马大学莫比尔分校	2016 年 9 月 14 日/
帕博利珠单抗	PD-1		2. 美国亚利桑那州斯科茨代尔 3. 美国亚利桑那大学图森分校	2020 年 8 月 28 日
纳武单抗	PD-1	意大利肿瘤学临床研究组	意大利雷焦艾米利亚–罗马涅区	2017 年 7 月 14 日/ 2020 年 7 月 14 日
纳武单抗	PD-1	1. 迈克尔·B. 阿特金斯医学博士 2. 百时美施贵宝公司 3. 印第安纳州癌症研究网络	1. 美国康涅狄格州耶鲁大学耶鲁癌症中心 2. 美国哥伦比亚特区华盛顿乔治敦大学 3. 美国佐治亚州埃默里大学温希普癌症研究所	2017 年 4 月 24 日/ 2021 年 2 月
纳武单抗	PD-1	加州大学戴维斯分校	美国加利福尼亚州萨克拉门托加州大学戴维斯分校综合癌症中心	2016 年 11 月/ 2021 年 2 月
纳武单抗	PD-1	得克萨斯大学西南医学中心	美国得克萨斯州达拉斯得克萨斯大学西南医学中心	2016 年 6 月 20 日/ 2022 年 12 月
纳武单抗	PD-1	1. AIO-Studien-gGmbH 2. 百时美施贵宝公司	1. 奥地利维也纳医科大学 2. 德国埃森大学	2016 年 12 月/ 2021 年 12 月
纳武单抗	PD-1	福克斯蔡斯癌症中心	1. 美国宾夕法尼亚州费城福克斯蔡斯癌症中心 2. 美国纽约康奈尔 3. 美国马里兰巴尔的摩	2017 年 6 月 12 日/ 2024 年 4 月 6 日
纳武单抗	PD-1	1. 尼古拉（尼古拉·戈克布吉） 2. 歌德大学	1. 德国下萨克森森州汉诺威医学院 2. 德国柏林查理特大学医学院 3. 德国埃尔兰根大学医院	2017 年 11 月 1 日/ 2022 年 12 月 31 日
纳武单抗	PD-1	密歇根大学癌症中心	1. 美国密歇根州安娜堡密歇根大学综合癌症中心 2. 美国俄亥俄州克利夫兰大学医院克利夫兰医疗中心 3. 美国俄亥俄州哥伦布俄亥俄州立大学	2017 年 3 月 16 日/ 2020 年 10 月
纳武单抗	PD-1	Association Pour La Recherche des Thérapeutiques Innovan-tes en Cancérologie	1. 法国波尔多大学医院 2. 法国卡昂弗朗索瓦·巴克莱斯癌症中心 3. 法国克雷泰伊亨利蒙多尔大学医院	2017 年 5 月 31 日
纳武单抗	PD-1	卡里瑟拉生物科学公司	1. 美国亚利桑那州斯科茨代尔 2. 美国加利福尼亚州帕洛阿尔托斯坦福大学 3. 美国科罗拉多州科罗拉多大学奥罗拉分校	2016 年 8 月/ 2020 年 6 月

续表

药物名称	靶点/作用	赞助方/合作者	实验地点	开始时间/完成（预计完成）时间
SPARTALIZUMAB/PDR001	PD-1	诺华制药	1. 美国加利福尼亚州圣莫尼卡诺华调查站点 2. 美国佛罗里达州坦帕诺华调查站点 3. 美国马里兰州巴尔的摩诺华调查站点	2016 年 4 月 26 日/2021 年 6 月 3 日
纳武单抗	PD-1	百时美施贵宝公司	1. 美国加利福尼亚州旧金山 2. 美国康涅狄格州纽黑文耶鲁癌症中心 3. 美国佐治亚州奥古斯塔大学	2017 年 1 月 17 日/2022 年 1 月 18 日
纳武单抗	PD-1	蒙特利尔大学中心医院	1. 加拿大魁北克蒙特利尔蒙特利尔大学中心医院 2. 加拿大魁北克麦吉尔大学健康中心 3. 加拿大魁北克蒙特利尔犹太综合医院	2017 年 6 月 2 日/2021 年 6 月
纳武单抗	PD-1	AIO-Studien-gGmbH	1. 奥地利林茨 2. 奥地利维也纳维也纳大学内科学系 3. 比利时安特卫普米德尔海姆	2016 年 10 月/2021 年 7 月
MEDI0680 纳武单抗	PD-1 PD-1	MedImmune 公司	1. 美国亚利桑那州斯科茨代尔研究站点 2. 美国加利福尼亚洛杉矶研究站点 3. 美国佛罗里达州坦帕研究站点	2014 年 5 月 19 日/2020 年 3 月 31 日
纳武单抗	PD-1	内克塔治疗	1. 美国亚利桑那州斯科茨代尔荣誉健康（HonorHealth）研究所 2. 美国佛罗里达州坦帕莫菲特癌症中心 3. 美国康涅狄格州耶鲁癌症中心	2018 年 3 月 15 日/2022 年 12 月
SPARTALIZUMAB/PDR001	PD-1	诺华制药	1. 美国纽约诺华调查站点 2. 美国北卡罗来纳州达勒姆诺华调查站点	2015 年 6 月 17 日/2020 年 7 月 22 日
SPARTALIZUMAB/PDR001	PD-1	诺华制药	1. 美国马里兰州巴尔的摩诺华调查站点 2. 美国马萨诸塞州波士顿诺华调查站点 3. 美国得克萨斯州休斯顿诺华调查站点	2015 年 11 月 23 日/2021 年 10 月 15 日
帕博利珠单抗	PD-1	1. 根特大学医院 2. AZ Sint-Lucas Brugge 医院 3. GZA 医院圣奥古斯丁分院（GZA Ziekenhuizen Campus Sint-Augustinus）	1. 比利时 AZ Sint-Lucas Brugge 医院 2. 比利时 GAZ 医院（Gasthuis Zusters Antwerpen） 3. 比利时根特大学医院	2018 年 3 月 9 日/2022 年 8 月 14 日
纳武单抗	PD-1	1. 唐·迪松 2. 百时美施贵宝公司 3. 罗德岛医院	1. 美国罗得岛州普罗维登斯罗得岛医院 2. 美国罗德岛妇女和婴儿医院 3. 美国罗得岛州普罗维登斯米里亚姆医院	2018 年 4 月 30 日/2022 年 2 月
纳武单抗 帕博利珠单抗	PD-1 PD-1	1. 新泽西州立大学罗格斯分校 2. 美国国家癌症研究所	美国新泽西州新不伦瑞克罗格斯癌症研究所	2017 年 8 月 17 日/2022 年 7 月 30 日

续表

药物名称	靶点/作用	赞助方/合作者	实验地点	开始时间/完成（预计完成）时间
纳武单抗	PD-1	1. 国际生物细胞学会 2. Incyte 公司	1. 美国加利福尼亚州洛杉矶安吉利斯诊所和研究所 2. 美国佛罗里达州盖恩斯维尔佛罗里达大学盖恩斯维尔分校 3. 美国密歇根州底特律韦恩州立大学卡门诺斯癌症研究所	2017 年 4 月 13 日/ 2021 年 10 月 28 日
帕博利珠单抗	PD-1	1. MD 安德森癌症中心 2. 美国国家癌症研究所	美国得克萨斯州休斯顿得克萨斯大学MD 安德森癌症中心	2016 年 8 月 15 日/ 2020 年 8 月 20 日
纳武单抗	PD-1	1. 优宁康公司 2. 法国国家癌症研究所 3. 百时美施贵宝公司	法国维勒瑞夫古斯塔夫鲁西癌症中心	2017 年 6 月 16 日/ 2023 年 12 月

引自 https：//www. clinicaltrials. gov/ct2/results?term=drug&cond= Kidney+Cancer&recrs= a&age_v=&gndr= &type=&rslt= &phase=0&Search=Apply。本节余表均同此。

表 3-25　Ⅱ期临床研究中靶向 PD-L1 的抗肾癌药物

药物名称	靶点/作用	赞助方/合作者	实验地点	开始时间/完成（预计完成）时间
阿特珠单抗	PD-L1	1. 罗伯托·皮利 2. 基因泰克公司 3. 信达药业	1. 美国印第安纳州印第安纳波利斯印第安纳大学健康医院 2. 美国印第安纳州印第安纳波利斯印第安纳大学梅尔文和布伦西蒙癌症中心	2017 年 5 月 25 日/ 2021 年 1 月 31 日
德瓦鲁单抗（DURVALUMAB/MEDI4736）	PD-L1	伦敦大学玛丽皇后学院	1. 西班牙巴塞罗那 del Mar-Parc de Salut Mar 医院 2. 西班牙巴塞罗那 Vall d'Hebron 肿瘤研究所 3. 西班牙巴塞罗那 Clínic de Barcelona 医院	2017 年 1 月/ 2019 年 9 月
阿特珠单抗	PD-L1	1. 达纳法伯癌症研究所 2. 基因泰克公司	1. 美国加利福尼亚州拉霍亚加利福尼亚大学圣地亚哥摩尔斯癌症中心 2. 美国马萨诸塞州波士顿贝斯以色列女执事医疗中心 3. 美国马萨诸塞州波士顿达纳法伯癌症研究所 4. 美国密歇根州底特律韦恩州立大学卡门诺斯癌症研究所	2016 年 4 月/ 2023 年 10 月
阿特珠单抗	PD-L1	康奈尔大学威尔医学院	美国纽约威尔康奈尔医学-纽约长老会医院	2016 年 11 月/ 2022 年 12 月
德瓦鲁单抗	PD-L1	1. 阿贾伊·阿尔瓦，医学博士 2. 阿斯利康 3. 十大癌症研究联盟	1. 美国伊利诺伊州癌症中心大学 2. 美国新泽西州新不伦瑞克罗格斯癌症研究所 3. 美国爱荷华州爱荷华大学医院与诊所	2017 年 12 月 19 日/ 2020 年 12 月 1 日
阿维鲁单抗	PD-L1	1. 荷兰癌症研究所 2. 辉瑞公司	荷兰阿姆斯特丹 Antoni van Leeuwenhoek 医院	2018 年 3 月 28 日/ 2025 年 1 月 31 日
德瓦鲁单抗	PD-L1	MedImmune 公司	1. 美国堪萨斯州欧弗兰帕克研究中心 2. 美国加利福尼亚州洛杉矶研究站点 3. 美国佛罗里达州坦帕研究站点	2014 年 5 月 19 日/ 2020 年 3 月 31 日

续表

药物名称	靶点/作用	赞助方/合作者	实验地点	开始时间/完成（预计完成）时间
德瓦鲁单抗	PD-L1	1. 路德维希癌症研究所 2. MedImmune 公司 3. 纽约市癌症研究所	1. 美国佐治亚州亚特兰大 2. 美国纽约布法罗	2016 年 12 月 28 日/ 2022 年 8 月
阿特珠单抗	PD-L1	1. 华盛顿大学 2. 美国国家癌症研究所	美国华盛顿西雅图弗雷德·哈奇/华盛顿大学癌症联合会	2017 年 6 月 9 日/ 2021 年 12 月 1 日
阿特珠单抗	PD-L1	伊克力西斯公司	1. 美国加利福尼亚州杜阿尔特 2. 美国亚利桑那州	2017 年 9 月 5 日/ 2021 年 12 月

表 3-26　Ⅱ期临床研究中靶向 LAG-3 的抗肾癌药物

药物名称	靶点/作用	赞助方/合作者	实验地点	开始时间/预计完成时间
Relatlimab	LAG-3	百时美施贵宝公司	1. 美国加利福尼亚州旧金山 2. 美国康涅狄格州纽黑文耶鲁癌症中心 3. 美国佛罗里达州坦帕癌症中心	2017 年 1 月 17 日/ 2022 年 1 月 18 日
LAG525	LAG-3	诺华制药	1. 美国纽约诺华调查站点 2. 美国北卡罗来纳州达勒姆诺华调查站点	2015 年 6 月 17 日/ 2020 年 7 月 22 日

表 3-27　Ⅱ期临床研究中靶向 OX40 的抗肾癌药物

药物名称	靶点/作用	赞助方/合作者	实验地点	开始时间/预计完成时间
PF-04518600	OX40	1. 南加州大学 2. 美国国家癌症研究所	1. 美国加利福尼亚州洛杉矶南加州大学诺里斯综合癌症中心 2. 美国加利福尼亚州萨克拉门托加州大学戴维斯分校综合癌症中心 3. 美国俄亥俄州克利夫兰诊所陶西格癌症研究所，凯斯综合癌症中心	2017 年 7 月 19 日/ 2022 年 7 月 19 日

表 3-28　Ⅱ期临床研究中靶向 CTLA-4 的抗肾癌药物

药物名称	靶点/作用	赞助方/合作者	实验地点	开始时间/完成（预计完成）时间
伊匹单抗	CTLA-4	1. 澳大利亚和新西兰泌尿生殖器和前列腺癌试验组 2. 百时美施贵宝公司	1. 澳大利亚新南威尔士 Border Medical Oncology 2. 澳大利亚新南威尔士州坎贝尔镇医院 3. 澳大利亚新南威尔士州克里斯奥布莱恩生命之家癌症治疗中心	2017 年 10 月 19 日/ 2022 年 12 月
伊匹单抗	CTLA-4	1. 达纳法伯癌症研究所 2. 百时美施贵宝公司	1. 美国加利福尼亚州拉霍亚加利福尼亚大学圣地亚哥摩尔斯癌症中心 2. 美国伊利诺伊州伊利诺伊芝加哥大学医学中心 3. 美国马萨诸塞州波士顿贝斯以色列女执事医疗中心	2017 年 9 月 26 日/ 2024 年 11 月 30 日

续表

药物名称	靶点/作用	赞助方/合作者	实验地点	开始时间/完成（预计完成）时间
伊匹单抗	CTLA-4	瑞士临床癌症研究小组	1. 瑞士阿劳市医院 2. 瑞士巴登医院 3. 瑞士巴塞尔大学	2017 年 12 月 13 日/ 2037 年 12 月 1 日
伊匹单抗	CTLA-4	得克萨斯大学西南医学中心	1. 美国马里兰州约翰·霍普金斯巴尔的摩的西德尼·凯米尔综合癌症中心 2. 美国得克萨斯州达拉斯	2017 年 3 月 1 日/ 2020 年 1 月 31 日
伊匹单抗	CTLA-4	1. 迈克尔·B. 阿特金斯 2. 百时美施贵宝公司 3. 印第安纳州癌症研究网	1. 美国哥伦比亚特区华盛顿乔治教大学 2. 美国康涅狄格州耶鲁大学耶鲁癌症中心 3. 美国佐治亚州埃默里大学 Winship 癌症研究所	2017 年 4 月 24 日/ 2021 年 2 月
伊匹单抗	CTLA-4	1. 尼古拉·戈克布吉 2. 歌德大学	1. 德国下萨克森州汉诺威汉诺威医学院 2. 德国柏林柏林 Charité 大学医学院 3. 德国埃尔兰根埃尔兰根大学医院	2017 年 11 月 1 日/ 2022 年 12 月 31 日
伊匹单抗	CTLA-4	1. 内克塔治疗 2. 百时美施贵宝公司	1. 美国加利福尼亚州拉霍亚 2. 美国加利福尼亚州洛杉矶 3. 美国加利福尼亚州斯坦福帕洛阿尔托	2016 年 10 月/ 2021 年 12 月
伊匹单抗	CTLA-4	肿瘤学创新治疗研究协会	1. 法国波尔多圣安德鲁医院，波尔多大学医院 2. 法国卡昂弗朗索瓦巴克莱斯癌症中心 3. 法国克雷泰伊亨利蒙多尔大学医院	2017 年 5 月 31 日
伊匹单抗	CTLA-4	百时美施贵宝公司	1. 美国加利福尼亚州旧金山 2. 美国康涅狄格州纽黑文耶鲁癌症中心 3. 美国佛罗里达州坦帕癌症中心	2017 年 1 月 17 日/ 2022 年 1 月 18 日
伊匹单抗	CTLA-4	1. IO-Studien-gGmbH 2. 百时美施贵宝公司	1. 奥地利林茨 Ordensklinik Linz Barmher-zige Schwestern 2. 奥地利维也纳维也纳大学内科诊所 3. 比利时安特卫普 ZNA Middelheim 医院	2016 年 10 月/ 2021 年 7 月
曲美木单抗	CTLA-4	1. 路德维希癌症研究所 2. MedImmune 公司 3. 纽约市癌症研究所	1. 美国佐治亚洲亚特兰大 2. 美国新罕布什尔州 3. 美国纽约	2016 年 12 月 28 日/ 2022 年 8 月
伊匹单抗	CTLA-4	1. 唐·迪松 2. 百时美施贵宝公司 3. 罗得岛医院	1. 美国罗得岛州普罗维登斯罗得岛医院 2. 美国罗德岛州罗德岛妇婴医院 3. 美国罗得岛州米里亚姆医院	2018 年 4 月 30 日/ 2022 年 2 月

表 3-29　Ⅱ 期临床研究中靶向 GITR 的抗肾癌药物

药物名称	靶点/作用	赞助方/合作者	实验地点	开始时间/完成（预计完成）时间
INCAGN01876	GITR	国际生物科学研究所	1. 美国加利福尼亚州洛杉矶诊所研究所 2. 美国佛罗里达州盖恩斯维尔佛罗里达大学 3. 美国密歇根州底特律韦恩州立大学卡门诺斯癌症研究所	2017 年 4 月 13 日/ 2021 年 10 月 28 日
INCAGN01876	GITR	国际生物科学研究所	1. 美国加利福尼亚州洛杉矶诊所和研究所 2. 美国康涅狄格州纽黑文耶鲁大学 3. 美国马萨诸塞州波士顿贝斯以色列女执事医疗中心	2016 年 4 月/ 2020 年 3 月

表 3-30　Ⅱ 期临床研究中靶向 VEGFR 的抗肾癌药物

药物名称	靶点/作用	赞助方/合作者	实验地点	开始时间/完成（预计完成）时间
卡博替尼	VEGFR1/2/3，c-MET，Axl，c-KIT，TIE2，RET	1. MD 安德森癌症中心 2. 伊克力西斯 3. 美国国家癌症研究所	1. 美国得克萨斯州休斯顿得克萨斯大学 MD 安德森癌症中心 2. 美国得克萨斯州休斯顿卡蒂 MD 安德森区域护理中心 3. 美国得克萨斯州休斯顿舒格兰 MD 安德森区域护理中心	2018 年 5 月 15 日/ 2020 年 7 月 31 日
舒尼替尼	VEGFR1/2/3，PDGFRα/β，CSF1R，c-KIT，FLT3，RET			
阿西替尼	VEGFR1/2/3，PDGFR	X4 制药	1. 美国亚利桑那州斯科茨代尔 2. 美国华盛顿哥伦比亚特区 3. 美国佛罗里达州杰克逊维尔	2016 年 1 月/ 2020 年 9 月
帕唑帕尼	VEGFR1/2/3，PDGFR，c-KIT	诺华制药	1. 美国纽约罗斯威尔公园癌症研究所 2. 阿根廷布宜诺斯艾利斯卡巴诺华调查站点 3. 奥地利格拉茨诺华调查站点	2017 年 11 月 14 日/ 2021 年 7 月 15 日
舒尼替尼	VEGFR1/2/3，PDGFRα/β，CSF1R，c-KIT，FLT3，RET	西班牙泌尿生殖道肿瘤中心	1. 西班牙马德里 MD 安德森癌症中心 2. 西班牙瓦尔德希伯伦大学医院 3. 西班牙巴塞罗那巴塞罗那医院	2017 年 5 月 10 日/ 2021 年 3 月
乐伐替尼	VEGFR1/2/3，PDGFRα，FGFR，c-MET，c-KIT，RET	卫材公司	1. 美国佛罗里达州坦帕市莫菲特癌症中心研究所 2. 美国伊利诺伊州芝加哥拉什大学医疗中心 3. 美国马萨诸塞州波士顿麻省总医院癌症中心	2017 年 2 月 20 日/ 2020 年 3 月 5 日
卡博替尼	VEGFR1/2/3，c-MET，Axl，c-KIT，TIE2，RET	1. 科罗拉多大学丹佛分校 2. 默沙东	1. 美国科罗拉多州科罗拉多大学丹佛分校 2. 美国科罗拉多州 UCHealth 纪念中心医院 3. 美国科罗拉多州 Poudre Valley 医院	2017 年 9 月 28 日/ 2020 年 6 月
舒尼替尼	VEGFR1/2/3，PDGFRα/β，CSF1R，c-KIT，FLT3，RET	1. 贝桑松大学中心医院 2. 辉瑞公司	法国贝桑松贝桑松大学中心医院	2016 年 2 月 19 日/ 2023 年 2 月
卡博替尼	VEGFR1/2/3，c-MET，Axl，c-KIT，TIE2，RET	卡里瑟拉生物科学公司	1. 美国亚拉巴马州亚拉巴马大学伯明翰分校 2. 美国亚利桑那州梅奥诊所癌症中心 3. 美国亚利桑那大学图森分校癌症中心	2018 年 3 月 27 日/ 2022 年 9 月 30 日
阿西替尼	VEGFR1/2/3，PDGFR	安斯泰来制药全球发展有限公司	1. 美国亚利桑那州图森 2. 美国加利福尼亚州恩西尼塔斯 3. 美国加利福尼亚州拉约拉	2016 年 5 月 24 日/ 2020 年 9 月

续表

药物名称	靶点/作用	赞助方/合作者	实验地点	开始时间/完成（预计完成）时间
舒尼替尼	VEGFR1/2/3, PDGFRα/β, CSF1R, c-KIT, FLT3, RET	1. AIO-Studien-gGmbH 2. 百时美施贵宝公司	1. 奥地利维也纳医科大学医院内科诊所肿瘤内科 2. 德国埃森埃森大学医院泌尿科与小儿泌尿科和泌尿肿瘤科	2016 年 12 月/ 2021 年 12 月
帕唑帕尼	VEGFR1/2/3, PDGFR, c-KIT			
阿西替尼	VEGFR1/2/3, PDGFR	福克斯蔡斯癌症中心	1. 美国马里兰州约翰·霍普金斯 2. 美国宾夕法尼亚州费城福克斯蔡斯癌症中心	2017 年 6 月 12 日/ 2024 年 4 月 6 日
舒尼替尼	VEGFR1/2/3, PDGFRα/β, CSF1R, c-KIT, FLT3, RET	尼古拉·戈克布吉	1. 德国下萨克森州汉诺威医学院 2. 德国埃森大学 3. 德国埃尔兰根大学医院	2017 年 11 月 1 日/ 2022 年 12 月 31 日
舒尼替尼	VEGFR1/2/3, PDGFRα/β, CSF1R, c-KIT, FLT3, RET	费萨尔国王专科医院和研究中心	沙特阿拉伯利雅得国王费萨尔专科医院和肿瘤研究中心	2014 年 12 月/ 2021 年 12 月
卡博替尼	VEGFR1/2/3, c-MET, Axl, c-KIT, TIE2, RET	米兰 IRCCS 基金会国家癌症研究所	意大利米兰 IRCCS 国家癌症研究所基金会	2018 年 6 月 11 日/ 2020 年 6 月
卡博替尼	VEGFR1/2/3, c-MET, Axl, c-KIT, TIE2, RET	米兰 IRCCS 基金会国家癌症研究所	意大利米兰 IRCCS 国家癌症研究所基金会	2018 年 1 月 12 日/ 2020 年 6 月
盐酸帕唑帕尼	VEGFR1/2/3, PDGFR, c-KIT	1. 学术与社区癌症研究联合会 2. 美国国家癌症研究所	1. 美国佛罗里达州杰克逊维尔的梅奥诊所 2. 美国明尼苏达州罗切斯特梅奥诊所 3. 美国北达科他州桑福德法戈医疗中心	2018 年 2 月 16 日/ 2021 年 6 月 1 日
舒尼替尼	VEGFR1/2/3, PDGFRα/β, CSF1R, c-KIT, FLT3, RET	圣保罗州癌症研究所	美国圣保罗州癌症研究所	2017 年 12 月 11 日/ 2022 年 12 月 11 日
阿西替尼	VEGFR1/2/3, PDGFR	1. 英国国民医疗服务体系苏格兰国家服务局 2. 辉瑞公司	1. 英国剑桥阿登布鲁克斯医院 2. 英国爱丁堡西部综合医院 3. 英国格拉斯哥苏格兰西部比特森癌症中心	2017 年 12 月 15 日/ 2020 年 6 月 1 日
沃洛拉尼	VEGFR, PDGFR, c-KIT, CSF1R, FLT3	AnewPharma	北京大学肿瘤医院	2017 年 3 月 10 日/ 2020 年 12 月
阿西替尼	VEGFR1/2/3, PDGFR	1. 荷兰癌症研究所 2. 辉瑞公司	荷兰阿姆斯特丹安东尼·范·列文虎克	2018 年 3 月 28 日/ 2025 年 1 月 31 日
阿西替尼	VEGFR1/2/3, PDGFR	1. 南加州大学 2. 美国国家癌症研究所	1. 美国洛杉矶南加州大学医学中心 2. 美国加利福尼亚州洛杉矶 USC /诺里斯综合癌症中心 3. 美国加利福尼亚州纽波特比奇南加州大学诺里斯肿瘤/血液科	2017 年 7 月 19 日/ 2022 年 7 月 19 日

续表

药物名称	靶点/作用	赞助方/合作者	实验地点	开始时间/完成（预计完成）时间
卡博替尼	VEGFR1/2/3，c-MET，Axl，c-KIT，TIE2，RET	美国国家癌症研究所	1. 美国亚拉巴马州佰明翰亚拉巴马州儿童医院 2. 美国阿拉斯加州安克雷奇普罗维登阿拉斯加医疗中心 3. 美国阿肯色州小石城阿肯色州儿童医院	2017 年 5 月 8 日/ 2020 年 6 月 30 日
盐酸帕唑帕尼	VEGFR1/2/3，PDGFR，c-KIT	罗斯威尔公园癌症研究所	1. 美国纽约布法罗斯威尔公园癌症研究所 2. 美国宾夕法尼亚州匹兹堡匹兹堡大学癌症研究所（UPCI）	2012 年 10 月 5 日/ 2021 年 7 月 13 日
卡博替尼	VEGFR1/2/3，c-MET，Axl，c-KIT，TIE2，RET	伊克力西斯公司	1. 美国加利福尼亚州杜尔特 2. 美国马萨诸塞州波士顿 3. 美国亚利桑那州	2017 年 9 月 5 日/ 2021 年 12 月
瑞戈非尼	VEGFR1/2/3，FGFR，EGFR，TIE2，c-KIT，RET，C-Raf，B-Raf，PDGFR	亚拉巴马大学伯明翰分校	1. 美国亚拉巴马州伯明翰亚拉巴马大学伯明翰分校 2. 美国密歇根州底特律韦恩州立大学 3. 美国俄亥俄州克利夫兰诊所	2015 年 5 月/ 2019 年 12 月

表 3-31　II 期临床研究中靶向 EGFR 的抗肾癌药物

药物名称	靶点/作用	赞助方/合作者	实验地点	开始时间/完成（预计完成）时间
厄洛替尼	EGFR，HDAC1/2/3	1. 美国国家癌症研究所 2. 美国国立卫生研究院临床中心	美国马里兰州贝塞斯达国立卫生研究院临床中心	2010 年 5 月 6 日/ 2022 年 1 月 1 日
瑞戈非尼	EGFR，FGFR，VEGFR1/2/3，TIE2，c-KIT，RET，C-Raf，B-Raf，PDGFR	亚拉巴马大学伯明翰分校	1. 美国亚拉巴马州伯明翰亚拉巴马大学伯明翰分校 2. 美国密歇根州底特律韦恩州立大学 3. 美国俄亥俄州克利夫兰诊所	2015 年 5 月/ 2019 年 12 月

表 3-32　II 期临床研究中靶向 BTK 的抗肾癌药物

药物名称	靶点/作用	赞助方/合作者	实验地点	开始时间/预计完成时间
依鲁替尼	BTK	1. 加州大学戴维斯分校 2. Pharmacyclics 公司	美国加利福尼亚州萨克拉门托加州大学戴维斯分校综合癌症中心	2016 年 11 月/ 2021 年 2 月
依鲁替尼	BTK	Pharmacyclics 公司	1. 美国亚拉巴马州亨茨维尔克利尔维尤癌症研究所 2. 美国加利福尼亚州拉霍亚加州大学圣地亚哥摩尔斯癌症中心 3. 美国加利福尼亚州南加州大学洛杉矶分校	2015 年 11 月/ 2021 年 5 月

表 3-33　Ⅱ期临床研究中靶向 TRK 的抗肾癌药物

药物名称	靶点/作用	赞助方/合作者	实验地点	开始时间/预计完成时间
恩曲替尼	TRK, ROS1, ALK	罗氏制药	1. 美国科罗拉多州科罗拉多大学癌症中心 2. 美国亚利桑那州凤凰城尊严健康圣约瑟夫医院和医疗中心 3. 美国亚利桑那州斯科茨代尔梅奥诊所	2015 年 11 月 19 日/ 2024 年 12 月 2 日
拉罗替尼（LAROTRECTINIB /LOXO-101）	TRK	美国国家癌症研究所	1. 美国亚拉巴马州伯明翰亚拉巴马州儿童医院 2. 美国亚利桑那州梅萨卡顿儿童医疗中心 3. 美国亚利桑那州班纳大学医学中心	2017 年 7 月 24 日/ 2024 年 9 月 30 日
拉罗替尼（LAROTRECTINIB /LOXO-101）	TRK	美国国家癌症研究所	1. 美国亚拉巴马大学伯明翰分校癌症中心 2. 美国阿拉斯加州阿拉斯加地区医院 3. 美国南亚拉巴马大学米切尔癌症研究所	2015 年 8 月 12 日/ 完成时间暂无

表 3-34　Ⅱ期临床研究中靶向 HDAC 的抗肾癌药物

药物名称	靶点/作用	赞助方/合作者	实验地点	开始时间/预计完成时间
恩替诺特	HDAC1/2/3, EGFR	1. 罗伯托·皮利 2. 基因泰克公司 3. 信达药业	1. 美国印第安纳州印第安纳波利斯印第安纳大学健康医院 2. 美国印第安纳州印第安纳波利斯印第安纳大学梅尔文和布伦西蒙癌症中心	2017 年 5 月 25 日/ 2021 年 1 月 31 日
恩替诺特	HDAC1/2/3, EGFR	1. 罗伯托·皮利 2. 印第安纳大学梅尔文分校和布伦·西蒙癌症中心 3. 普罗米修斯实验室	1. 美国加利福尼亚南加利福尼亚大学 2. 美国伊利诺伊州芝加哥拉什大学医学中心 3. 美国印第安纳州印第安纳波利斯印第安纳大学梅尔文和布伦西蒙癌症中心	2018 年 5 月 24 日/ 2023 年 4 月
TUCIDINOSTAT /HBI-8000	HDAC	沪亚生物国际	1. 美国亚利桑那州凤凰城梅奥诊所 2. 美国加利福尼亚州拉霍亚加利福尼亚大学圣地亚哥医疗中心 3. 美国佛罗里达州圣露西港海岸的肿瘤学协会	2016 年 8 月/ 2022 年 1 月

表 3-35　Ⅱ期临床研究中靶向 c-MET 的抗肾癌药物

药物名称	靶点/作用	赞助方/合作者	实验地点	开始时间/预计完成时间
卡马替尼（CAPMATINIB /INC280）	c-MET	1. 美国国家癌症研究所 2. 美国国立卫生研究院临床中心	美国马里兰州贝塞斯达国立卫生研究院临床中心	2014 年 1 月 24 日/ 2021 年 1 月 1 日
克唑替尼	c-MET, ALK	1. 美国国家癌症研究所 2. 加拿大癌症试验小组	1. 美国亚利桑那州金曼地区医疗中心 2. 美国阿拉斯加州安克雷奇放射治疗中心 3. 美国阿肯色州斯密斯堡慈爱医院	2016 年 4 月 5 日/ 结束时间暂无

表 3-36 Ⅱ期临床研究中靶向 TLR 的抗肾癌药物

药物名称	靶点/作用	赞助方/合作者	实验地点	开始时间/预计完成时间
NKTR-262	TLR	内克塔治疗	1. 美国亚利桑那州斯科茨代尔 2. 美国佛罗里达州坦帕 3. 美国佐治亚州亚特兰大	2018 年 3 月 15 日/ 2022 年 12 月
Poly ICLC	TLR	1. 路德维希癌症研究所 2. MedImmune 公司 3. 纽约市癌症研究所	1. 美国佐治亚州亚特兰大 2. 美国新罕布什尔州 3. 美国纽约	2016 年 12 月 28 日/ 2022 年 8 月

表 3-37 Ⅱ期临床研究中靶向 STAT 的抗肾癌药物

药物名称	靶点/作用	赞助方/合作者	实验地点	开始时间/预计完成时间
氟达拉滨	STAT	1. 美国国家癌症研究所 2. 美国国立卫生研究院临床中心	美国马里兰州贝塞斯达国立卫生研究院临床中心	2017 年 4 月 6 日/ 2028 年 1 月 1 日
氟达拉滨	STAT	1. 美国国家癌症研究所 2. 美国国立卫生研究院临床中心	美国马里兰州贝塞斯达国立卫生研究院临床中心	2014 年 2 月 7 日/ 2024 年 12 月 27 日

表 3-38 Ⅱ期临床研究中靶向 VEGF 的抗肾癌药物

药物名称	靶点/作用	赞助方/合作者	实验地点	开始时间/预计完成时间
贝伐珠单抗	VEGF	1. 罗伯托·皮利 2. 基因泰克公司 3. 信达药业	1. 美国印第安纳州印第安纳波利斯印第安纳大学健康医院 2. 美国印第安纳州印第安纳波利斯印第安纳大学梅尔文和布伦西蒙癌症中心 3. 美国俄亥俄州哥伦布市俄亥俄州立大学	2017 年 5 月 25 日/ 2021 年 1 月 31 日
贝伐珠单抗	VEGF	1. 美国国家癌症研究所 2. 美国国立卫生研究院临床中心	美国马里兰州贝塞斯达国立卫生研究院临床中心	2010 年 5 月 6 日/ 2022 年 1 月 1 日
贝伐珠单抗	VEGF	1. 达纳法伯癌症研究所 2. 基因泰克公司	1. 美国加利福尼亚州拉霍亚加利福尼亚大学圣地亚哥摩尔斯癌症中心 2. 美国马萨诸塞州波士顿贝斯以色列女执事医疗中心 3. 美国马萨诸塞州波士顿达纳法伯癌症研究所 4. 美国密歇根州底特律韦恩州立大学卡门诺斯癌症研究所	2016 年 4 月/ 2023 年 10 月
贝伐珠单抗	VEGF	费萨尔国王专科医院和研究中心	沙特阿拉伯利雅得国王费萨尔专科医院和肿瘤研究中心	2014 年 12 月/ 2021 年 12 月

续表

药物名称	靶点/作用	赞助方/合作者	实验地点	开始时间/ 预计完成时间
贝伐珠单抗	VEGF	1. 罗斯威尔公园癌症研究所 2. 美国国家癌症研究所 3. 葛兰素史克	1. 美国纽约布法罗斯威尔公园癌症研究所 2. 美国密歇根州底特律韦恩州立大学卡门诺斯癌症研究所 3. 美国堪萨斯州堪萨斯大学韦斯特伍德癌症中心	2012 年 10 月 5 日/ 2021 年 7 月 13 日
贝伐珠单抗	VEGF	优宁康公司	1. 法国卡昂弗朗索瓦·巴克莱塞癌症中心 2. 法国贝桑松大学中心医院 3. 法国波尔多圣安德鲁医院	2014 年 12 月/ 2021 年 6 月

表 3-39　Ⅱ期临床研究中靶向 mTOR 的抗肾癌药物

药物名称	靶点/作用	赞助方/合作者	实验地点	开始时间/完成 （预计完成）时间
SAPANISERTIB/TAK-228	mTOR	1. 布拉德利·麦格雷戈 2. 千年：武田肿瘤学公司 3. 达纳法伯癌症研究所	1. 美国伊利诺伊州伊利诺芝加哥大学医学中心 2. 美国科罗拉多州科罗拉多大学奥罗拉癌症中心 3. 美国加利福尼亚州拉霍亚加州大学圣地亚哥分校穆尔斯癌症中心	2017 年 6 月 29 日/ 2024 年 8 月 25 日
依维莫司	mTOR	卫材公司	1. 美国佛罗里达州坦帕市莫菲特癌症中心研究所 2. 美国伊利诺伊州芝加拉什大学医疗中心 3. 美国马萨诸塞州波士顿麻省总医院癌症中心	2017 年 2 月 20 日/ 2020 年 3 月 5 日
依维莫司	mTOR	卫材公司	1. 美国加利福尼亚州惠提尔市创新临床研究所 2. 美国加利福尼亚州杜阿尔特希望之城国家医疗中心 3. 美国佛罗里达州迈阿密浸信会健康医疗集团肿瘤学有限责任公司	2017 年 8 月 21 日/ 2020 年 11 月
依维莫司	mTOR	卡里瑟拉生物科学公司	1. 美国亚利桑那州图森亚利桑那大学癌症中心 2. 美国阿肯色州罗杰斯 Highlands Oncology-Group 3. 美国加利福尼亚州洛杉矶加州大学洛杉矶分校医学系	2017 年 7 月 1 日/ 2020 年 12 月
依维莫司	mTOR	AnewPharma	北京大学肿瘤医院	2017 年 3 月 10 日/ 2020 年 12 月
依维莫司	mTOR	Pharmacyclics 公司	1. 美国亚拉巴马州亨茨维尔克利尔维尤癌症研究所 2. 美国加利福尼亚州拉霍亚加州大学圣地亚哥摩尔斯癌症中心 3. 美国加利福尼亚州南加州大学洛杉矶分校	2015 年 11 月/ 2021 年 5 月
SAMOTOLISIB（LY3023414）	mTOR	美国国家癌症研究所	1. 美国亚拉巴马州伯明翰亚拉巴马州儿童医院 2. 美国亚利桑那州梅萨卡顿儿童医疗中心 3. 美国阿肯色州小石城阿肯色州儿童医院	2017 年 7 月 31 日/ 2024 年 9 月 30 日

表 3-40 Ⅱ期临床研究中靶向 DNMT 的抗肾癌药物

药物名称	靶点/作用	赞助方/合作者	实验地点	开始时间/完成（预计完成）时间
Guadecitabine	DNMT	1. 美国国家癌症研究所 2. 美国国立卫生研究院临床中心	美国马里兰州贝塞斯达国立卫生研究院临床中心	2017 年 8 月 16 日/ 2020 年 2 月 24 日
Guadecitabine	DNMT	1. 阿贾伊·阿尔瓦，医学博士 2. 阿斯利康 3. 十大癌症研究联盟	1. 美国密歇根州安娜堡密歇根大学综合癌症中心 2. 美国伊利诺伊州伊利诺伊大学癌症中心 3. 美国爱荷华州爱荷华大学医院与诊所	2017 年 12 月 19 日/ 2020 年 12 月 1 日
替莫唑胺	DNMT	华盛顿大学医学院	美国密苏里州圣路易斯华盛顿大学医学院	2016 年 8 月 6 日/ 2020 年 5 月 31 日
Tazemetostat	DNMT	Epizyme 公司	1. 美国亚利桑那州图森 2. 美国纽约 3. 澳大利亚克莱顿	2016 年 8 月/ 2024 年 4 月
Tazemetostat	DNMT	Epizyme 公司	1. 美国加利福尼亚州旧金山加州大学旧金山科罗拉多大学 2. 美国科罗拉多州丹佛奥罗拉 3. 美国佛罗里达州杰克逊维尔梅奥诊所	2015 年 12 月/ 2022 年 2 月

表 3-41 Ⅱ期临床研究中靶向 FGFR 的抗肾癌药物

药物名称	靶点/作用	赞助方/合作者	实验地点	开始时间/完成（预计完成）时间
乐伐替尼	FGFR，VEGFR1/2/3，PDGFRα，c-MET，c-KIT，RET	卫材公司	1. 美国佛罗里达州坦帕市莫菲特癌症中心研究所 2. 美国伊利诺伊州芝加哥拉什大学医疗中心 3. 美国马萨诸塞州波士顿麻省总医院癌症中心	2017 年 2 月 20 日/ 2020 年 3 月 5 日
乐伐替尼	FGFR，VEGFR1/2/3，PDGFRα，c-MET，c-KIT，RET	卫材公司	1. 美国加利福尼亚州惠提尔市创新临床研究所 2. 美国加利福尼亚杜阿尔特希望之城国家医疗中心 3. 美国佛罗里达州迈阿密浸信会健康医疗集团肿瘤学有限责任公司	2017 年 8 月 21 日/ 2020 年 11 月
瑞戈非尼	FGFR,EGFR,VEGFR1/2/3，TIE2，c-KIT，RET, C-Raf, B-Raf, PDGFR	1. 亚拉巴马大学伯明翰分校 2. 拜耳医疗保健制药公司	1. 美国亚拉巴马州伯明翰亚拉巴马大学伯明翰分校 2. 美国密歇根州底特律韦恩州立大学 3. 美国俄亥俄州克利夫兰诊所	2015 年 5 月/ 2019 年 12 月
厄达替尼	FGFR1/2/3/4	美国国家癌症研究所	1. 美国亚拉巴马州伯明翰儿童医院 2. 美国亚利桑那州梅萨卡顿儿童医学中心 3. 美国亚利桑那州班纳大学医学中心	2017 年 11 月 6 日/ 2024 年 12 月 31 日

表 3-42　Ⅱ期临床研究中靶向 ALK 的抗肾癌药物

药物名称	靶点/作用	赞助方/合作者	实验地点	开始时间/预计完成时间
克唑替尼	ALK, c-MET	1. 美国国家癌症研究所 2. 加拿大癌症试验小组	1. 美国阿拉斯加州安克雷奇安克雷奇辐射医学协会 2. 美国阿拉斯加州安克雷奇放射治疗中心 3. 美国阿拉斯加州安克雷奇阿拉斯加乳房护理和外科有限责任公司	2016 年 4 月 5 日/结束时间暂无
恩曲替尼	ALK, TRK, ROS1	罗氏制药	1. 美国科罗拉多州科罗拉多大学癌症中心 2. 美国亚利桑那州凤凰城尊严健康圣约瑟夫医院和医疗中心 3. 美国亚利桑那州斯科茨代尔梅奥诊所	2015 年 11 月 19 日/2024 年 12 月 2 日
恩沙替尼	ALK	美国国家癌症研究所	1. 美国亚拉巴马州伯明翰亚拉巴马州儿童医院 2. 美国亚利桑那州梅萨卡顿儿童医疗中心 3. 美国亚利桑那州凤凰城儿童医院	2017 年 7 月 24 日/2027 年 9 月 30 日

表 3-43　Ⅱ期临床研究中靶向 IL-2R 的抗肾癌药物

药物名称	靶点/作用	赞助方/合作者	实验地点	开始时间/预计完成时间
白细胞介素-2	白细胞介素-2受体	1 罗伯托·皮利 2 印第安纳大学梅尔文分校和布伦·西蒙癌症中心 3 普罗米修斯实验室	1. 美国加利福尼亚州洛杉矶南加利福尼亚大学 2. 美国伊利诺伊州芝加哥拉什大学医学中心 3. 美国印第安纳州印第安纳波利斯印第安纳大学梅尔文和布伦西蒙癌症中心	2018 年 5 月 24 日/2023 年 4 月
白细胞介素-2	白细胞介素-2受体	莫菲特癌症中心和研究所	美国佛罗里达州坦帕市莫菲特癌症中心和研究所	2017 年 4 月 11 日/2020 年 12 月
白细胞介素-2	白细胞介素-2受体	密歇根大学罗杰尔癌症中心	1. 美国密歇根州安娜堡密歇根大学综合癌症中心 2. 美国俄亥俄州克利夫兰大学医院克利夫兰医疗中心 3. 美国明尼苏达州明尼苏达大学	2017 年 3 月 16 日/2020 年 10 月
NKTR-214	白细胞介素-2受体	1. 内克塔治疗 2. 百时美施贵宝公司	1. 美国加利福尼亚州拉霍亚 2. 美国加利福尼亚州洛杉矶 3. 美国加利福尼亚州斯坦福帕洛阿尔托	2016 年 10 月/2021 年 12 月
阿迪白介素-2	白细胞介素-2受体	1. 美国国家癌症研究所 2. 美国国立卫生研究院临床中心	美国马里兰州贝塞斯达国立卫生研究院临床中心	2017 年 4 月 6 日/2028 年 1 月 1 日
NKTR-214	白细胞介素-2受体	内克塔治疗	1. 美国亚利桑那州斯科茨代尔荣誉健康研究所 2. 美国佛罗里达州坦帕莫菲特癌症中心 3. 美国康涅狄格州耶鲁癌症中心	2018 年 3 月 15 日/2022 年 12 月

续表

药物名称	靶点/作用	赞助方/合作者	实验地点	开始时间/ 预计完成时间
白细胞介素-2	白细胞介素-2 受体	1. 普罗维斯登健康与服 务公司 2. 普罗米修斯实验室 3. 细胞因子工作组	美国俄勒冈州波特兰普罗维登斯医疗 中心	2014 年 12 月/ 2025 年 6 月
阿迪白介素-2	白细胞介素-2 受体	1. 美国国家癌症研究所 2. 美国国立卫生研究院 临床中心	美国马里兰州贝塞斯达国立卫生研究 院临床中心	2014 年 2 月 7 日/ 2024 年 12 月 27 日

表 3-44　Ⅱ期临床研究中的 DNA 合成抑制剂类抗肾癌药物

药物名称	靶点/作用	赞助方/合作者	实验地点	开始时间/ 预计完成时间
环磷酰胺	DNA 合成抑制剂	1. 美国国家癌症研究所 2. 美国国立卫生研究院临床中心	美国马里兰州贝塞斯达国 立卫生研究院临床中心	2017 年 4 月 6 日/ 2028 年 1 月 1 日
环磷酰胺	DNA 合成抑制剂	1. 美国国家癌症研究所 2. 美国国立卫生研究院临床中心	美国马里兰州贝塞斯达国 立卫生研究院临床中心	2014 年 2 月 7 日/ 2024 年 12 月 27 日

表 3-45　Ⅱ期临床研究中靶向微管蛋白的抗肾癌药物

药物名称	靶点/作用	赞助方/合作者	实验地点	开始时间/ 预计完成时间
多西紫杉醇	微管蛋白	Pharmacyclics 公司	1. 美国亚拉巴马州亨茨维尔克利尔维尤癌症研究所 2. 美国加利福尼亚州拉霍亚加州大学圣地亚哥摩 尔斯癌症中心 3. 美国加利福尼亚州南加州大学洛杉矶分校	2015 年 11 月/ 2021 年 5 月

表 3-46　Ⅱ期临床研究中靶向 PDGFR 的抗肾癌药物

药物名称	靶点/作用	赞助方/合作者	实验地点	开始时间/完成 （预计完成）时间
乐伐替尼	PDGFRα, FGFR, VEGFR1/ 2/3, c-MET, c-KIT, RET	卫材公司	1. 美国佛罗里达州坦帕市莫菲特癌症 中心研究所 2. 美国伊利诺伊州芝加哥拉什大学医 疗中心 3. 美国马萨诸塞州波士顿麻省总医院 癌症中心	2017 年 2 月 20 日/ 2020 年 3 月 5 日
乐伐替尼	PDGFRα, FGFR, VEGFR1/ 2/3, c-MET, c-KIT, RET	卫材公司	1. 美国加利福尼亚州惠提尔市创新临 床研究所 2. 美国加利福尼亚杜阿尔特希望之城 国家医疗中心 3. 美国佛罗里达州迈阿密浸信会健康 医疗集团肿瘤学有限责任公司	2017 年 8 月 21 日/ 2020 年 11 月

表 3-47　Ⅱ期临床研究中的其他抗肾癌药物

药物名称	靶点/作用	赞助方/合作者	实验地点	开始时间/ 预计完成时间
MBG453	TIM-3	诺华制药	1. 美国马里兰州巴尔的摩诺华调查站点 2. 美国马萨诸塞州波士顿诺华调查站点 3. 美国得克萨斯州休斯顿诺华调查站点	2015 年 11 月 23 日/ 2021 年 10 月 15 日
LINRODOSTAT （BMS-986205）	IDO1	百时美施贵宝公司	1. 美国加利福尼亚州旧金山 2. 美国康涅狄格州纽黑文耶鲁癌症中心 3. 美国佛罗里达州坦帕癌症中心	2017 年 1 月 17 日/ 2022 年 1 月 18 日
X4P-001	CXCR	X4 制药	1. 美国亚利桑那州斯科茨代尔 2. 美国华盛顿哥伦比亚特区 3. 美国佛罗里达州杰克逊维尔	2016 年 1 月/ 2020 年 9 月
沃洛拉尼 （VOROLANIB/ CM82）	VEGFR，PDGFR， c-KIT，CSF1R， FLT3	AnewPharma	北京大学肿瘤医院	2017 年 3 月 10 日/ 2020 年 12 月
SITRAVATINIB/ MGCD516	RTK	MD 安德森癌症中心	美国得克萨斯州休斯顿得克萨斯大学 MD 安德森癌症中心	2017 年 4 月 23 日/ 2024 年 4 月 24 日
维罗非尼	B-Raf	美国国家癌症研究所	1. 美国亚拉巴马州伯明翰亚拉巴马州儿童医院 2. 美国亚利桑那州梅萨卡顿儿童医疗中心 3. 美国阿肯色州小石城阿肯色州儿童医院	2017 年 7 月 24 日/ 2023 年 12 月 31 日
Adavosertib （MK-1775）	Wee1	美国国家癌症研究所	1. 美国亚拉巴马州伯明翰亚拉巴马大学伯明翰癌症中心 2. 美国亚拉巴马州南亚拉巴马大学米切尔癌症研究所 3. 美国阿拉斯加州安克雷奇辐射医学协会	2015 年 8 月 12 日/ 结束时间暂无
阿法替尼	HER2/4，EGFR	美国国家癌症研究所	1. 美国亚拉巴马州伯明翰亚拉巴马大学伯明翰癌症中心 2. 美国亚拉巴马州南亚拉巴马大学米切尔癌症研究所 3. 美国阿拉斯加州安克雷奇辐射医学协会	2015 年 8 月 12 日/ 结束时间暂无
贝美替尼	MEK1/2	美国国家癌症研究所	1. 美国亚拉巴马州伯明翰亚拉巴马大学伯明翰癌症中心 2. 美国亚拉巴马州南亚拉巴马大学米切尔癌症研究所 3. 美国阿拉斯加州安克雷奇辐射医学协会	2015 年 8 月 12 日/ 结束时间暂无

续表

药物名称	靶点/作用	赞助方/合作者	实验地点	开始时间/ 预计完成时间
PT2977	HIF2α	Peloton Therapeutics 公司	1. 美国马萨诸塞州综合医院 2. 美国密歇根州密歇根大学 3. 美国马里兰州贝塞斯达国立卫生研究院临床中心	2018 年 3 月 20 日/ 2023 年 3 月 1 日
哌柏西利	CDK4/6	美国国家癌症研究所	1. 美国亚利桑那州梅萨卡顿儿童医疗中心 2. 美国亚拉巴马州伯明翰儿童医院 3. 美国亚利桑那州凤凰城儿童医院	2018 年 6 月 25 日/ 2025 年 6 月 30 日
奥拉帕尼	PARP1/2/3	美国国家癌症研究所	1. 美国亚拉巴马州伯明翰亚拉巴马州儿童医院 2. 美国亚利桑那州梅萨卡顿儿童医疗中心 3. 美国阿肯色州小石城阿肯色州儿童医院	2017 年 7 月 24 日/ 2024 年 9 月 30 日
NIR178	A2a 受体	诺华制药	1. 美国加利福尼亚州圣莫尼卡诺华调查站点 2. 美国佛罗里达州坦帕诺华调查站点 3. 美国马里兰州巴尔的摩诺华调查站点	2016 年 4 月 26 日/ 2021 年 6 月 3 日
Denosumab	RANKL	1. 澳大利亚和新西兰泌尿生殖器和前列腺癌试验组 2. 默沙东 3. 安进	1. 澳大利亚新南威尔士州法国森林北方癌症研究所 2. 澳大利亚新南威尔士州纽卡斯尔 Calvary Mater 3. 澳大利亚昆士兰州阳光海岸大学医院	2017 年 12 月 12 日/ 2021 年 10 月 4 日
AGS-16C3F	AGS-16/ENPP3	安斯泰来制药全球发展有限公司	1. 美国亚利桑那州图森 2. 美国加利福尼亚州洛杉矶 3. 美国加利福尼亚州拉霍亚	2016 年 5 月 24 日/ 2020 年 9 月

第四节　Ⅲ期临床试验中的抗肾癌药物

Ⅲ期临床试验是治疗作用的确证阶段，其目的是进一步验证药物对目标适应证患者的治疗作用和安全性，评价利益与风险关系，最终为药物注册申请的审查提供充分的依据。试验一般应为具有足够样本量的随机盲法对照试验。本期试验的样本量要远大于前两期试验，更多样本量有助于获取更丰富的药物安全性和疗效方面的资料，对药物的获益/风险进行评估，为产品获批上市提供支撑。Ⅲ期临床试验的目标是：①增加患者接触试验药物的机会，既要增加受试者的人数，又要增加受试者用药的时间；②对不同的患者人群确定理想的用药剂量方案；③评价试验药物在治疗目标适应证时的总体疗效和安全性。

目前处于Ⅲ期临床抗肾癌研究中的药物见表 3-48～表 3-52，包括以 PD-1（表 3-48）、CTLA-4（表 3-49）、VEGFR（表 3-50）、mTOR（表 3-51）等为靶点的分子药物。

表 3-48　Ⅲ期临床研究中靶向 PD-1 的抗肾癌药物

药物名称	靶点/作用	赞助方/合作者	实验地点	开始时间/ 预计完成时间
帕博利珠单抗	PD-1	默沙东	1. 美国加利福尼亚州加州大学旧金山分校海伦·迪勒家庭综合癌症中心 2. 美国加利福尼亚州洛杉矶南加州大学诺里斯综合癌症中心 3. 美国加利福尼亚州斯坦福癌症中心	2017 年 6 月 9 日/ 2025 年 12 月 28 日
纳武单抗	PD-1	1. 百时美施贵宝公司 2. 伊克力西斯 3. 小野制药有限公司	1. 美国亚拉巴马州达芙妮南方癌症中心（Southern Cancer Center） 2. 美国亚利桑那州固特异美国西部癌症治疗中心 3. 美国亚利桑那州亚利桑那大学癌症中心	2017 年 7 月 11 日/ 2024 年 5 月 14 日
帕博利珠单抗	PD-1	卫材公司	1. 美国加利福尼亚州帕洛阿尔托斯坦福大学医学中心 2. 美国加利福尼亚州斯坦福医学院 3. 美国佛罗里达州博卡拉顿社区医院	2016 年 10 月 13 日/ 2021 年 2 月 26 日
纳武单抗	PD-1	百时美施贵宝公司	1. 美国加利福尼亚州加州大学洛杉矶分校 2. 美国阿肯色州费耶特维尔 Highland Oncology Group 3. 美国加利福尼亚州旧金山加州太平洋医疗中心研究所	2017 年 7 月 5 日/ 2024 年 7 月 1 日
纳武单抗	PD-1	美国国家癌症研究所	1. 美国亚利桑那州美国阿肯色州费耶特维尔 Highland Oncology Group 2. 美国亚利桑那州图森亚利桑那大学癌症中心 3. 美国亚利桑那州图森亚利桑那大学医学中心	2017 年 2 月 2 日/ 2023 年 11 月 30 日

引自 https：//www. clinicaltrials. gov/ct2/results?term=drug&cond= Kidney+Cancer&recrs= a&age_v=&gndr= &type=&rslt= &phase=0&Search=Apply。本节余表均同此。

表 3-49　Ⅲ期临床研究中靶向 CTLA-4 的抗肾癌药物

药物名称	靶点/作用	赞助方/合作者	实验地点	开始时间/ 预计完成时间
伊匹单抗	CTLA-4	1. 百时美施贵宝公司 2. 伊克力西斯 3. 小野制药有限公司	1. 美国亚拉巴马州达芙妮南方癌症中心（Southern Cancer Center） 2. 美国亚利桑那州固特异美国西部癌症治疗中心 3. 美国亚利桑那州亚利桑那大学癌症中心	2017 年 7 月 11 日/ 2024 年 5 月 14 日
伊匹单抗	CTLA-4	百时美施贵宝公司	1. 美国加利福尼亚州加州大学洛杉矶分校 2. 美国阿肯色州费耶特维尔 Highland Oncology Group 3. 美国加利福尼亚州旧金山加州太平洋医疗中心研究所	2017 年 7 月 5 日/ 2024 年 7 月 1 日

表 3-50 Ⅲ 期临床研究中靶向 VEGFR 的抗肾癌药物

药物名称	靶点/作用	赞助方/合作者	实验地点	开始时间/ 预计完成时间
帕唑帕尼	VEGFR1/2/3，PDGFR， c-KIT	徐诺药业	1. 美国加利福尼亚州加州 大学戴维斯分校综合癌 症中心 2. 美国加利福尼亚州加州大 学旧金山分校海伦·迪勒 家庭综合癌症中心 3. 美国路易斯安那州奥克 斯纳诊所基金会	2018 年 7 月 17 日/ 2022 年 1 月 17 日
卡博替尼 舒尼替尼	VEGFR1/2/3，c-MET，Axl， c-KIT，TIE2，RET VEGFR1/2/3，PDGFRα/β， CSF1R，c-KIT，FLT3， RET	1. 百时美施贵宝公司 2. 伊克力西斯 3. 小野制药有限公司	1. 美国亚拉巴马州达芙妮 南方癌症中心（Southern Cancer Center） 2. 美国亚利桑那州固特异 美国西部癌症治疗中心 3. 美国亚利桑那州亚利桑 那大学癌症中心	2017 年 7 月 11 日/ 2024 年 5 月 14 日
舒尼替尼	VEGFR1/2/3，PDGFRα/β， CSF1R，c-KIT，FLT3， RET	1. 阿斯利康 2. 哈钦森医药公司 （HMP）	1. 美国加利福尼亚州拉霍 亚研究站点 2. 美国佛罗里达州圣彼得 堡研究站点 3. 美国佐治亚州亚特兰大 研究站点	2017 年 7 月 25 日/ 2020 年 12 月 31 日
乐伐替尼 舒尼替尼	VEGFR1/2/3，PDGFRα， FGFR，c-MET，c-KIT， RET VEGFR1/2/3，PDGFRα/β， CSF1R，c-KIT，FLT3， RET	卫材公司	1. 美国加利福尼亚州帕洛 阿尔托斯坦福大学医学 中心 2. 美国加利福尼亚州斯坦 福医学院 3. 美国康涅狄格州纽黑文 耶鲁大学	2016 年 10 月 13 日/ 2021 年 2 月 26 日
沃洛拉尼 （VOROLANIB/ CM82）	VEGFR，PDGFR，c-KIT， CSF1R，FLT3	AnewPharma	北京大学肿瘤医院	2017 年 3 月 10 日/ 2020 年 12 月

表 3-51 Ⅲ 期临床研究中靶向 mTOR 的抗肾癌药物

药物名称	靶点/作用	赞助方/合作者	实验地点	开始时间/ 预计完成时间
依维莫司	mTOR	卫材公司	1. 美国加利福尼亚州帕洛阿尔托斯坦福 大学医学中心 2. 美国加利福尼亚州斯坦福医学院 3. 美国佛罗里达州博卡拉顿社区医院	2016 年 10 月 13 日/ 2021 年 2 月 16 日
依维莫司	mTOR	AnewPharma	北京大学肿瘤医院	2017 年 3 月 10 日/ 2020 年 12 月

表 3-52 Ⅲ期临床研究中的其他抗肾癌药物

药物名称	靶点/作用	赞助方/合作者	实验地点	开始时间/预计完成时间
Abexinostat	HDAC	徐诺药业	1. 美国加利福尼亚州加州大学戴维斯分校综合癌症中心 2. 美国加利福尼亚州加州大学旧金山分校海伦·迪勒家庭综合癌症中心 3. 美国路易斯安那州奥克斯纳诊所基金会	2018 年 7 月 17 日/ 2022 年 1 月 17 日
阿特珠单抗	PD-L1	罗氏制药	1. 美国亚利桑那州尔斯科代尔梅奥诊所 2. 美国加利福尼亚希望之城国家医疗中心 3. 美国加利福尼亚兰开斯特希望之城	2017 年 1 月 3 日/ 2024 年 4 月 13 日
Denosumab	RANKL	Centre Léon Bérard	法国里昂莱昂贝拉德抗癌中心	2018 年 7 月/ 2024 年 6 月
沙弗替尼	c-MET	阿斯利康	1. 美国加利福尼亚州拉霍亚研究站点 2. 美国伊利诺伊州芝加哥研究站点 3. 美国佐治亚州亚特兰大研究站点	2017 年 7 月 25 日/ 2020 年 12 月 31 日
米诺环素	tRNA	1. 上海交通大学医学院附属仁济医院 2. 上海市第十人民医院 3. 上海市浦东新区人民医院	1. 中国上海浦东医院 2. 中国上海浦东新区东明小区卫生服务中心	2016 年 11 月/ 2021 年 12 月
沃洛拉尼 （VOROLANIB/ CM82）	VEGFR, PDGFR, c-KIT, CSF1R, FLT3	AnewPharma	北京大学肿瘤医院	2017 年 3 月 10 日/ 2020 年 12 月
乐伐替尼	VEGFR1/2/3, PDGFRα, FGFR, c-MET, c-KIT, RET	卫材公司	1. 美国加利福尼亚州帕洛阿尔托斯坦福大学医学中心 2. 美国加利福尼亚州斯坦福医学院 3. 美国佛罗里达州博卡拉顿社区医院	2016 年 10 月 13 日/ 2021 年 2 月 26 日

附 药物结构式

临床试验阶段的抗肾癌药物结构式见表 3-53。

表 3-53 临床试验阶段的抗肾癌药物结构式

药物名称	靶点	化学结构式
阿西替尼 （Axitinib）	VEGFR1/2/3, PDGFR	

续表

药物名称	靶点	化学结构式
舒尼替尼 （Sunitinib）	PDGFRα/β，CSF1R， VEGFR1/2/3，c-KIT， FLT3，RET	
恩替诺特 （Entinostat）	HDAC1/2/3，EGFR	
LCL161	cIAP1/cIAP2	
SITRAVATINIB/MG CD516	VEGFR，PDGFR， RET，c-KIT，c-MET	
凡德他尼 （Vandetanib）	EGFR，VEGFR，RET， BRK，TIE2，c-Src	
卡博替尼 （Cabozantinib）	VEGFR1/2/3，c-MET， Axl，c-KIT，TIE2，RET	

续表

药物名称	靶点	化学结构式
CPI-006	CD73	
CPI-444	A2A 受体	
环磷酰胺 （Cyclophosphamide）	DNA 合成抑制剂	
氟达拉滨 （Fludarabine）	STAT	
卡马替尼 （CAPMATINIB/IN C280）	c-MET	
罗米地辛 （Romidepsin）	HDAC	

续表

药物名称	靶点	化学结构式
依鲁替尼 （Ibrutinib）	BTK	
Guadecitabine	DNMT1	
沃洛拉尼 （vorolanib CM82）	VEGFR，PDGFR， c-KIT，CSF1R，FLT3	
依维莫司 （Everolimus）	mTOR	
TUCIDINOSTAT/H BI-8000	HDAC	

续表

药物名称	靶点	化学结构式
CB-839 （TELAGLENASTAT）	GLS	
辛伐他汀 （Simvastatin）	HMG-CoA 还原酶	
拓扑替康 （TOPotecan）	TOP1	
多西紫杉醇 （Docetaxel）	微管蛋白	
Poly ICLC	TLR	

续表

药物名称	靶点	化学结构式
帕唑帕尼 （Pazopanib）	VEGFR1/2/3， PDGFR，c-KIT	
Itacitinib	JAK1	
吉西他滨 （Gemcitabine）	DNA 合成抑制剂	
多柔比星 （Doxorubicin）	DNA 和 RNA 合成抑制剂	
奥希替尼 （Osimertinib）	EGFR	
SAPANISERTIB/ TAK-228	mTOR	
乐伐替尼 （Lenvatinib）	VEGFR1/2/3， PDGFRα，FGFR， c-MET，c-KIT，RET	

续表

药物名称	靶点	化学结构式
沙弗替尼 （Savolitinib）	c-MET	
厄洛替尼 （Erlotinib）	EGFR，HDAC1/2/3	
克唑替尼 （Crizotinib）	ALK、c-MET	
LINRODOSTAT （BMS-986205）	IDO1	
Adavosertib （MK-1775）	Wee1	
阿法替尼 （Afatinib）	HER2/4，EGFR	
贝美替尼 （Binimetinib）	MEK1/2	

续表

药物名称	靶点	化学结构式
替莫唑胺 （Temozolomide）	DNMT	
Tazemetostat	DNMT	
恩曲替尼 （Entrectinib）	TRK，ROS1，ALK	
奥拉帕尼 （Olaparib）	PARP1/2/3	
SAMOTOLISIB （LY3023414）	mTOR	
瑞戈非尼 （Regorafenib）	FGFR，EGFR， VEGFR1/2/3，TIE2， c-KIT，RET，C-Raf， B-Raf，PDGFR	

续表

药物名称	靶点	化学结构式
厄达替尼 （Erdafitinib）	FGFR1/2/3/4	
恩沙替尼 （Ensartinib）	ALK	
维罗非尼 （Vemurafenib）	B-Raf	
哌柏西利 （Palbociclib）	CDK4/6	
拉罗替尼 （LAROTRECTINIB /LOXO-101）	TRK	
Abexinostat	HDAC	
米诺环素 （Minocycline）	tRNA	

参 考 文 献

方捷迪，周琴，王晓星，等，2017. 免疫检验点：肿瘤免疫治疗的新视点. 实用医学杂志，33（14）：2401-2403.

李艳华，丁剑冰，张韬，等，2013. 共刺激分子 OX40 在抗感染免疫中的作用. 免疫学杂志，29（10）：903-906.

林能明，马胜林，杨波，等，2014. 新编抗肿瘤药物学. 北京：军事医学科学出版社，1：2-20.

唐春莲，王金松，2013. CTLA-4 单克隆抗体的研究进展. 细胞与分子免疫学杂志，29（7）：769-771.

王师，罗龙龙，吕明，等，2015. PD-1/PD-L1 信号通路及其在肿瘤中的应用. 国际药学研究杂志，42（2）：143-147.

王松存，李大金，杜美蓉，2014. Tim-3 信号免疫调节作用研究进展. 中国免疫学杂志，11：1563-1566.

徐跃洋，吴俊军，2016. 吲哚胺-2, 3-双加氧酶 IDO1 抑制剂研究进展. 中国新药杂志，4：425-432.

Kisielow M，Kisielow J，Capoferri-Sollami G，et al，2005. Expression of lymphocyte activation gene 3（LAG-3）on B cells is induced by T cells. Eur J Immunol，35（7）：2081-2088.

第四章　天然的潜在抗肾癌活性成分

第一节　表没食子儿茶素没食子酸酯

一、药 理 作 用

我国是产茶大国，有着几千年的饮茶文化历史。史料记载神农尝百草，日遇七十二毒，得茶而解之，"茶"即指我们说的茶。茶叶为山茶科植物茶树的干燥嫩叶或叶芽，是一种传统的药食同源的天然保健饮品。茶叶富含多酚成分，在各种生物系统中具有高抗炎、抗氧化和抗突变的性质。茶叶含有大量多种黄酮，其特征在于具有苯并吡喃骨架，其中吡喃环带有至少一个芳环。其中主要的类黄酮是儿茶素，包括表儿茶素、表没食子素、表儿茶素没食子酸酯和表没食子儿茶素没食子酸酯（epigallocatechin gallate，EGCG），EGCG 是儿茶素中含量最高的成分（图 4-1），占儿茶素总量的 50%～75%。EGCG 对机体具有以下多方面的作用。

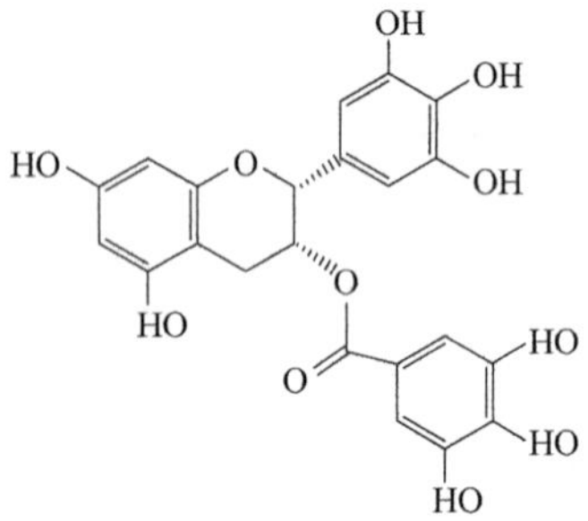

图 4-1　EGCG 结构式

（一）抑制肿瘤

茶多酚对多种肿瘤的生长有着特殊的预防和抑制作用，其可以通过抑制癌基因表达、抑制端粒酶活性、诱导细胞凋亡、阻断有丝分裂的信号转导，以及调控线粒体通透性、改变孔道的开放等机制抑制肿瘤细胞的细胞周期进程，抑制肿瘤的生长。因此，茶多酚可能具有抑制肾癌发生发展的作用。茶多酚中的 EGCG 可通过调节多种信号通路参与细胞增殖和血管生成调控。

1. EGCG 通过 TFPI-2 抑制肾癌细胞的侵袭和生长并诱导凋亡　组织因子途径抑制剂-2（tissue factor pathway inhibitor-2，TFPI-2）在肾癌细胞中低表达，可能是肾癌细胞的抑制因子。TFPI-2 是 Kunitz 型丝氨酸蛋白酶抑制剂家族的成员，在维持肿瘤环境的稳定性，以及抑制肿瘤的侵袭性、生长及转移形成中起关键作用。TFPI-2 是基质金属蛋白酶（matrix metalloproteinase，MMP）的抑制剂，MMP 可通过基质降解促进肿瘤的侵袭性。TFPI-2 的表达与肾癌分期及其恶性程度的增加呈负相关，而与肾癌细胞凋亡指数呈正相关。EGCG 可以上调肾癌细胞系 786-0 中 TFPI-2 的表达。过表达 TFPI-2 可抑制肾癌细胞的生长并诱导细胞凋亡，因此 EGCG 可能对治疗肾癌有效。

肾癌 TFPI-2 下调部分是由基因启动子的高甲基化造成的。DNA 的高甲基化是沉默许多基因的关键表观遗传机制，包括肿瘤抑制因子、DNA 修复酶和受体。在这种异常甲基化中，新合成的 DNA 链的启动子区域或附近的 CpG 岛的胞嘧啶被 DNA 甲基转移酶（DNA methyltransferase，DNMT）甲基化。EGCG 的没食子酸部分与 DNMT1 的催化位点有高亲和力，可以抑制其相互作用，从而降低 TFPI-2 基因启动子的甲基化水平，上调 TFPI-2 表达，发挥抑制肿瘤的作用。

2. EGCG 介导肿瘤细胞周期阻滞和凋亡　细胞周期蛋白和细胞周期蛋白依赖性激酶（CDK）的蛋白质家族是调节真核生物细胞周期的关键组分。一些研究已经证明 EGCG 可以影响这些细胞周期调节因子的表达并抑制细胞周期。Liang 等的研究表明，EGCG 可降低细胞周期蛋白 D1 的表达，并增加 CDK 抑制剂如 p21 和 p27 的表达，从而抑制 CDK 的活性，导致细胞周期停滞。

细胞凋亡涉及一系列生化事件，导致各种形态变化，包括细胞膜的变化。作为几种机制之一，EGCG 已显示可抑制抗凋亡蛋白 Bcl-2 和 Bcl-XL 的表达，同时增加 Bax 和 Bak 促凋亡蛋白的表达。研究表明，茶多酚可以识别 Bcl-2 蛋白家族的 BH3 结构域，EGCG 可以通过直接结合其 BH3 结构域来抑制抗凋亡 Bcl-2 蛋白家族的活性。另外，EGCG 还可以通过调节线粒体功能来激活 caspase-3 和 caspase-9，通过切割 PARP 来触发内在的凋亡途径。

3. EGCG 通过 Ras/MAPK 途径抑制肿瘤　Ras 是与多种信号转导途径相关的小 GTP 酶。Ras 编码基因（*ras*）和组成型活性 *ras* 的突变（*ras* 突变使其不受控制而持续处于激活状态）通过激活生长信号转导途径导致细胞转化。致癌 *ras* 存在于多种癌症中。丝裂原活化蛋白激酶（MAPK）是一组丝氨酸/苏氨酸激酶，其充当细胞增殖的信号转导物，可被各种细胞外刺激激活。据报道，EGCG 可调节 MAPK 途径中的各种分子，从而抑制癌细胞存活。Chung 等在 2001 年报道了 EGCG 可抑制 Ras/MAPK 途径（图 4-2）。在 HT1080 细胞中，EGCG 抑制细胞外调节激酶 1/2（ERK1/2）的磷酸化。

蛋白水解酶对细胞外基质（extracellular matrix，ECM）的降解在肿瘤侵袭和转移中至关重要。尿激酶纤溶酶原激活物（uPA）可催化纤溶酶原裂解为纤溶酶，从而促进几种蛋白水解酶的释放。MMP 是 uPA 结构上相关的锌依赖性内肽酶，参与 ECM 的降解和重塑，具有保护肿瘤细胞、抵抗细胞凋亡和促进增殖的作用，并可以通过促进血管生成和细胞分化来帮助肿瘤转移。因此，研究者普遍认为调节 MMP 的 MAPK 途径是化疗的潜在靶标。Jackson 等报道 EGCG 通过广泛的氢键强烈结合和稳定胶原蛋白，以及抑制胶原蛋白在低微摩尔浓度下的降解，增强了一些疏水相互作用，并阻止胶原酶自由进入胶原链的活性位点。因此，EGCG 对几种癌症中 MAPK 的调节及其对 MMP 的抑制有助于其整体的癌症预防效果。

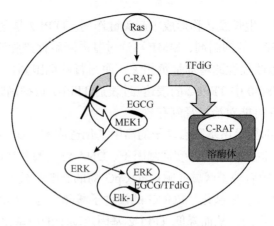

图 4-2　EGCG 对 Ras/MAPK 途径的抑制机制

4. EGCG 通过 PI3K / Akt 通路抑制肿瘤　EGCG 在许多癌症（如乳腺癌、前列腺癌和宫颈癌）中抑制 PI3K/Akt 通路。PI3K/Akt 通路的异常激活会促进肿瘤细胞异常增殖、分化，抑制细胞凋亡。在哺乳动物细胞中存在三种不同的 Akt 亚型。生长因子受体接收到生长信号后激活 PI3K，磷酸化磷酸肌醇的肌醇环以产生 PIP3。PIP3 与 Akt 结合并随后易位到质膜，这有助于 3-磷酸肌醇依赖性蛋白激酶 1/2 对 Akt 的磷酸化。活化的 Akt 通过磷酸化凋亡蛋白（如 Bad 和 caspase-9）抑制细胞凋亡。Akt 在许多人类癌症中呈现激活状态，EGCG 对 Akt 的抑制可能具有抑癌作用。

（二）抗氧化

自由基是生化反应的天然副产物，暴露于环境因素，如烟草、烟雾与辐射，也会诱导自由基的产生。自由基能造成正常细胞出现感染、突变等。绿茶中抗氧化剂茶多酚（特别是儿茶素和没食子酸）可清除游离自由基，从而保护人体免受疾病影响。肾脏细胞的损伤与细胞氧化应激也有一定的联系。周萍等研究发现，氧化应激可导致小鼠肾脏细胞（NRK）活力下降和凋亡增加，EGCG 能明显改善 H_2O_2 导致的细胞损伤，减少细胞凋亡，使细胞存活率升高。EGCG 可能是通过提高 NRK 细胞的抗氧化能力而提高其 H_2O_2 损伤细胞的保护及损伤修复能力。转录因子 NF-E2 相关因子（Nrf2）是细胞防御化学、氧化应激的重要调节因子之一。EGCG 对 Nrf2 细胞信号通路具有激活作用，EGCG 能够通过调节 Nrf2 氧化应激感受器，提高小鼠肾脏细胞的抗氧化能力及对 H_2O_2 损伤细胞的修复能力。

（三）降糖

适当饮用绿茶可以防止糖尿病的发生，特别是 2 型糖尿病。有研究分别对 KK-Ay 小鼠灌胃绿茶冷水浸提物（100mg/kg）4 周和 8 周，发现小鼠血糖及血浆胰岛素水平降低。糖尿病对于肾癌的发展有一定的促进作用，所以饮用绿茶在抗糖尿病的同时可能会对肾癌的发生发展有一定的抑制作用。

绿茶对肾癌的抑制机制可能是其可降低血糖，还有部分机制可能是通过其中的活性成分 EGCG 实现的。在恶性生长的细胞中，EGCG 可以大幅度抑制胰岛素样生长因子受体-1

（IGF-R1）的酪氨酸激酶活性。胰岛素样生长因子受体属于酪氨酸激酶受体，分为两种亚型，即 IGF-R1 和 IGF-R2，通过磷酸化其下游靶蛋白而介导一系列信号级联反应，在人体生长发育和细胞代谢活动中发挥重要作用。EGCG 可以通过抑制胰岛素样生长因子受体激酶活性抑制细胞增殖，以及诱导细胞周期阻滞和细胞凋亡。因此，EGCG 可以通过抑制胰岛素样生长因子信号转导途径发挥其抗癌作用。

另外，胰岛素样生长因子受体可以与胰岛素受体结合，形成受体多聚体，并同时受到双方配体（胰岛素样生长因子、胰岛素）的调控，介导更为复杂的信号转导，并进一步调控细胞活动，如细胞周期、代谢和凋亡。EGCG 不仅可以抑制胰岛素样生长因子受体的酪氨酸激酶活性，也可以影响胰岛素受体活性及其信号转导。因此，EGCG 是否能在高血糖肿瘤患者中通过调控上述两种受体信号通路发挥更强的肿瘤抑制作用，有待今后的研究证实。

二、药 动 学

近年来，国内外学者对 EGCG 的药动学研究取得一系列进展。Donovan 等发现对于体内的茶多酚而言，肠道微生物群的分解代谢起着非常重要的作用。各种过程，如胃肠道降解、代谢，膜渗透性差和转运蛋白介导的肠分泌、外排可能导致茶多酚的生物利用度差。实验发现，用不含咖啡因的绿茶灌胃大鼠后，EGCG、EGC 和 EC 在血浆中的含量分别为 0.1%、14% 和 31%。消除这些绿茶儿茶素的可能机制是转运蛋白介导的肠外流。与生物利用度有限的 EGCG（分子量为 458Da）和较小的分子 EGC、EC（分子量分别为 306Da 和 290Da）相比，大分子量的茶多酚，如茶黄素（分子量为 564～868Da），的生物利用度较低。茶多酚被 S-腺苷甲硫氨酸快速甲基化，由体内的儿茶酚-O-甲基转移酶（COMT）催化。UDP-葡糖醛酸转移酶（UGT）和硫酸转移酶（SULT）也催化茶多酚形成儿茶素的葡糖苷酸和硫酸盐结合物（图 4-3）。研究发现，茶多酚中的 EGCG 会在人体内进行生物转化，在受试者的血浆及尿液中能检测到 EGCG 和它的主要代谢产物 $4'$，$4'$-二甲基-EGCG，它们的半衰期分别是（2.7±0.9）h 和（4.1±0.8）h。

用去咖啡因的绿茶（DGT）（25mg/kg 静脉注射；200mg/kg 灌胃）处理大鼠，绘制血浆内 EGCG、EGC 和 EC 浓度随时间变化的曲线（图 4-4）。它们的 β 相半衰期（$t_{1/2\beta}$）分别是 212min、45min 和 41min，清除率（CL）分别是 210ml/(min·kg)、710ml/(min·kg)和 1319ml/(min·kg)，表观分布容积分别为 115dl/kg、211dl/kg 和 3.6dl/kg。EGC、EC 的 k_{12}、k_{21}（中央室与周围室间的分布速率常数）相似，但 EGCG 的 k_{12} 比 k_{21} 高 3 倍，提示 EGCG 更易分布于周围室。EGCG 的 $t_{1/2\beta}$ 较长，CL 较小，提示 EGCG 比 EGC 和 EC 在体内能停留更长时间。

儿茶素的药动学研究也在大鼠和小鼠中进行。在向大鼠胃内施用去咖啡因的绿茶（200mg/kg）后，EGCG、EGC 和 EC 的血浆半衰期分别为 165min、66min 和 67min。EGCG、EGC 和 EC 的绝对血浆生物利用度分别为 0.1%、14% 和 31%。相比之下，EGCG 在小鼠中的绝对血浆生物利用度如下：施用 75mg/kg，EGCG 为 26.5%，大于 50% 作为葡糖苷酸结合物存在。小肠和结肠中 EGCG 的浓度分别为 20.6μg/g 和 3.6μg/g。其他组织中的水平低于 45.8ng/g。

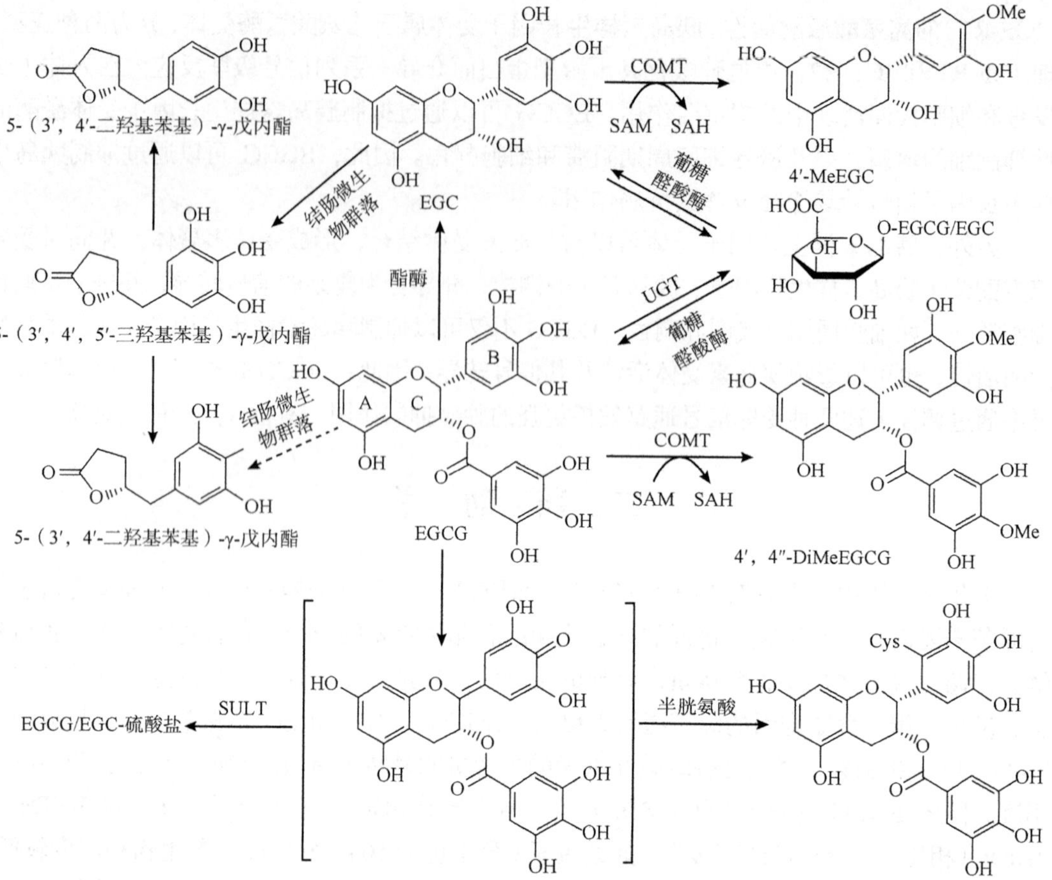

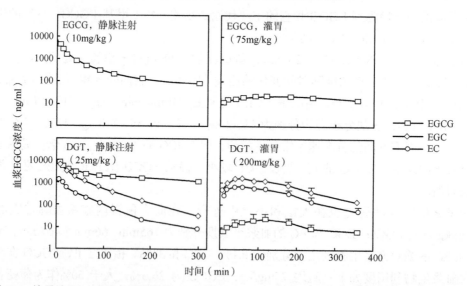

图 4-3   绿茶儿茶素的生物转化

SAM，S-腺苷甲硫氨酸；SAH，S-腺苷同型半胱氨酸；4'-MeEGC，4'-O-甲基-(-)-表没食子儿茶素；4'，4"-DiMeEGCG，
4'，4"-二-O-甲基-(-)-表没食子儿茶素没食子酸盐

图 4-4   给予纯 EGCG 的大鼠和给予 DGT 作为 EGCG 来源的大鼠的 EGCG 血浆浓度–时间曲线

纯 EGCG 的剂量为 10mg/kg，DGT 中 EGCG 的当量剂量为 1.8mg/kg

三、临 床 应 用

EGCG 是茶中最重要的药理成分，研究证实其作用包括抗肿瘤、抗炎、抗衰老、抗肥胖、抗糖尿病、预防心血管疾病、调节免疫和保护神经。矛盾的是，EGCG 的临床应用非常罕见，其中一个最重要的原因是其稳定性差、生物利用度低。

四、不 良 反 应

暂未发现不良反应。

第二节　Englerin A

一、药理作用及其机制

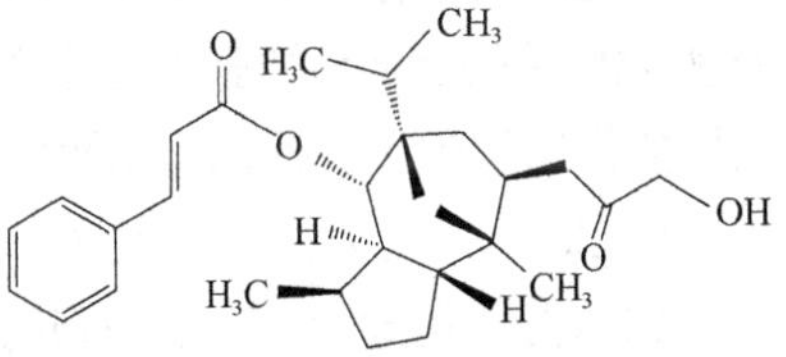

2008 年年底，美国国家癌症研究所（NCI）的 Beutler 小组从生长于东非坦桑尼亚及津巴布韦的大戟属植物 Phyllanthus engleri 的树皮和根皮提取液中分离得到愈创木烷类（guaianoid）倍半萜 Englerin A（图 4-5）及其单酯衍生物 Englerin B。NCI 60 株癌细胞系组的药物筛选鉴定出 Englerin A 抑制肾癌的细胞生长和活力（图 4-6），

图 4-5　Englerin A 结构式

其对抑制肾癌细胞生长具有高效性和选择性（表 4-1）。研究证明 Englerin A 抑制肾癌细胞的活性是紫杉醇的 10～100 倍，是现在所用靶向药物舒尼替尼和索拉菲尼的 2～3 倍。

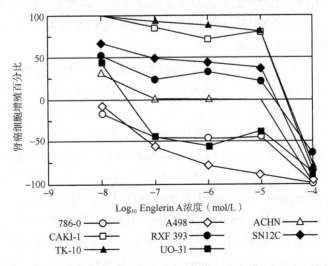

图 4-6　Englerin A 针对 NCI 60 细胞组中的肾癌细胞系的细胞毒活性–剂量响应曲线

表 4-1　与紫杉醇的平均值相比，Englerin A 对肾癌细胞生长抑制的数据（平均 GI_{50}，以 μmol 计）

肾癌细胞系	Englerin A	紫杉醇
786-0	<0.01	0.034
A498	<0.01	0.10
ACHN	<0.01	0.65
CAKI-1	15.5	0.35
RXF-393	0.011	0.041
SN12C	0.087	0.018
TK-10	15.5	0.11
UO-31	<0.01	0.45

这种天然产物是具有三环结构的愈创木烷类倍半萜，且可在实验室中合成。目前 Englerin A 抑制肾癌涉及多种机制。Ramos 的研究表明，Englerin A 可以抑制肾癌细胞系的生长，其机制是使细胞死亡而不是使细胞凋亡。据研究者报道，在 Englerin A 治疗后，典型的凋亡小体不存在。钙离子与坏死细胞死亡有关，Ramos 小组测试了各种肾癌细胞系中的钙离子含量，发现 SF-295 细胞的离子含量几乎没有相对变化，而 A-498 细胞的浓度增加了 4 倍。虽然这项研究表明不存在凋亡小体，但 Williams 等提出了其他意见，他们不仅观察到坏死，而且在处理 24h 后的 A498 细胞中也注意到细胞凋亡和自噬。此外，他们的结果还表明，Englerin A 诱导的肾癌细胞生长抑制是由阻断 G_2/M 转换和抑制 Akt 及 ERK 活性导致的细胞周期停滞。

Englerin A 触发蛋白激酶 Cθ（PKCθ）的活性，体外结果已显示磷酸化和激活热休克因子 1（HSF1）可导致 786-0 细胞的胰岛素抵抗和葡萄糖剥夺。然而，PKCθ 不在对 Englerin A 最敏感的 A498 细胞中表达。这一发现促使研究人员调查其他可能的目标。来自两个独立小组的报告表明，瞬时受体电位阳离子通道亚家族 C 成员 4/5（TRPC4/5）是 Englerin A 敏感性的特征，因此表明它们可能是 Englerin A 的靶标。研究表明，Englerin A 通过升高的 Ca^{2+} 内流和膜去极化诱导细胞死亡，这种情况在表面表达高水平 TRPC4 的细胞中发生得更频繁。然而，最近的一项发现与这些结果矛盾，并表明 Enlerin A 的细胞毒性是由 Na^+ 通过 TRPC4/TRPC1 通道的流入介导的。

上皮–间充质转化（epithelial-mesenchymal transition，EMT）是包括肾癌在内的恶性肿瘤转移的首要标志，其次是侵袭。有研究小组试图检测 Englerin A 在预防肾癌细胞系迁移和侵袭方面的作用，以及研究 Englerin A 是否可以抑制与转化生长因子-β1（TGF-β1）诱导的 EMT 相关的分子变化，并且旨在了解 Englerin A 是否抑制癌症干细胞标志物和球体形成。研究结果表明，Englerin A 通过上调上皮标志物和下调间充质/干细胞标志物来抑制与 TGF-β1 诱导的 EMT 相关的分子变化。研究还发现 Englerin A 可抑制 TGF-β1 诱导的血管生成。该研究表明，Englerin A 可能可作为治疗肾癌转移的潜在候选者。

在最近的一项研究中，Batova 等提出了 Englerin A 对肾癌细胞死亡的不同机制。他们证明了 Englerin A 可改变脂质代谢、诱导内质网应激，进而产生过量的神经酰胺，这些神经酰胺对肾癌细胞是致命的。此外，Englerin A 可诱导急性炎症反应。关于体内模型的研究很少，而在小鼠模型上进行的研究表明抗肿瘤活性所需的 Englerin A 水平可能是致命的。如果该体内模型的结果准确反映了天然产物的效果，那么这将成为其在癌症治疗中使用的主要障碍。该化合物本身当然值得研究，如果发现并实施了 Englerin A 的非致死衍生物，它将在治疗中非常有效。此外，关于 Englerin A 用于引发抗肿瘤作用的机制仍存在争论。如果发现 Englerin A 能通过多种途径进行肿瘤抑制，可以将其用途扩展到治疗其他肿瘤。

二、药　动　学

NCI 进行了初步药动学实验，对 Cody Peer 及其同事开发的体液中的 Englerin A 进行了 HPLC-MS 分析。在小鼠中，用新配方确定的最大耐受剂量为 10mg/kg，腹膜内注射，然而，在静脉内给药时发现，剂量降至 0.1mg/kg 会立即致死。极端静脉致死率与诺华公司报告的数据一致，而诺华公司的工作人员无法通过腹腔途径给药，即使剂量低至 1mg/kg。这种情况下，NCI 腹膜内给药时的药动学测量显示半衰期为 30min，血浆中的水平为 15～25ng/ml。相反，口服高达 100mg/kg 的 Englerin A 时，在血浆中没有检测到 Englerin A，也没有明显的毒性。

三、临床应用研究

在完成对 Englerin A 的分离和结构阐明后，NCI 的临床研究很快开展。研究对小鼠使用的腹膜内注射剂量为 5mg/kg，因为 10mg/kg 的剂量对单个未损伤的小鼠是致死的，而 5mg/kg 则不会，其中使用的载体是二甲基亚砜（DMSO）。每 4 天给予肾癌细胞系 RXF393 剂量为 5mg/kg、2.5mg/kg 和 1.25mg/kg（每组 $n=8$）的 Englerin A，5 次实验显示无效；然而，小鼠耐受了所有剂量，证实了耐受剂量。

另一种肾癌细胞系 786-0 的异种移植显示出功效。连续 14 天每天施用 5mg/kg Englerin A，在两个单独的实验中出现肿瘤生长显著抑制的现象。如上文在作用机制的讨论中所述，Englerin A 可能通过调节肿瘤中 PKCθ、IRS1 和 GSK3β 的下游靶标的磷酸化来实现对肿瘤细胞生长的抑制作用。相同剂量方案的 Englerin A 在 PC-3 前列腺癌细胞的异种移植体中也表现出肿瘤抑制效果。虽然 PC-3 细胞在 NCI 60 实验中不敏感，但不同的细胞培养条件显示 Englerin A 对 PC-3 细胞生长有不同程度的抑制作用。基于此，开发以 Englerin A 为核心的合法药物制剂对于 RCC 的治疗是值得期待的。Sima Hayavi 开发了肠外和口服制剂。肠胃外制剂使用羟丙基-β-环糊精作为助溶剂，即可得到 Englerin A 的澄清溶液，得到的澄清溶液在 2～8℃可保存 1 周。Labrasol 开发了一种简单口服制剂，20mg/ml 也显示出稳定性。

四、不良反应及注意事项

先前的研究表明，裸鼠腹膜内注射≥1mg/kg 的 Englerin A 是不能耐受的。Cheung 研究小组在野生型 C57BL/6 小鼠中研究了 1mg/kg 或 2mg/kg 的 Englerin A 对运动活动的影响，他们使用的是旷场测试（图 4-7A）。旷场测试实验过程如下：使用的动物为 6～8 周龄小鼠，野生型和敲除型性别匹配并进行比较。将小鼠置于 40cm×40cm×40cm 的竞技场中，在标准白色荧光天花板灯照射下（光照强度约为 200lux）。使用连接于竞技场上方的三脚架的网络摄像头记录所有实验，并与计算机跟踪软件 ANY-maze 连接。跟踪软件将竞技场划分为三个区域：外区（距离外墙 8cm），中心区（6.4cm²；总区域的 16%）和中间区（外区和中心区之间的剩余区域）。注射 Englerin A 2mg/kg 比 1mg/kg 具有更明显的效果，两种剂量都严重减少了小鼠行进的总距离并大大增加了暂停时间（图 4-7A～C）。旷场测试表明，注射 2mg/kg Englerin A 对小鼠约有 1h 强烈的负面影响，然后恢复（图 4-7D）。在这些剂量下没有小鼠死亡（通过腹膜内途径给药）。研究表明，小鼠对较高剂量（5mg/kg）耐受性差，因此对该剂量的进一步研究被认为是不道德的。数据表明 C57BL/6 小鼠对 Englerin A 具有阴性反应，表现为运动活性的短暂降低。

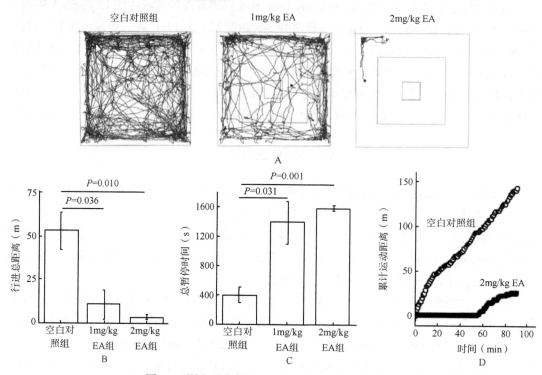

图 4-7　野生型小鼠 Englerin A（EA）的不良反应

A. 对小鼠施用 1mg/kg Engerin A 或 2mg/kg Englerin A 旷场试验轨迹图；B. 行进的总距离；C. 总暂停时间；D. 相对于载体，注射 2mg/kg Englerin A 的个体小鼠的累积距离-时间绘制图

总之，研究阐释了小鼠接受 Englerin A 处理后的不良反应，并证明产生改不良反应的需要 TRPC4 和 TRPC5 的参与。Englerin A 的不良反应部分重叠，因此开发 TRPC4 特异性激动剂可能是实现具有可耐受毒性的抗癌作用的方法，但是在合理地考虑临床试验之前需要对激动剂的稳定类似物进行剂量依赖性研究。

第三节　姜　黄　素

一、药理作用及其机制

姜黄素（curcumin）是 1870 年从姜黄（*Curcumalonga* L.）中首次分离出来的一种分子量低的多酚类化合物，1910 年其双阿魏酰甲烷的化学结构被阐明（图 4-8），随后有关其生理、药理作用的研究取得了明显的进展。几个世纪以来，姜黄一直是治疗各种疾病的传统中药。在各种研究中，姜黄素已经显示出许多药理活性，包括抗炎、抗病毒、抗氧化、促进伤口愈合、保肝和抗微生物效应。此外，姜黄素已被用作几种人类癌症（包括结肠直肠癌、黑色素瘤、淋巴瘤、乳腺癌、甲状腺癌、前列腺癌、胰腺癌、卵巢癌和肾癌）的化学预防剂和抗癌药物成分。

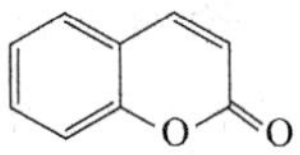

图 4-8　姜黄素结构式

据报道，姜黄素可在各种人癌细胞系中有效诱导体外凋亡。人们对姜黄素诱导肾癌细胞凋亡的机制仍然知之甚少。Kim 等的初步报告表明，姜黄素通过激活 caspase 3 和释放线粒体细胞色素 C 诱导 Caki 细胞凋亡。Woo 等还提出，姜黄素通过 Akt 去磷酸化下调 BCL-2、BCL-XL 和凋亡蛋白抑制剂（IAP），激活 caspase 3 和释放细胞色素 C，从而诱导细胞凋亡。

Zhang 小组证实，姜黄素可显著抑制 RRC-949 细胞的增殖并诱导细胞凋亡，可能是通过调节 BCL-2 和 BAX，并将细胞周期阻滞于 G_2/M 期实现的。姜黄素通过阻滞 G_1 期细胞周期诱导细胞凋亡，并通过调节氯通道增加人肾细胞的体积。

此外，姜黄素已被证明可以提高化疗药物的疗效。PI3K/Akt 和西罗莫司（mTOR）信号的机制靶标在肾癌细胞中过度激活，因此治疗肾癌时有必要抑制这些途径。尽管 NVP-BEZ235 抑制 PI3K/Akt 和 mTOR 通路，但它不足以在肾癌细胞系中诱导细胞凋亡。姜黄素通过 p53 依赖的 MCL-1 下调和 BCL-2 蛋白表达显著诱导 NVP-BEZ235 处理的细胞凋亡。但是，确切的机制仍然不明确。

Hippo 信号通路的效应物的相关蛋白（YAP）被报道为癌基因或肿瘤抑制因子，并且在癌症的发展中起着相互矛盾的作用。来自 Bai 等的报告表明，YAP 作为肿瘤抑制剂发挥作用，在化疗期间 YAP 可通过调节 p53 来增强肿瘤细胞对凋亡药物的敏感性。短发夹 RNA 介导的 YAP 敲低可显著抑制软琼脂中肾癌细胞的增殖、迁移和集落形成效率，并通过激活 p53 信号转导和抑制丝裂原活化蛋白激酶（MAPK）信号转导诱导小鼠肿瘤生长显著减少。然而，Caki-1 和 OS-RC-2 肾癌细胞系中姜黄素和替西罗莫司的联合治疗显著上调了 YAP，其与 p53 启动子结合，可增强 p53 表达并最终通过激活切割的多聚体 ADP-核糖聚合酶（PARP）和 caspase 3 诱导细胞凋亡及 BCL-2 蛋白表达的下调。姜黄素通过上调死亡受体 5（DR5）表达并产生活性氧（ROS）使人肾癌细胞对肿瘤坏死因子相关凋亡诱导配体（TRAIL）诱导的细胞凋亡敏感。这些研究的结果表明，姜黄素是一种潜在的新型有效活性成分，其可提高人类肾癌中靶向药物的有效性。

尽管已经成功证明姜黄素在体外可有效地抑制癌细胞增殖、迁移和侵袭，但其由于生物利用度差、吸收差、肝细胞和肠壁快速代谢，它在体内仅表现出较小的作用。在尝试提高生物利用度和增加其代谢稳定性方面，人们已经探索了几种策略，如新型药物递送系统、阻断代谢途径和姜黄素类似物的合成。

二、药　动　学

研究姜黄素的药动学对于提高姜黄素的药效、设计给药方案、降低毒性、改造制剂等都具有重要的指导意义和参考价值，并可为姜黄素的临床合理用药提供依据。

（一）姜黄素的吸收

Ravindranath 等用 SD 大鼠研究了姜黄素的吸收，他给大鼠灌胃 400mg 的姜黄素，然后测定其粪便中的姜黄素含量，结果显示约 60%的姜黄素被吸收。但是用比色法却没有在心脏血液中检测到姜黄素。灌胃姜黄素 15min 到 24h 内，只在肝门静脉血中检测到痕量（< 5mg/L）的姜黄素。实验结果提示姜黄素被吸收进入血循环的概率比较小。研究者又采用了同位素标记的方法，通过检测样品中放射性标记物占给药量的百分比来研究姜黄素的药动学。先灌胃低、中、高三种剂量（10mg、80mg、400mg）的姜黄素，发现其吸收的百分比分别为 65.5%±7.6%、66.0%±3.3%和 60.4%±8.9%。灌胃后 0.5～24h 姜黄素在血液中的含量处于基本恒定状态，分别为给药量的 11%、5%和 10%。研究结果表明，灌胃后姜黄素的吸收率能达 60%以上，但是吸收进入血循环的概率比较小。

Pan 等用 6～7 周龄的雌性 BALB/c 小鼠比较灌胃和腹膜内注射的药动学特征。小鼠灌胃姜黄素 1.0g/kg，15min 后姜黄素在血浆中的浓度约为 0.13μg/ml，在 1h 后达到峰浓度（C_{max}）0.22μg/ml，6h 之后浓度在检测限之下。小鼠腹腔给药（0.1g/kg），15min 就能达到峰浓度（2.25μg/ml），1h 之后血药浓度就降低到稳态水平。该研究表明，腹膜内注射给药更优于灌胃给药，灌胃给药时姜黄素不易吸收，血药浓度低。同样，Yang 等用 SD 大鼠研究姜黄素的药动学，灌胃 500mg/kg 的姜黄素，血药 C_{max} 仅为（0.06±0.01）μg/ml。用 10mg/kg 的姜黄素静脉注射，血药 C_{max} 能达到（0.36±0.05）μg/ml。

Wahlstrom 等也用 SD 大鼠研究了姜黄素的药动学，大鼠灌胃 1g/kg 的姜黄素后，75%的姜黄素以原型代谢，并且血浆和胆汁的药量水平很低，说明肠道吸收较差。该研究者在体外试验中验证了这一结论。当把姜黄素加入离体的肝组织灌流液中时，姜黄素逆浓度梯度转运到胆汁，然后被代谢。90%的姜黄素也能在 30min 内被离体的肝细胞代谢完全。以上研究结果表明，姜黄素灌胃给药时不容易吸收，体内的生物利用率低。

（二）姜黄素的组织分布

药物在体内被吸收后的组织分布主要取决于以下几个因素：血脑屏障、体液的 pH、药物与血浆蛋白质的结合率、药物的理化性质、组织亲和力、各器官的血流量等。研究姜黄素的组织分布能为药效学提供理论依据。Ravindranath 等发现，SD 大鼠灌胃 400mg 姜黄素后，肝脏和肾脏只有微量存在。30min 后大鼠的胃和小肠存在 90%的姜黄素，24h 后仅有 1%存在于胃和肠。同时该研究者通过放射性标记的实验研究了姜黄素灌胃后在体内的分布，用低、中、高三种剂量（10mg、80mg、400mg）灌胃后，姜黄素存在于大鼠的肾脏、肝脏和血液中。高剂量组的组织含量最高，肾脏、肝脏、血液中的最大含量分别为 6%、5.7%、14%。研究结果表明，灌胃后姜黄素先吸收入血，进入全身血液循环，然后运送至各个血运丰富的器官，但是含量较低。

姜黄素在体组织中的摄取和分布对其生物活性的发挥具有重要意义。大多数姜黄素在肝脏和肠道中代谢，然而，少量仍在器官中可检测到（图 4-9）。Ryu 等研究了姜黄素在不同小鼠器官中的生物利用度。在小鼠中静脉注射[18F]-姜黄素，发现其持续积聚在肝脏和脾脏中，同时发现肺摄取随时间而降低（图 4-9A）。[18F]-姜黄素的脑摄取在注射后 2min，并且其放射性在 30min 时迅速从脑中消失。胡椒碱是一种广谱抗惊厥药，同时也是很多药物的生物利用度增强剂，它能提高心脏、脾等器官对姜黄素的摄取量。另外，胡椒碱使脑中的 [18F]-姜黄素初始摄取量约提高了 48%（图 4-9B）。普遍认为姜黄素可以在不同器官中被利用，并且其可用性随时间降低的程度取决于器官。

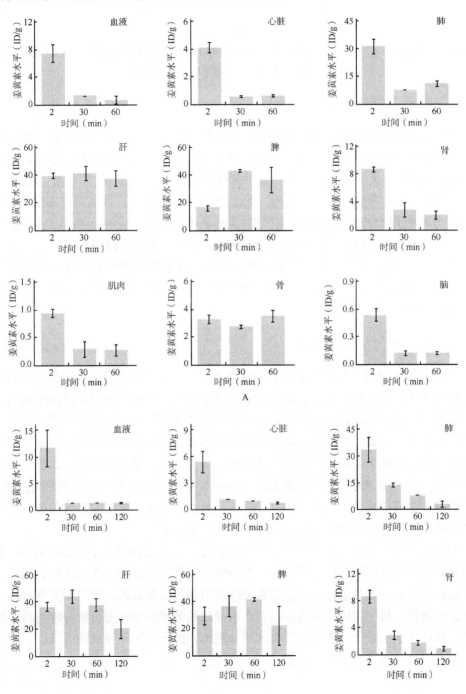

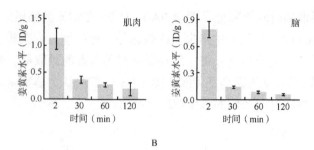

图4-9　在小鼠中注射[^{18}F]-姜黄素（A）和胡椒碱与[^{18}F]-姜黄素共注射（B）的生物分布图

ID，注射剂量；ID/g，单位质量（g）组织的注射剂量

（三）姜黄素的生物转化

姜黄素含有两个通过亚甲基桥连接的阿魏酸分子和高度共轭体系中的 β-二酮结构，是咖喱和芥末中的主要黄色色素（姜黄）。姜黄素溶解度低，并且口服给药后姜黄素晶体在肠中不能很好地分散。大多数摄入的姜黄素在粪便中排出，并且仅有的姜黄素（或其代谢物）大量出现在血液中。Ricky 等研究发现，给大鼠灌胃姜黄素后，其在胃和肠道中被吸收，然后大部分被代谢为葡糖醛酸和葡糖醛酸/硫酸化物结合物，之后再进入全血循环。Pan等研究发现，血浆中的姜黄素 99%是葡糖醛酸结合物，姜黄素被生物转化为二氢姜黄素和四氢姜黄素，之后再转变为单葡糖醛酸结合物。目前姜黄素的主要体内代谢物为四氢姜黄素、姜黄素–葡糖醛酸、四氢姜黄素–葡糖醛酸和二氢姜黄素–葡糖醛酸。姜黄素的代谢途径如图4-10所示。

（四）姜黄素的生物利用度

1. 未配制的姜黄素　药理学研究表明姜黄素是安全有效的，因此其成为治疗和预防多种人类疾病的潜在化合物。尽管如此，积累的数据显示姜黄素具有相对低的生物利用度和差的水溶液溶解度。Wahlstrom 和 Blennow 于 1978 年报道，在 SD 大鼠口服施用 1g/kg 姜黄素后，观察到大鼠血浆中姜黄素的含量可忽略不计，这可能是因为其在肠道中的吸收不良。后来对姜黄素的生物利用度进行了几项研究，发现一定量的姜黄素在动物血清中是生物可利用的。在一项研究中，当姜黄素以 2g/kg 的剂量以口服方式给予大鼠时，在 0.83h时观察到最大血清浓度为（1.35±0.23）μg/ml，而在人类中，相同剂量的姜黄素导致无法检测到或极低的血清水平[1h 时为（0.006±0.005）μg/ml]。

2. 纳米姜黄素　为了提高姜黄素的生物利用度，人们已经制备了不同的制剂。其中，基于纳米球的纳米乳剂制剂用于评估姜黄素溶解度增强的可能性。在离体研究期间，发现从纳米乳液中释放的姜黄素远高于姜黄素悬浮液所释放的姜黄素，这表明姜黄素在水溶液中的溶解度增强。另一项研究表明，包封在水凝胶纳米颗粒中的姜黄素与游离形式的姜黄素相比，其可在水溶液中产生均匀的姜黄素分散体。此外，体外释放曲线显示，开发的纳米微粒系统可释放高达 95%的姜黄素。

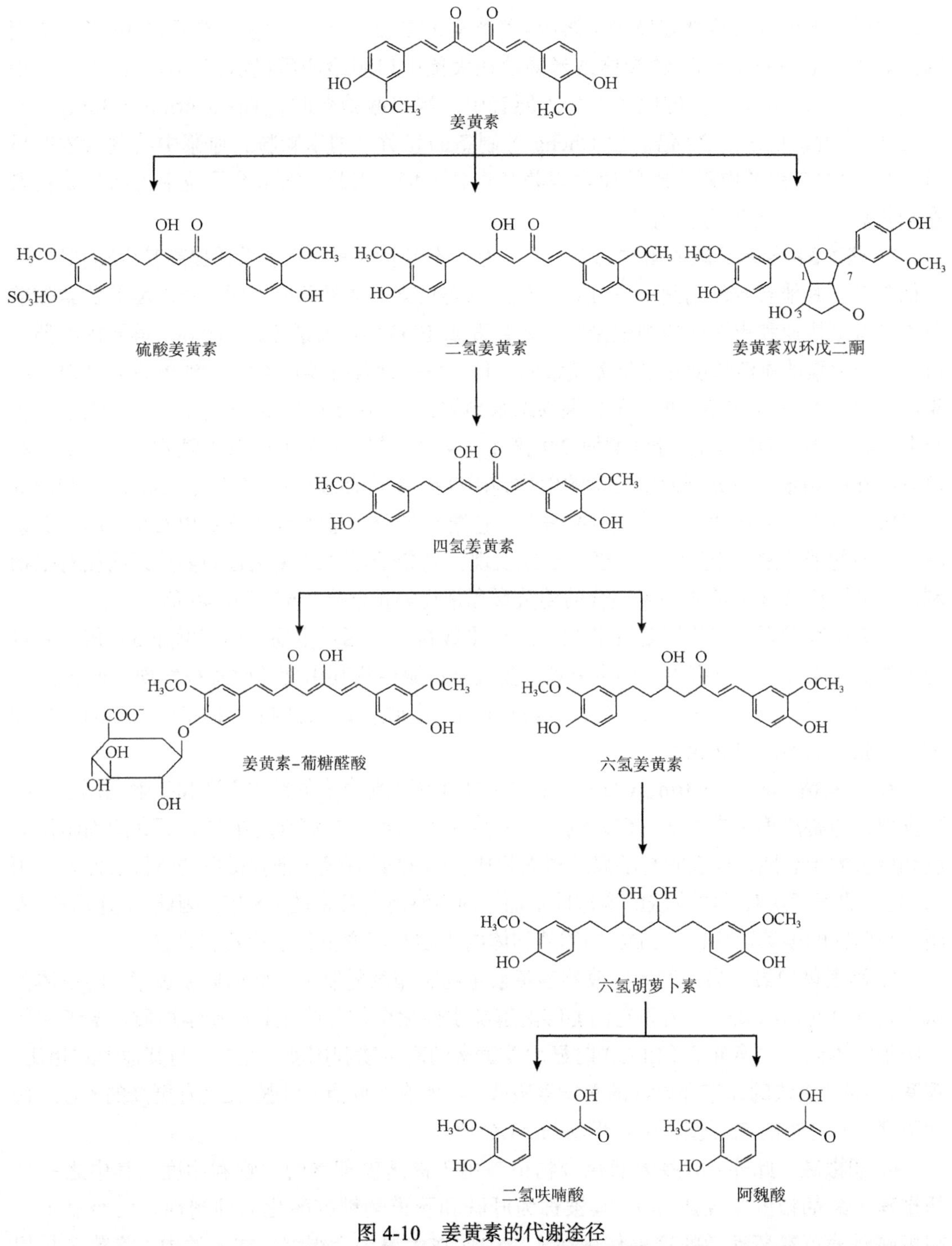

图 4-10 姜黄素的代谢途径

姜黄素和另一种纳米乳液姜黄素[NEC，含 20%姜黄素（w/w）的口服制剂]的药代动力学数据表明,小鼠给药姜黄素 24h,其 AUC 与 0h 相比增加了 10 倍,而小鼠给药 NEC 的 C_{max} 增加了 40 倍以上。另一种通过溶胶-油化学法制备的负载姜黄素的运铁蛋白纳米颗粒（纳米姜黄素）在相当长的时间内逐渐释放出大量的药物，约 50%的姜黄素仍然在 6h 内保留。相反，细胞内可溶性姜黄素（溶胶-姜黄素）在 2h 达到最大值，然后在 4h 内完全消除。名为"Theracurmin"的胶体纳米颗粒在大鼠中口服给药后显示其 AUC 比大鼠服用姜黄素粉末高 40 倍。在健康的人类志愿者中，当口服给药时，Theracurmin（30mg）的 AUC 比姜黄素粉末高 27 倍。由 Cheng 等制备的姜黄素纳米颗粒，血浆中姜黄素浓度显著升高，AUC 和平均停留时间比常规姜黄素高 6 倍。因此，纳米粒子技术可增强姜黄素在动物和人体中的生物利用度。

3. 聚乳酸-羟基乙酸共聚物（PLGA）　为了改善姜黄素的药动学并提高其生物利用度，人们制备了其他有效的制剂——PLGA 包封的姜黄素。体外研究表明，PLGA-姜黄素较姜黄素具有更快速和更有效的细胞摄取。姜黄素或 PLGA-姜黄素（2.5mg/kg）静脉内给药，PLGA-姜黄素的血清浓度几乎是姜黄素的 2 倍。另一种含有姜黄素的制剂 PLGA 和 PLGA-聚乙二醇（PEG）（PLGA-PEG）共混物纳米颗粒，分别在约 4h 和 6h 内增加姜黄素平均半衰期，并且姜黄素的 C_{max} 分别增加 2.9 倍和 7.4 倍。与姜黄素水性悬浮液相比，PLGA 和 PLGA-PEG 纳米颗粒分别使姜黄素的生物利用度提高了 15.6 倍和 55.4 倍。因此，这些制剂是口服姜黄素的潜在载体。其他研究表明，包裹在低分子量和高分子量 PLGA 中的姜黄素具有不同的姜黄素口服生物利用度。已经发现，高分子量 PLGA 缀合的姜黄素的相对生物利用度分别比低分子量 PLGA 缀合的姜黄素和常规姜黄素高 1.67 倍和 40 倍。

已有研究发现口服使用姜黄素-PLGA 纳米颗粒，其相对生物利用度增加 5.6 倍，并且与天然姜黄素相比，具有更长的半衰期。姜黄素口服生物利用度的改善被发现与改善的水溶性、更高的肠液释放速率、改善的渗透性增强吸收，以及抑制 P 糖蛋白介导的外排和增加肠腔中的停留时间相关。

4. 环糊精（cyclodextrin，CD）　用 CD 包封也可改善姜黄素的递送和生物利用度。已经发现，与游离姜黄素相比，CD 包封的姜黄素（CDC）在癌细胞中具有更高的细胞摄取度和更长的半衰期，这表明与游离姜黄素相比，CDC 具有优于细胞摄取的特性。此外，用 CD 包封的姜黄素对动物皮肤的渗透性增加，约为游离姜黄素的 1.8 倍。因此，这些研究表明，与单独的姜黄素相比，CDC 的体外和体内生物利用度及化学疗效有改善。

5. 脂质体包裹　另一种旨在改善姜黄素生物利用度的制剂是脂质体姜黄素。脂质体被认为是有效的药物载体，因为它们能够溶解疏水性化合物并改变其药动学性质。给予大鼠口服脂质体包封的姜黄素（LEC）时显示姜黄素的高生物利用度。此外，与其他形式相比，观察到 LEC 更快的速率和更好的姜黄素吸收。在所有时间点，口服 LEC 有更高的 C_{max}（最大浓度）和更短的 T_{max} 值，以及更高的 AUC 值。

6. 胡椒碱　此外，有些天然化合物也被用于提高姜黄素的生物利用度，其中之一是胡椒碱（黑胡椒的主要成分），其被称为肝脏和肠道葡糖醛酸化的抑制剂。已经显示，胡椒碱对姜黄素药动学的这种作用在人类中比在大鼠中大得多。在人类中，姜黄素与胡椒碱口服共同给药 45min 后，姜黄素的生物利用度增加了 2000%，而在大鼠中，已发现伴随姜黄素（2g/kg）施用的胡椒碱（20mg/kg）可增加姜黄素血清浓度。研究表明，在所用剂量中，胡椒碱可增强大鼠和人体内姜黄素的血清浓度、吸收程度和生物利用度，且无不良反应。

三、临床应用研究

目前，姜黄素在临床上主要用于治疗炎性肠病、心脏病、风湿性关节炎、糖尿病肾病，是一种有效的抗炎成分。但是因其生物利用度较低、水溶性差、极易代谢等，当前的主要任务在于研制姜黄素的新型制剂，以增强其药理作用。

四、不良反应及注意事项

暂未发现不良反应。

注意事项：血虚而无气滞血瘀者忌服。

第四节　白藜芦醇

一、药理作用及其机制

20 世纪 80 年代，世界卫生组织（WHO）调查发现法国人冠心病发病率和死亡率低于其他西方国家，猜测其原因可能与法国人常饮含白藜芦醇（resveratrol）的葡萄酒有关。1992 年，人们在商业葡萄酒中首次发现白藜芦醇。1997，John Pezzuto 教授在 *Science* 上发表了一篇名为《葡萄的天然产物白藜芦醇的抗癌活性》的论文。白藜芦醇（3，5，4′-三羟基-反-均二苯乙烯）化学式是 $C_{14}H_{12}O_3$，结构式如图 4-11 所示，在葡萄、虎杖及花生等多种植物中广泛存在，葡萄皮、红葡萄酒中的含量尤为丰富。白藜芦醇是一种天然存在的植物抗毒素，可抵抗病原体感染。研究证明，白藜芦醇具有广泛的生物学效应、化学预防及抗癌作用，还可通过降低高血压、抵抗心力衰竭及缺血性心脏病来增强血管健康。此外，动物试验证明白藜芦醇还能预防高脂饮食引起的肥胖病，通过降低胰岛素敏感性而使血糖水平降低，且能改善啮齿类动物的糖尿病肾病。同样，白藜芦醇也被证明具有神经保护作用。

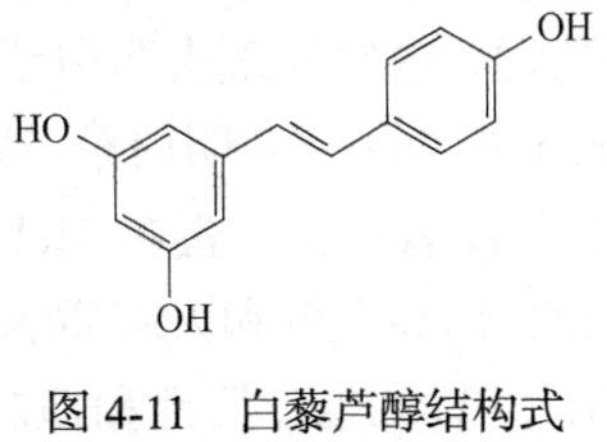

图 4-11　白藜芦醇结构式

（一）白藜芦醇治疗肿瘤的机制

白藜芦醇对肿瘤的治疗作用机制包括抑制癌细胞生长、诱导细胞凋亡与自噬，以及抑制肿瘤转移和血管生成（图 4-12）。

1. 诱导细胞自噬　自噬是指细胞对环境做出的生理反应，在压力、损伤、饥饿、衰老和病原体感染的情况下，机体积极调节细胞生存或死亡的过程称为自噬。在健康的组织中，自噬可清除受损、异常的细胞器及蛋白质，而在癌细胞中，它可以抑制或诱导癌细胞的生长，究竟是起抑制作用还是激活作用取决于细胞的微环境，特别是在凋亡缺陷的细胞中，通过过度刺激自噬来诱导自噬性细胞死亡仍然是抑制肿瘤细胞的方法之一。白藜芦醇通过抑制 mTOR 途径的 SIRT1/AMPK 诱导自噬，最近有报道显示白藜芦醇可通过 Ca^{2+}/AMPK-mTOR 信号转导途径的自噬性细胞死亡过程诱导 A549 细胞死亡。

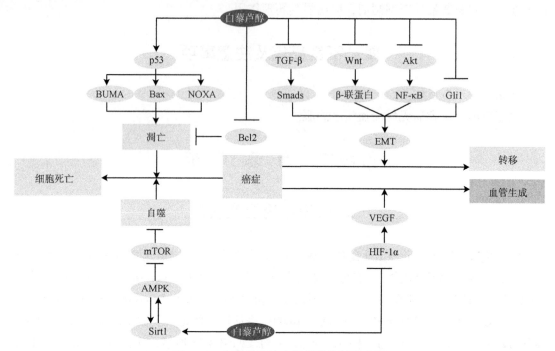

图 4-12　白藜芦醇治疗肿瘤的机制示意图

2. 诱导细胞凋亡　有证据表明，白藜芦醇可诱导多种癌细胞凋亡，但不同癌细胞类型的诱导机制差异很大。尽管白藜芦醇诱导细胞凋亡的确切机制仍未明确定义，但现有数据表明白藜芦醇可通过多种途径诱导凋亡，如它可通过激活 p53 诱导细胞周期停滞和凋亡。据报道，白藜芦醇诱导的 p53 活化是由 ERK 和小鼠 JB6 表皮细胞系中的 p38 介导的，而且发现它还可诱导 *p53* 突变癌细胞凋亡，这些发现表明白藜芦醇可通过 p53 依赖性和非 p53 依赖性途径诱导细胞凋亡。而 Kalar 等的研究表明白藜芦醇通过激活 p53 和促凋亡 Bax 表达来诱导小鼠皮肤癌细胞凋亡，且伴随着抗凋亡蛋白 Bcl-2 减少。此外，有研究显示白藜芦醇及其甲基化衍生物通过激活 p53 诱导大鼠和人胶质瘤细胞的凋亡。白藜芦醇通过诱导 p53 活性促进 MCF-7 细胞凋亡，通过增加 ERK 活性和抑制 Akt、G_1/S 特异性细胞周期蛋白 D1 及 Pak1 的表达及活性来使 HepG2 细胞对凋亡更敏感。进一步研究表明，白藜芦醇可通过抑制 miR-21 表达诱导 T24 和 5637 细胞凋亡导致 Akt 活性下降及 Bcl-2 减少。

3. 抑制肿瘤血管生成　已有研究显示白藜芦醇可通过调节 VEGF 来抑制肿瘤血管生成。VEGF 是一种有效的内皮细胞特异性有丝分裂原，在肿瘤血管生成过程中起着至关重要的作用，已经证明白藜芦醇可抑制骨肉瘤细胞中 VEGF 的表达。此外，它可通过抑制 HIF-1α 来抑制人卵巢癌细胞中 VEGF 的表达。白藜芦醇不仅抑制 Akt 和 MAPK 驱动的 HIF-1α 表达及其对 IGF-1 的诱导，而且还刺激 HIF-1α 的蛋白酶体降解。

4. 抑制癌细胞转移　癌细胞转移过程复杂，癌细胞从原发部位扩散到远端部位，而后形成肿瘤。EMT 是转移级联反应起始阶段的重要原件，白藜芦醇通过干扰调节 EMT 信号转导途径抑制癌细胞的运动性和侵袭性。据报道，白藜芦醇通过下调 TGF-β1/Smad 通路抑制结直肠癌向肝和肺转移，进而上调 E-钙黏蛋白但抑制波形蛋白的表达，白藜芦醇通过下调长的非编码转移相关的肺腺癌转录本 1 来阻碍 Wnt/β-连环蛋白信号转导，从而抑制结直肠癌细胞侵袭和转移。在 Panc-1 胰腺癌细胞中，白藜芦醇通过 PI3K/Akt/NF-κB 信号通路途径体外调节 EMT 相关因子（上皮钙黏素、神经钙黏素、波形蛋白、MMP-2 和 MMP-9），从而抑制 Panc-1 胰腺癌细胞转移。

5. 重编程癌细胞代谢　大多数癌细胞的新陈代谢会发生改变，癌细胞必须激活或增强代谢途径来实现和维持高增殖能力，其最早发现和最常见的代谢变化特征之一是改变葡萄糖代谢或所谓的"瓦氏效应"。在正常条件下，葡萄糖通过葡萄糖转运蛋白吸收进入细胞，并通过糖酵解途径在细胞溶质中代谢为丙酮酸，这一过程会有少量的 ATP 产生，在正常细胞中，糖酵解衍生的丙酮酸主要进入线粒体基质，然后被丙酮酸脱氢酶（PDH）复合物氧化成乙酰辅酶 A（CoA），最后乙酰 CoA 再进入三羧酸（TCA）循环，接着进行氧化磷酸化（OXPHOS），以产生大量 ATP。但是，癌细胞却表现出急剧增加的葡萄糖摄取和糖酵解速率，并将大部分糖酵解衍生的丙酮酸转化为乳酸，然后分泌到细胞外培养基中。此外，癌细胞摄取的大量葡萄糖被用来合成糖酵解途径中的其他衍生物，而非合成丙酮酸。然而，有一些证据证明白藜芦醇能够重新编程癌细胞的代谢（图 4-13），已发现白藜芦醇可通过增强结肠癌细胞中丙酮酸脱氢酶复合物的活性来逆转"瓦氏效应"。据报道，白藜芦醇通过下调 miR-21 来抑制胰腺星状细胞的糖酵解。因此，在肿瘤基质中通过白藜芦醇靶向 miR-21 介导的糖酵解可以作为临床治疗和预防胰腺导管腺癌的新策略。此外，还发现白藜芦醇可通过抑制糖酵解和靶向 AMPK/mTOR 信号通路抑制卵巢癌细胞增殖并诱导其凋亡。

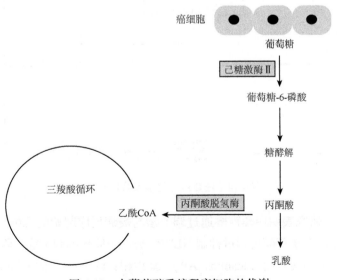

图 4-13　白藜芦醇重编程癌细胞的代谢

郭亮等于 2010 年 5 月至 2011 年 3 月通过人肾癌细胞 786-0 增殖和周期影响的实验发现，不同浓度的白藜芦醇对肾癌细胞均有明显的抑制作用，实验结果主要表现在 G_1 期、G_2 期细胞比例显著降低，而 S 期细胞比例显著升高，如表 4-2 所示，与对照组相比，12.5～100μmol/L 的白藜芦醇均能明显地抑制人肾癌细胞增殖，且呈现浓度依赖性趋势。

表 4-2　不同浓度的白藜芦醇对肾癌细胞周期分布的影响（%，$\bar{x} \pm s$）

白藜芦醇浓度（μmol/L）	G_1 期	G_2 期	S 期
0	75.23±2.58	11.35±2.37	13.17±1.36
12.5	73.19±3.63[*]	10.16±0.25[*]	16.48±3.4[*]
25.0	65.28±3.10[*△]	9.67±0.43[*△]	24.79±3.72[*△]
50.0	57.89±4.33[*△]	8.76±0.87[*△]	33.42±3.36[*△]
100.0	48.69±5.88[*△]	7.88±0.78[*△]	43.61±1.67[*△]

*与空白对照组比较，$P<0.05$。

△与 12.5μmol/L 比较，$P<0.05$。

（二）白藜芦醇的化学预防作用

白藜芦醇的化学预防作用主要体现在其可抑制炎症、消除活性氧物质、使致癌物质失活和模拟限制卡路里状态这几个方面（图 4-14）。

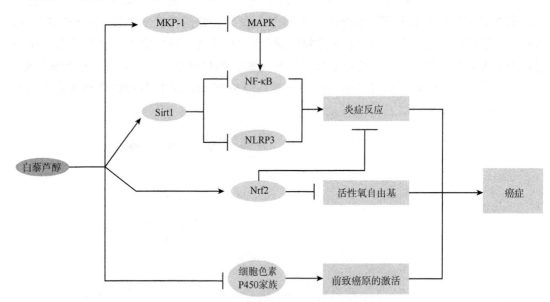

图 4-14　白藜芦醇化学预防机制通路

1. 抑制炎症　研究表明白藜芦醇通过调节参与炎症反应起始的几种分子来干扰炎症反应。最近，已经指出白藜芦醇可通过抑制 NLRP3 炎性小体来抑制炎症，除 NLRP3 蛋白外，这种炎性小体还包括衔接蛋白（adaptin，AP）、凋亡相关的斑点样蛋白（apoptosis-associated speck-like protein containing CARD，ASC）和 proCaspase-1。这些炎性小体为先天免疫系统核心成分，其可促进 caspase-1、IL-1β 和 IL-18 表达，从而使炎症反应扩大。有研究表明，白藜芦醇通过 Sirt1 介导发挥对 NLRP3 炎性小体的抑制作用，通过上调 Sirt1 诱导自噬，也可通过抑制 AKT/mTOR 途径来诱导自噬，从而抑制 NLRP3 炎性小体。

2. 诱导丝裂原活化蛋白激酶磷酸酶-1（MKP-1）**表达**　MKP-1 是双特异性磷酸酶之一（注：双特异性磷酸酶为一类既可使酪氨酸残基脱磷酸，又可使丝氨酸/苏氨酸残基脱磷酸的酶分子），它对 MAPK 起负反馈调节作用。据报道，MKP-1 通过抑制 MAP 激酶/NF-κB途径来抑制炎症，如在气道上皮细胞中，白藜芦醇通过上调 MKP-1 来抑制 ERK1/2，从而抑制因流感嗜血杆菌引起的炎症反应。

3. 诱导核因子红细胞 2 相关因子 2（Nrf2）**表达**　研究发现，白藜芦醇可诱导 Nrf 2 及其靶基因表达。在大鼠牙周炎模型中，白藜芦醇可通过激活 Sirt1/AMPK 和 Nrf2/抗氧化防御途径来改善氧化应激反应，并防止牙周炎进一步恶化（Nrf 2 是一种转录因子，可诱导一系列细胞保护基因抑制氧化反应），但 Nrf2 抑制炎症的作用机制尚不明确，有研究者提出了消除活性氧物质能介导其抗炎作用的假设。Kobayashi 等发现 Nrf2 通过与促炎细胞因子基因结合来抑制 IL-6 和 IL-1β，并通过抑制它们在巨噬细胞中的表达来抑制炎症。而在睾丸组织中发现白藜芦醇激活 Nrf2 表达是由 p62 依赖性 Keap1 介导的（p62 是一种衔接蛋白，可识别受损的细胞并将其带入自噬体中，此外，Nrf2 还促进抗氧化反应元件驱动 p62 表达，这就表明自噬协同 Nrf2 介导的抗氧化反应可以使细胞恢复稳态）。已研究证明了白藜芦醇可诱导 Nrf2 和 Nrf2 靶基因的表达，基本上 Nrf2 可控制异生物质代谢及脱毒，这主要是因为 Nrf2 能调节许多 I 期药物代谢基因的表达，如醛酮还原酶、羰基还原酶和醛脱氢酶 1。此外，可通过 Nrf2 诱导许多参与 II 期药物代谢的基因，包括谷胱甘肽 S-转移酶、UDP-葡糖醛酸基转移酶及 UDP-葡糖醛酸合成酶。已报道通过 Nrf2 可诱导转运蛋白分泌，如多药耐药相关蛋白、乳腺癌耐药蛋白及 ATP 结合盒 g5 和 g8。

4. 调节药物代谢酶活性　白藜芦醇化学预防的主要目标之一是抑制第一阶段酵素、细胞色素 P450 家族（CYP）的代谢活性。CYP 构成了同工酶的超家族，这些同工酶对于氧化内源性化合物、药物、环境污染物、膳食中化学物质及激活原癌物质是必不可少的。Piver 等揭示了白藜芦醇可抑制人和大鼠肝细胞微粒体中的 CYP3A、CYP1A 和 CYP2E1，另外，它对 CYP3A4 及 CYP2C19 有一定的抑制作用。

5. 抑制环加氧酶（COX）　白藜芦醇可抑制 COX，COX 作为催化花生四烯酸前列腺素、前列环素和血栓素生物合成的酶，在炎症中通过刺激前列腺素生物合成起重要作用，目前有两种亚型，即 COX-1 组成型表达形式和 COX-2 可诱导形式，两者的区别在于 COX-1在多种组织中广泛存在，而在正常生理条件下几乎检测不到 COX-2，但有研究报道 COX-2在多种癌症组织中大量存在。此外，长期使用 COX 抑制剂（如非甾体抗炎药）能显著降低多种癌症的患病风险。

有研究指出白藜芦醇抗炎及化学预防作用是通过下调 COX-1 与 COX-2 的表达及活性来介导的。Cianciulli 等报道了白藜芦醇抑制脂多糖处理的 Caco-2 细胞中 COX-2 的表达，且呈剂量依赖性趋势，从而导致前列腺素 E_2（PGE_2）产生减少。此外，在 F344 大鼠模型中，白藜芦醇通过下调 COX-2 抑制了 N-亚硝基甲基苄胺诱导的食管肿瘤发生。然而又有人提出白藜芦醇对 COX-2 的下调可对 NF-κB 起抑制作用。NF-κB 在促炎介质（包括 COX-2）的转录中发挥着重要的调节作用。白藜芦醇通过抑制 IκB（NF-κB 的抑制因子）降解和

NF-κBp65 亚基从细胞质到细胞核的易位及磷酸化来干扰 NF-κB 的活化。但是也有人提出相反的观点，认为 COX-2 通过诱导 p53 和 p21 发挥抗增殖作用，且有报道指出了白藜芦醇在人乳腺癌、脑胶质瘤、头颈癌、鳞状细胞癌、卵巢癌和前列腺癌细胞的核中可引起 COX-2 累积，使用 COX-2 特异性抑制剂 NS398 和 COX-2 的小 RNA 干扰会阻断白藜芦醇诱导的癌细胞中依赖 p53 调控的细胞凋亡。

6. 作为植物雌激素抑制肿瘤　植物雌激素意为植物来源的生物活性酚类化合物，这类化合物结构与类固醇激素雌二醇（E_2）相似，所以可模仿哺乳动物类固醇激素 E_2，其可与 E_2 受体 ER-α 或 ER-β 相互作用并干扰 E_2 的功能。据报道，在 17β-雌二醇不存在的情况下，白藜芦醇可作为雌激素的激动剂和拮抗剂，在 17β-雌二醇存在的情况下，白藜芦醇则作为一种抗雌激素剂。ER-α 能诱导细胞增殖，而 ER-β 则是通过抑制癌细胞的增殖发挥保护作用，研究指出白藜芦醇对 ER-α 与 ER-β 都具有亲和力。Bowers 等研究并提出白藜芦醇可作为 ER-α 的拮抗剂和 ER-β 的激动剂，在前列腺癌的治疗中，白藜芦醇通过上调 ER-β 的表达发挥作用。另外，白藜芦醇还通过抑制雄激素和雌激素诱导的雄激素应答基因 mRNA 的表达来抑制 LNCaP 细胞的生长。Singh 等指出白藜芦醇通过抑制 E_2 诱导乳腺肿瘤中 Nrf2 下游抗氧化和脱毒基因的下调，进而降低肿瘤发生率和增加肿瘤潜伏期，根据上述作用机制，认为白藜芦醇在 E_2 诱导的乳腺肿瘤中的化学预防作用依赖于 Nrf2。

二、药　动　学

红葡萄酒中存在的白藜芦醇的体外活性与体内（人和动物）活性作用之间存在较大的差异。

一方面，许多研究报道了白藜芦醇在体外具有多种生物学效应，然而，当将这些研究扩展到疾病的动物模型时，并未达到预期治疗效应。最近关于白藜芦醇生物利用度的研究表明，其在口服给药后能被有效吸收，但在啮齿类动物和人类中被迅速代谢且未体现出副作用，这导致体液循环中未被改变的白藜芦醇的生物利用度差。Soleas 等证明口服时，50%～75% 的白藜芦醇在大鼠体内被吸收，且在给药后 15min，大鼠血液和血清中药物浓度达到峰值，其浓度在达到峰值后又迅速下降，但其代谢物下降得更慢。此外，反式白藜芦醇完全从小肠吸收，并在肝脏中大量积累。摄入白藜芦醇后，其立即通过Ⅰ期（氧化、还原和水解）和Ⅱ期（葡糖醛酸、硫酸盐和甲基共轭）代谢，白藜芦醇的硫酸化和葡糖醛酸化发生在肝脏和肠上皮细胞中，人体肝脏中白藜芦醇的硫酸化则是通过磺基转移酶（SULT）催化。而葡糖醛酸化则是通过尿苷 5′-二磷酸-葡糖醛酸基转移酶（UGT）催化，葡糖醛酸化和硫酸化通常会使细胞对药物的渗透性降低，但有助于药物的排泄。

另一方面，已经证明消耗 1.0g 白藜芦醇可以为人体提供 0.6mmol/L 的最大血浆浓度，但大多数体外研究特别是与癌症相关的研究表明需要比 1.0g 更高的剂量。然而，一些研究报道称，体内低剂量的白藜芦醇具有有效的化学预防作用，因此有人提出了两个假设：第一，白藜芦醇的代谢产物有助于产生与母体化合物相关的有益效果；第二，白藜芦醇的缀合物在体内经历水解后再生成母体化合物，Patel 等报道硫酸盐代谢物在体内水解释放白藜芦醇。但需要进一步实验来验证这些假设。

梁力等给小鼠灌服白藜芦醇后检测药动学常用参数，图 4-15 为其血药浓度–时间曲线，灌服 2min 即可检测到原型药，30min 时血药浓度达到最大值，主要药动学参数分别为 C_{max}=3.589μg/ml、$t_{1/2α}$=10.05min、$t_{1/2β}$=172.7min。

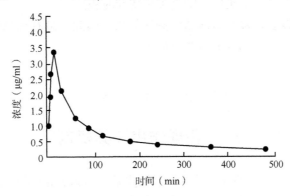

图 4-15　小鼠灌服白藜芦醇后的血药浓度–时间曲线

此外，陈洪轩等研究白藜芦醇乳脂体在小鼠体内的药动学，发现乳脂体在小鼠体内的过程符合二室模型，与白藜芦醇乳剂相比，将白藜芦醇包裹于具有脂质体和乳剂特点的乳脂体药物载体中能有效改善药物在体内的药动学，清除率由原来的 1.03ml/min 减至 0.59ml/min，$t_{1/2α}$ 由原来的 19.41min 延长至 50.17min，这表明白藜芦醇乳脂体减少了白藜芦醇的体内消除，且使白藜芦醇在体内滞留的时间增加，有助于提高血药浓度。

三、临床应用研究

白藜芦醇的药理作用中已提到其可作为心脑血管疾病、肿瘤及动脉粥样硬化的化学预防剂，此外还发现其对骨质疏松、痤疮及阿尔茨海默病有一定的预防作用等。白藜芦醇在食品、医药、保健品及化妆品等领域广泛应用，因其优良的药理活性及保健功能，目前大部分国家及地区已经开发了白藜芦醇保健品，如美国把白藜芦醇作为膳食补充剂；日本将从植物中直接提取的白藜芦醇作为天然食品添加剂，用来预防因身体免疫机制导致的对鸡蛋、小麦及牛奶等食物产生的过敏反应；而中国也将从植物中提取的白藜芦醇制成降脂美容的保健食品。

四、不良反应及注意事项

（一）不良反应

长期服用白藜芦醇会产生一定的副作用，如关节疼痛、失眠、焦虑及其他药物反应等。关节痛一般发生在老年人，如持续不断地摄入白藜芦醇，可能使关节痛病症提前，将白藜芦醇联合多种维生素服用或是减少白藜芦醇使用量可有效减轻这种症状，同理，白藜芦醇联合多种维生素也能克服因其引起的焦虑症状，这种症状一般在 1~2 周后消失，如症状持续存在，可联合具有镇静作用的贯叶连翘提取物一起服用。

（二）注意事项

（1）孕妇、哺乳期妇女、肝肾功能不全患者勿用。

（2）勿与抗凝血药物、非类固醇消炎类药物同时服用。

（3）动物研究发现其可能具有轻微雌激素效果，因此，患有雌激素敏感性疾病（包括子宫癌、乳腺癌、卵巢癌）的患者应避免使用。

第五节 槲 皮 素

一、药理作用及其机制

从 20 世纪初开始，国内外许多学者针对槲皮素（quercetin）的提取、纯制、结构测定、理化性质、合成衍生物、药理及临床应用进行了研究。20 世纪 70 年代，国内研究者结合慢性气管炎防治，在江西、湖南、吉林等省份将槲皮素制成片剂，并取得了较好的临床应用效果。从 20 世纪 90 年代初开始研究槲皮素的抗肿瘤及抗血小板聚集作用，同期也在进行槲皮素新的衍生物研究。槲皮素别名栎精属黄酮类化合物，许多植物的花、叶及果实中都含有槲皮素成分，且大多以苷形式存在，其在芸香苷、槲皮苷及金丝桃苷植物中的含量高于其他植物，分子量为 302Da，化学式 $C_{15}H_{10}O_7$，结构式见图 4-16。槲皮素具有抗癌、抗氧化、抗炎、抗菌、皮肤增色及保护皮肤和心血管系统的作用，此外还具有一定的降血糖、止腹泻、抗肥胖、抗病毒、抗血栓及抗抑郁作用。槲皮素对多种恶性肿瘤细胞都有抑制生长及促凋亡的作用，如胃肠肿瘤细胞、乳腺癌细胞和卵巢癌细胞等。

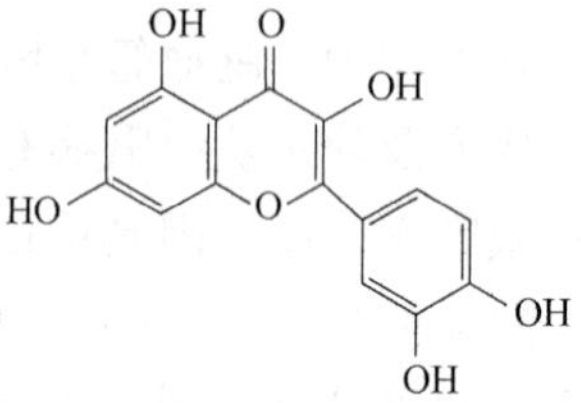

图 4-16 槲皮素结构式

槲皮素可能通过如下几条机制发挥抗肿瘤作用：①槲皮素可抑制多种酶活性，如酪氨酸激酶（tyrosine kinase，TK）、蛋白激酶 C（protein kinase C，PKC）、环磷酸腺苷（cAMP）和环磷酸鸟苷（cGMP），进而抑制糖酵解途径及合成大分子酶；②通过抑制分泌基质金属蛋白酶达到抑制肿瘤细胞侵袭及迁移的目的；③直接作用于与凋亡有关的基因，如凋亡蛋白酶、p53 等的基因。近年来，有关槲皮素通过抑制 VEGF 表达来抑制新血管的生成，从而达到抑制肿瘤增殖及转移等的研究越来越多。

孙涓等通过实验证明了槲皮素对胃癌的抑制作用可能是通过抑制 VEGF-C 和 VEGFR-3 表达发挥的。VEGF 是血管内皮细胞特异性的肝素结合生长因子，可在体内诱导血管新生，可由某些肿瘤细胞分泌并与血管内皮上相应的受体结合，发挥促内皮细胞增殖的作用。VEGF-C 为 VEGF 家族成员之一，VEGF-C 属于酪氨酸激酶类，与受体结合后可使酪氨酸磷酸化，VEGF-C 能诱导淋巴管增生且与肿瘤的转移息息相关。

关于槲皮素对肾癌作用的研究甚少，范宗荣用不同浓度的槲皮素处理肾癌细胞 ACHN，发现随着槲皮素浓度增加，VEGF 蛋白表达水平逐渐下降，这与槲皮素抑制胃癌的作用机制一致，都是抑制 VEGF 表达，从而抑制癌细胞新生血管生成，从而抑制肿瘤的增殖、迁移及侵袭。

二、药　动　学

研究发现槲皮素在人体（如口腔、小肠、肝脏、肾脏）中的消化经历葡糖醛酸化、硫酸化或甲基化，且其通常与糖、醚或酮以不同的形式结合成槲皮素衍生物，其衍生物的含量与形式在其吸收中起关键作用。

从食物中获取的槲皮素可与口腔中的唾液蛋白相互作用，形成可溶性的槲皮素–蛋白质二聚体。研究表明，形成的二聚体并没有改变槲皮素的吸收。

槲皮素可能通过细菌环裂变降解为酚酸，使得槲皮素骨架结构发生变化，生成的酚酸在胃中被吸收。

在小肠中，尿苷二磷酸葡糖醛酸基转移酶及儿茶酚-O-甲基转移酶使槲皮素甲基化。此外，在 β-葡萄糖苷酶作用下，槲皮素糖苷通过去糖基化反应生成槲皮素，随后，槲皮素和槲皮素衍生物通过肝门静脉运送到肝脏，在肝脏中进一步代谢。

三、临床应用研究

虽然槲皮素有着广泛的药理作用，但投入到临床应用中的药物却非常少。

周琦等发现使用槲皮素治疗 HPV 呈阳性的 ASCUS（无明确诊断意义的不典型鳞状细胞）能阻断 HPV 复制，进而降低发生宫颈癌的概率。另一研究表明，经常摄入富含槲皮素的食物能够有效降低吸烟人群患肺癌的概率，如摄入适量富含槲皮素成分的洋葱能改善心脏危险因子代谢，降低吸烟者的高血压、高血糖并改善血脂异常，从而达到保护心脏的作用。

有研究证明，槲皮素联合其他药物使用可达到协同治疗及抵消或减轻毒副作用的功效，如槲皮素联合抗肿瘤药物氟达拉滨（fludarabine）能抑制死亡受体抗性，增强氟达拉滨促癌细胞的凋亡作用。另一项研究证明，槲皮素联合抗肿瘤药物拓扑替康（topotecan）能减少拓扑替康对机体正常骨髓细胞引起的毒副作用，槲皮素联合芒果苷能有效提高芒果苷的祛痰作用。

槲皮素因不易溶于水而降低了其在机体的利用及吸收，采用可降解且无毒害的微粒与槲皮素制备成胶囊既能增加吸收效率，又能延长槲皮素释放周期。此外，将槲皮素包装在卵磷脂–壳聚糖毫微粒内可提高动物皮肤的渗透性，且能使槲皮素长时间蓄积在表皮上，经皮肤给药治疗方式可有效提高效果。

关于槲皮素临床应用的研究大部分仍处于临床前阶段，国家药品监督管理局的调查数据显示，以槲皮素为主要成分的药物制剂目前还没有进入临床应用阶段。大量的实验已证明其在抗癌、抗氧化、抗炎、抗菌、皮肤增色及保护皮肤和心血管系统方面可发挥重要的作用，可在此基础上加强临床试验研究及论证，使药理作用与临床应用接轨，这将加速槲皮素在临床上的开发与利用。

四、不良反应及注意事项

（一）不良反应

通常认为每日服用 500～1500mg 槲皮素对健康益处较大，当摄入剂量过多时会出现反酸现象，还会诱发身体炎症，大剂量时容易引起关节疼痛及僵硬，高浓度时容易使 DNA 受损。

（二）注意事项

（1）不慎与皮肤接触后，应立即用大量肥皂水冲洗。
（2）若发生事故或感觉不适，应当立即就医。

第六节　和厚朴酚与厚朴酚

一、药理作用及其机制

我国的传统芳香化湿中药厚朴现已成为国家 II 级重点保护野生植物，其主要成分为和厚朴酚（honokiol）与厚朴酚（magnolol）两种（图 4-17）。其具有抗肿瘤、抗菌、抗溃疡及抗氧化等作用，体内与体外试验发现和厚朴酚及厚朴酚能有效抑制新生血管生成与肿瘤生长，作用机制则是通过干扰内皮细胞的 VEGFR2 磷酸化来抑制新生血管生成。

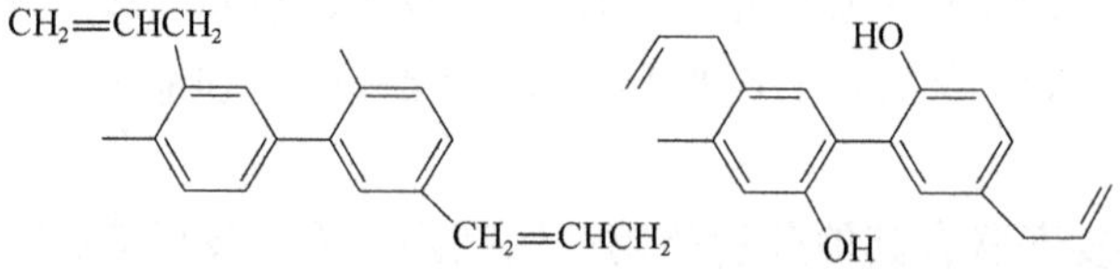

图 4-17　和厚朴酚（A）与厚朴酚（B）结构式

和厚朴酚[（3′，5-二（2-丙烯基）-1，1′-联苯基-2，2′-二醇]是苯丙烷类分子（图 4-17A），是一种二芳基类木脂素，存在于木兰属中，是一种有巨大价值的抗肿瘤化合物，其因可诱导多种癌细胞凋亡和恶性肿瘤控制作用近年来备受关注。它对胰腺癌、前列腺癌、口腔癌、胶质母细胞瘤或脑癌、皮肤癌、卵巢癌、骨癌/骨肉瘤均有不同程度的治疗效果，在和厚朴酚剂量达 50μmol/L 时，可阻滞细胞 G_0/G_1 周期发生，还能诱导小鼠胶质瘤细胞自噬。体外及体内研究证明，其可通过干扰多条信号通路组分达到抑制癌细胞增殖、转移及侵袭的目的（图 4-18）。

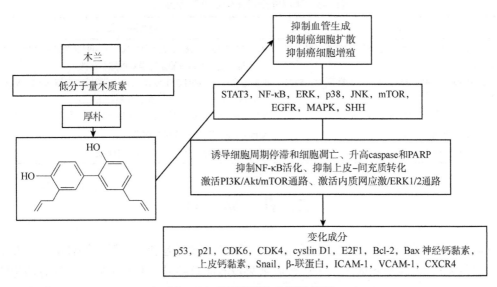

图 4-18　和厚朴酚生物活性机制

　　癌症的发生及发展通常与表观遗传和遗传畸变相关，遗传畸变会导致细胞的关键信号转导途径失调，这适用于任何组织的特异性癌症，如肾癌、肝癌、黑色素瘤、神经胶质瘤等，然而和厚朴酚对这类癌症的调节机制基本相同，氧化应激反应和炎症会导致酸中毒和缺氧，缺氧是促进肿瘤新生血管生成的原因之一，活性氧（ROS）可活化 NF-κB 并使其产生一系列炎症成分，如 MMP-9、TNF-α、IL-8、ICAM-1 和 MCP-1 等。和厚朴酚可清除超氧化物和过氧自由基。另外，和厚朴酚可通过抑制 p65 亚基的核转位和磷酸化来抑制 NF-κB 活化，它还可增强 TNF-α 诱导的细胞凋亡及降低 HIF-1α 蛋白水平，从而抑制缺氧相关信号通路。

　　和厚朴酚通过下调 VEGF 和血红素加氧酶-1（HO-1）显著抑制钙调神经磷酸酶抑制剂环孢素 A 诱导的肾癌细胞存活。HO-1 可通过调节受体酪氨酸激酶 c-Met 诱导分化、增殖、迁移和凋亡来促进癌症生长。肝细胞生长因子（HGF）为 c-Met 的配体，并且在胃癌和肺癌中已观察到 c-Met 过量表达。因此，和厚朴酚通过干扰上游激酶（如 c-Src、JAK激酶 1 和 JAK 激酶 2）抑制肝癌细胞中的信号转导和转录激活因子 3（STAT3）。和厚朴酚可抑制另一种致癌转录因子 FOXM1，从而抑制 FOXM1 诱导的恶性肿瘤发生。

　　可对和厚朴酚进行结构修饰，以便开发出更有效的类似物来控制癌症。和厚朴酚衍生物 5-甲酰基和厚朴酚对 K562（人髓细胞性白血病）、A549（人肺腺癌）和 SPC-A1（人肺腺癌）肿瘤细胞系有较为明显的抑制作用。在多种肿瘤细胞系中，5-甲酰基和厚朴酚通过下调 ERK 信号通路发挥抗血管生成的能力强于和厚朴酚。其他一些和厚朴酚衍生物包括 3′-甲酰基厚朴酚、3′，5-二甲酰基和厚朴酚、3′，5-二烯丙基-2，4′-二羟基-[1，1′-联苯基]-3，5′-二甲醛、4′-O-甲基和厚朴酚（MH）、Honokiol 位置异构体。基于上述抗肿瘤活性，和厚朴酚及其衍生物可能具有临床治疗潜力（表 4-3）。

表 4-3　和厚朴酚衍生物及其治疗潜力

组分	潜在治疗能力
5-甲酰基和厚朴酚，3′-甲酰基厚朴酚，3′, 5-二甲酰基和厚朴酚	显示出对 K562（人髓细胞性白血病）、A549（人肺腺癌）和 SPC-A1（人肺腺癌）肿瘤细胞系有强效的抑制活性
3′, 5-二烯丙基-2, 4′-二羟基-[1, 1′-联苯基]-3, 5′-二甲醛	抑制斑马鱼背主动脉新生血管，对人脐静脉内皮细胞（HUVEC）、A549、HepG2 和 LL/2 的生长抑制作用更强
和厚朴酚的丁酸酯衍生物与未取代的酚基	在抗增殖活性中起重要作用，并确定了抗肝细胞癌的有效药理效应
4′-O-甲基和厚朴酚	大麻素受体 CB_2 选择性抗骨质增生
Honokiol 位置异构体	抗肿瘤和抗病毒活性，具有最小的细胞毒性

二、药　动　学

　　肠段回流实验的结果证明，小肠上段、中段及下段都有和厚朴酚及厚朴酚，但在上段吸收效果最佳，且在小肠的中、下段吸收效果没有明显差异。其被吸收量与两者药物浓度呈线性关系。观察灌胃给药结果得出和厚朴酚与厚朴酚两种药物在体内的代谢符合一级消除动力学二室开放模型，大部分位于肠胃内，其他组织也有分布，如肾、肺、肝和脑等，与血浆蛋白的结合率稍有差异，最后主要以粪便的方式排出。

　　和厚朴酚是一种亲脂性化合物，患者一般对和厚朴酚有较强的耐受性，但其不溶于水的特性会影响其功效，通过静脉注射及随后的血液分析显示其可被快速分布和快速降解。另一大鼠模型研究显示，肝脏、肾脏和大脑中和厚朴酚的消除速度高于血浆中的和厚朴酚消除速度。在一个用低分化的结肠癌细胞系裸鼠进行的研究中，腹膜内注射厚朴酚后，其可迅速被吸收，且能在血浆中维持 10h 不被降解。为了提高和厚朴酚的稳定性和生物利用度，可将和厚朴酚包裹于聚乙二醇化脂质体（PEGL）材质中。聚乙二醇化脂质体可提高和厚朴酚在血浆中的溶解度和药物浓度，同时降低清除率，聚乙二醇化脂质体和厚朴酚与未处理的和厚朴酚相比，和厚朴酚在 HP-β-CD 脂质体的循环系统中停留时间更长。

　　药物分子经过胃肠道上皮细胞再进入体循环有两种转运方式，即细胞内运输和细胞间转运。药物分子通过被动运输、主动运输或其他运输方式进入细胞后再进入血液循环的转运方式称为细胞内运输；而小分子物质则通过细胞间转运进入血循环。大部分药物分子则通过被动扩散运输方式透过生物膜，被动扩散具有不消耗能量的特点，且药物运输的速度与细胞膜两侧的浓度梯度成正比。根据被运输药物性质的不同，有不同的转运途径，分别为微孔途径和类脂途径，小分子药物、水溶性药物一般通过微孔途径透过细胞膜，直径大于微孔的药物、脂溶性药物一般通过类脂途径透过脂质层进入血液循环。和厚朴酚及厚朴酚为脂溶性物质，根据其性质及吸收方式，其应该通过类脂途径透过细胞膜。

三、临床应用研究

　　在日本，含有厚朴树皮、半夏厚朴汤的处方仍在现代临床实践中被使用；而木兰树皮是从厚朴和其他种类木兰科中获取得到的草药材料，木兰应用于我国和日本的许多传统医药制剂中，为了使这些植物作为药物使用合理化并增加其在传统保健系统中的巨大价值，木兰植物，特别是和厚朴、厚朴和望春兰已成为众多植物化学和药理学研究的主题。在过去的一个世纪里，木兰属是生物活性化合物的丰富来源。据报道，它具有至少 255 种不同的成分，如生物碱、香豆素、类黄酮、木脂素、新木脂素、苯丙素和萜类化合物，其中包括厚朴酚、4-O-甲基厚朴酚在内的几种新木脂素成分已成为研究木兰各种药理作用的重点。

四、不良反应及注意事项

经研究发现，长期服用厚朴甲醇提取物可使小鼠血清肌酐、尿素氮及尿蛋白增加，通过病理学检查可发现肾脏有明显病理改变。相关实验结果表明长期服用厚朴对小鼠肾脏有损害作用，且肾脏损害程度与鼠体内的和厚朴酚及厚朴酚浓度呈正相关。

第七节　其　　他

除了前文提到的天然抗肾癌活性成分，从传统草药肾茶中分离得到的肾茶总黄酮同样具有抗肾癌作用。用肾茶总黄酮处理人胚胎肾细胞（293）和 4 株人肾癌细胞（ACHN、769-P、786-0、OS-RC-2），与对照组相比，肾茶总黄酮使肾癌细胞数量降低，当肾茶总黄酮浓度达到 50μg/ml 时，其癌细胞数量降低了 40%～58%。肾茶总黄酮是通过阻滞肾癌细胞的 G_1/S 期来抑制肾癌细胞增殖的。此外，肾茶还可治疗膀胱炎、胆结石及风湿性关节炎等，其提取物作为保健品有一定的利尿及排毒作用。

参 考 文 献

鲍廷铮，王庆伦，廖志辉，1998. 槲皮素的研究近况. 江西中医药大学学报，10（2）：90-91.

蔡华芳，汪菁菁，寿燕，等，1997. 肾茶的药理作用初探. 中药材，1：38-40.

陈洪轩，陈倩倩，杨小云，等，2012. 白藜芦醇乳脂体小鼠体内药动学及组织分布研究. 南京中医药大学学报，28（4）：350-353.

陈建白，白旭华，1998. 肾茶开发利用的初步研究. 云南热作科技，3：6-8.

丁婉萍，唐星，陶秀梅，2003. 厚朴提取物中主要成分的小肠吸收特性. 沈阳药科大学学报，20（6）：399-401.

范宗荣，2012. 槲皮素对 ACHN 肾癌细胞恶性生物学特征及其 VEGF 表达的影响. 合肥：安徽医科大学.

郭亮，张新恒，张楠，等，2011. 白藜芦醇对人肾癌细胞增殖和细胞周期的影响. 山东医药，51（39）：20-21.

李鸿飞，张晓刚，任玉华，2010. 茶多酚对兔动脉粥样斑块中免疫因素的影响. 重庆医科大学学报，35（2）：227-230.

李娜，史彩红，车晶玉，2011. 厚朴的药理活性与临床应用研究进展. 中国医药指南，9（9）：191-193.

李学坚，胡文姬，邓家刚，等，2012. 析因分析法研究槲皮素对芒果苷抗炎祛痰作用的影响. 时珍国医国药，23（1）：27-28.

梁力，李晰，王庆伟，等，2012. 小鼠血浆中白藜芦醇含量测定及药动学研究. 医药导报，31（7）：846-848.

刘可云，董志，朱毅，2006. 厚朴酚与和厚朴酚的药理学研究现状. 中成药，28（5）：716-718.

龙贺明，罗艳，程海燕，等，2017. 肾茶总黄酮抗肾癌活性研究. 赣南医学院学报，37（2）：179-184.

彭慧霞，潘艳艳，邢兰瑛，等，2011. 槲皮素联合顺铂对人卵巢癌 SKOV-3 细胞增殖及凋亡的影响. 第三军医大学学报，33（15）：1606-1609.

孙涓，余世春，2011. 槲皮素的研究进展. 现代中药研究与实践，3：85-88.

王晓丽，胡鸢雷，刘树君，等，2006. 高新技术在生产白藜芦醇中的应用. 中国科技成果，24：30-31，34.

王旭，张爽，2010. 槲皮素对卵巢癌细胞 HO-8910 增殖的抑制作用及机制. 山东医药，50（6）：12-14.

温彩霞，许建华，黄秀旺，2007. 姜黄素在荷瘤小鼠体内各组织的分布及药物动力学研究. 中药新药与临床药理，18（3）：219-221.

袁成，贾暖，曾林，等，2003. 厚朴提取物长期灌胃对小鼠肾脏的损害作用. 药学服务与研究，3（3）：156-159.

袁成，梁爱君，曾林，等，2003. 厚朴酚与和厚朴酚在大鼠体内的药动学. 解放军药学学报，19（4）：258-261.

张志琴，朱双雪，2013. 槲皮素的药理活性与临床应用研究进展. 药学研究，32（7）：400-403，433.

周萍，赵成广，徐宏，等，2010. EGCG 对氧化应激诱导的大鼠 NRK 细胞 Nrf2 和 γ-GCS 基因表达的影响. 中国小儿急救医学，17（3）：248-251.

周琦，张蔚，陈娇，等，2010. 槲皮素在 HPV 阳性的 ASCUS 患者中的临床应用. 医学研究杂志，39（8）：54-56.

Adhami V M, Afaq F, Mukhtar H, 2006. Insulin-like growth factor-I axis as a pathway for cancer chemoprevention. Clin Cancer Res, 12（19）：5611-5614.

Adhami V M, Siddiqui I A, Ahmad N, et al, 2004. Oral consumption of green tea polyphenols inhibits insulin-like growth factor-I -induced signaling in an autochthonous mouse model of prostate cancer. Cancer Res, 64（23）：8715-8722.

Ahmad N, Feyes D K, Nieminen A L, et al, 1997. Green tea constituent epigallocatechin-3-gallate and induction of apoptosis and cell cycle arrest in human carcinoma cells. J Natl Cancer Inst, 89（24）：1881-1886.

Akbik D, Ghadiri M, Chrzanowski W, et al, 2014. Curcumin as a wound healing agent. Life Sci, 116（1）：1-7.

Akbulut Y, Gaunt H J, Muraki K, et al, 2015. （−）-Englerin A is a potent and selective activator of TRPC4 and TRPC5 calcium channels. Angew Chem Int Ed Engl, 54（12）：3787-3791.

Ammon H P, Wahl M A, 1991. Pharmacology of Curcuma longa. Planta Med, 57（1）：1-7.

Anand P, Nair H B, Sung B, et al, 2010. Design of curcumin-loaded PLGA nanoparticles formulation with enhanced cellular uptake, and increased bioactivity in vitro and superior bioavailability in vivo. Biochem Pharmacol, 79（3）：330-338.

Anandhi S H, Fata J E, Kennelly E J, 2018. Phytoestrogens：The current state of research emphasizing breast pathophysiology. Phytother Res, 32（9）：1707-1719.

Andrews C S, Matsuyama S, Lee B C, et al, 2016. Resveratrol suppresses NTHi-induced inflammation via up-regulation of the negative regulator MyD88 short. Sci Rep, 6：34445.

Bachmeier B E, Mohrenz I V, Mirisola V, et al, 2008. Curcumin downregulates the inflammatory cytokines CXCL1 and -2 in breast cancer cells via NFkappaB. Carcinogenesis, 29（4）：779-789.

Bakheet S A, 2011. Assessment of anti-cytogenotoxic effects of quercetin in animals treated with topotecan. Oxid Med Cell Longev, 2011：824597.

Balan M, Eduardo M Y T, Waaga-Gasser A M, et al, 2015, Novel roles of c-Met in the survival of renal cancer cells through the regulation of HO-1 and PD-L1 expression. J Biol Chem, 290（13）：8110-8120.

Balentine D A, Wiseman S A, Bouwens L C, 1997. The chemistry of tea flavonoids. Crit Rev Food Sci Nutr, 37（8）：693-704.

Banerjee S, Bueso-Ramos C, Aggarwal B B, 2002. Suppression of 7, 12-dimethylbenz（a）anthracene-induced mammary carcinogenesis in rats by resveratrol：role of nuclear factor-kappaB, cyclooxygenase 2, and matrix metalloprotease 9. Cancer Res, 62（17）：4945-4954.

Barsoum I B, Koti M, Siemens D R, et al, 2014. Mechanisms of hypoxia-mediated immune escape in cancer. Cancer Res, 74（24）：7185-7190.

Batova A, Altomare D, Creek K E, et al, 2017. Englerin A induces an acute inflammatory response and reveals lipid metabolism and ER stress as targetable vulnerabilities in renal cell carcinoma. Plos One, 12（3）：e0172632.

Bhat K P, Lantvit D, Christov K, et al, 2001. Estrogenic and antiestrogenic properties of resveratrol in mammary tumor models. Cancer Res, 61（20）：7456-7463.

Bhaumik S, Jyothi M D, Khar A, 2000. Differential modulation of nitric oxide production by curcumin in host macrophages and NK cells. FEBS Lett, 483（1）：78-82.

Bill M A, Nicholas C, Mace T A, et al, 2012. Structurally modified curcumin analogs inhibit STAT3 phosphorylation and promote apoptosis of human renal cell carcinoma and melanoma cell lines. PLoS One, 7（8）：e40724.

Bimonte S, Barbieri A, Leongito M, et al, 2016. Curcumin anticancer studies in pancreatic cancer. Nutrients, 8（7）：E433.

Boots A W, Haenen G R, Bast A, 2008. Health effects of quercetin：from antioxidant to nutraceutical. Eur J Pharmacol, 585（2-3）：325-337.

Bowers J L, Tyulmenkov V V, Jernigan S C, et al, 2000. Resveratrol acts as a mixed agonist/antagonist for estrogen receptors alpha and beta. Endocrinology, 141（10）：3657-3667.

Brawley O W, Barnes S, Parnes H, 2001. The future of prostate cancer prevention. Ann N Y Acad Sci, 952：145-152.

Brouet I, Ohshima H, 1995. Curcumin, an anti-tumour promoter and anti-inflammatory agent, inhibits induction of nitric oxide synthase in activated macrophages. Biochem. Biophys Res Commun, 206（2）：533-540.

Brown V A, Patel K R, Viskaduraki M, et al, 2010. Repeat dose study of the cancer chemopreventive agent resveratrol in healthy volunteers: safety, pharmacokinetics, and effect on the insulin-like growth factor axis. Cancer Res, 70 (22): 9003-9011.

Cai K, Bennick A, 2006. Effect of salivary proteins on the transport of tannin and quercetin across intestinal epithelial cells in culture. Biochem Pharmacol, 72 (8): 974-980.

Campbell S L, Khosravi-Far R, Rossman K L, et al, 1998. Increasing complexity of ras signaling. Oncogene, 17 (llReviews): 1395-1413.

Cao Z, Fang J, Xia C, et al, 2004. trans-3, 4, 5'-Trihydroxystibene inhibits hypoxia-inducible factor 1alpha and vascular endothelial growth factor expression in human ovarian cancer cells. Clin Cancer Res, 10 (15): 5253-5263.

Cardone MH, Roy N, Stennicke HR, et al, 1998. Regulation of cell death protease caspase-9 by phosphorylation. Science, 282 (5392): 1318-1321.

Carson C, Raman P, Tullai J, et al, 2015. Englerin A agonizes the TRPC4/C5 cation channels to inhibit tumor cell line proliferation. Plos One, 10 (6): e0127498.

Caruso F, Rossi M, Benson A, et al, 2012. Ruthenium-arene complexes of curcumin: X-ray and density functional theory structure, synthesis, and spectroscopic characterization, in vitro antitumor activity, and DNA docking studies of (p-cymene)Ru(curcuminato) chloro. J Med Chem, 55 (3): 1072-1081.

Chang C H, Lee C Y, Lu C C, et al, 2017. Resveratrol-induced autophagy and apoptosis in cisplatin-resistant human oral cancer CAR cells: A key role of AMPK and Akt/mTOR signaling. Int J Oncol, 50 (3): 873-882.

Chen F, Wang T, Wu Y F, et al, 2004. Honokiol: apotent chemotherapy candidate for human colorectal carcinoma. World J Gastroenterol, 10 (23): 3459-3463.

Chen L, Lee M J, Li H, et al, 1997. Absorption, distribution, elimination of tea polyphenols in rats. Drug Metab Dispos, 25 (9): 1045-1050.

Chen S Z, Jia H, Wu Y H, et al, 2004. Pharmacokinetics of honokiol in rats. Journal of Pering University, 36 (1): 41-44.

Chen T Y, Chen D Y, Wen H W, et al, 2013. Inhibition of enveloped viruses infectivity by curcumin. Plos One, 8 (5): e62482.

Cheng D, Wu R, Guo Y, et al, 2016. Regulation of Keap1-Nrf2 signaling: The role of epigenetics. Curr Opin Toxicol, 1: 134-138.

Cheng K K, Yeung C F, Ho S W, et al, 2013. Highly stabilized curcumin nanoparticles tested in an in vitro blood-brain barrier model and in Alzheimer's disease Tg2576 mice. AAPS J, 15 (2): 324-336.

Cheung S Y, Henrot M, Al-Saad M, et al, 2018. TRPC4/TRPC5 channels mediate adverse reaction to the cancer cell cytotoxic agent (−)-Englerin A. Oncotarget, 9 (51): 29634-29643.

Chilampalli C, Guillermo R, Kaushik R S, et al, 2011. Honokiol, a chemopreventive agent against skin cancer, induces cell cycle arrest and apoptosis in human epidermoid A431 cells. Exp Biol Med (Maywood), 236 (11): 1351-1359.

Choudhuri T, Pal S, Agwarwal M L, et al, 2002. Curcumin induces apoptosis in human breast cancer cells through p53-dependent Bax induction. FEBS Lett, 512 (1-3): 334-340.

Chung J Y, Park J O, Phyu H, et al, 2001. Mechanisms of inhibition of the Ras-MAP kinase signaling pathway in 30. 7b Ras 12 cells by tea polyphenols (−)-epigallocatechin-3-gallate and theaflavin-3, 3'-digallate. FASEB J, 15 (11): 2022-2024.

Cianciulli A, Calvello R, Cavallo P, et al, 2012. Modulation of NF-κB activation by resveratrol in LPS treated human intestinal cells results in downregulation of PGE2 production and COX-2 expression. Toxicol in Vitro, 26 (7): 1122-1128.

Dachtler J, Elliott C, Rodgers R J, et al, 2016. Missense mutation in DISC1 C-terminal coiled-coil has GSK3beta signaling and sex-dependent behavioral effects in mice. Sci Rep, 6: 18748.

Dandawate P R, Vyas A, Ahmad A, et al, 2012. Inclusion complex of novel curcumin analogue CDF and β-cyclodextrin (1: 2) and its enhanced in vivo anticancer activity against pancreatic cancer. Pharm Res, 29 (7): 1775-1786.

D'Andrea G, 2015. Quercetin: A flavonol with multifaceted therapeutic applications? Fitoterapia, 106: 256-271.

Das L, Vinayak M, 2012. Anti-carcinogenic action of curcumin by activation of antioxidant defence system and inhibition of NF-κB signalling in lymphoma-bearing mice. Biosci Rep, 32 (2): 161-170.

Dass K, Ahmad A, Azmi A S, et al, 2008. Evolving role of uPA/uPAR system in human cancers. Cancer Treat Rev, 34 (2): 122-136.

Datta S R, Dudek H, Tao X, et al, 1997. Akt phosphorylation of BAD couples survival signals to the cell-intrinsic death machinery. Cell, 91 (2): 231-241.

De R, Kundu P, Swarnakar S, et al, 2009. Antimicrobial activity of curcumin against helicobacter pylori isolates from India and during infections in mice Antimicrob. Agents Chemother, 53 (4): 1592-1597.

Deberardinis R J, Chandel N S, 2016. Fundamentals of cancer metabolism. Sci Adv, 2 (5): e1600200.

Dikalov S, Losik T, Arbiser J L, 2008. Honokiol is a potent scavenger of superoxide and peroxyl radicals. Biochem Pharmacol, 76 (5): 589-596.

Donovan J L, Crespy V, Manach C, et al, 2000. Catechin is metabolized by both the small intestine and liver of rats. J Nutr, 131 (6): 1753-1757.

Dorai T, Diouri J, O'Shea O, et al, 2014. Curcumin inhibits prostate cancer bone metastasis by up-regulating bone morphogenic protein-7 in vivo. J Cancer Ther, 5 (4): 369-386.

Downward J, 2004. PI 3-kinase, Akt and cell survival. Semin Cell Dev Biol, 15 (2): 177-182.

Elfiky A A, Aziz S A, Conrad P J, et al, 2011. Characterization and targeting of phosphatidylinositol-3 kinase (PI3K) and mammalian target of rapamycin (mTOR) in renal cell cancer. J Transl Med, 9: 133.

Elshaer M, Chen Y, Tang X, et al, 2018. Resveratrol: An overview of its anti-cancer mechanisms. Life Sci, 207: 340-349.

Farrell T L, Gomez-Juaristi M, Poquet L, et al, 2012. Absorption of dimethoxycinnamic acid derivatives in vitro and pharmacokinetic profile in human plasma following coffee consumption. Mol Nutr Food Res, 56 (9): 1413-1423.

Fash D M, Peer C J, Li Z, et al, 2016. Synthesis of a stable and orally bioavailable englerin analogue. Bioorg Med Chem Lett, 26 (11): 2641-2644.

Ferrer M D, Busquests-Cortes C, Capo X, et al, 2018. Cyclooxygenase-2 inhibitors as a therapeutic target in inflammatory diseases. Curr Med Chem, 26 (18): 3225-3241.

Gambhir S, Vyas D, Hollis M, et al, 2015. Nuclear factor kappa B role in inflammation associated gastrointestinal malignancies. World J Gastroenterol, 21 (11): 3174-3183.

Gandapu U, Chaitanya R K, Kishore G, et al, 2011. Curcumin-loaded apotransferrin nanoparticles provide efficient cellular uptake and effectively inhibit HIV-1 replication in vitro. Plos One, 6 (8): e23388.

Goel A, Kunnumakkara A B, Aggarwal B B, 2008. Curcumin as "Curecumin": from kitchen to clinic. Biochem Pharmacol, 75 (4): 787-809.

Gougelet A, Mueller S O, Korach K S, et al, 2007. Oestrogen receptors pathways to oestrogen responsive elements: the transactivation function-1 acts as the keystone of oestrogen receptor (ER) beta-mediated transcriptional repression of ERalpha. J Steroid Biochem Mol Biol, 104 (3-5): 110-122.

Graham H N, 1992. Green tea composition, consumption, and polyphenol chemistry. Prev Med, 21 (3): 334-350.

Gu B, Ding Q, Xia G, et al, 2009. EGCG inhibits growth and induces apoptosis in renal cell carcinoma through TFPI-2 overexpression. Oncol Rep, 21 (3): 635-640.

Gul P, Bakht J, 2015. Antimicrobial activity of turmeric extract and its potential use in food industry. J Food Sci Technol, 52 (4): 2272-2279.

Guzman-Villanueva D, El-Sherbiny I M, Herrera-Ruiz D, et al, 2013. Design and in vitro evaluation of a new nano-microparticulate system for enhanced aqueous-phase solubility of curcumin. Biomed Res Int, 2013: 724763.

Haque I, Banerjee S, Beutler J A, et al, 2015. Englerin-A prevents invasive phenotypes of renal cell carcinoma by reprogramming mesenchymal to epithelial transition: A key mechanism of its anticancer properties. Cancer Res. Treat, 75 (15supple): 5322.

Harper C E, Patel B B, Wang J, et al, 2007. Resveratrol suppresses prostate cancer progression in transgenic mice. Carcinogenesis, 28 (9): 1946-1953.

He Q, Li Z, Wang Y, et al, 2017. Resveratrol alleviates cerebral ischemia/reperfusion injury in rats by inhibiting NLRP3 inflammasome activation through Sirt1-dependent autophagy induction. Int Immunopharmacol, 50: 208-215.

He X, Feng S, 2015. Role of metabolic enzymes P450 (CYP) on activating procarcinogen and their polymorphisms on the risk of cancers. Curr Drug Metab, 16 (10): 850-863.

Huang C, Ma W Y, Goranson A, et al, 1999. Resveratrol suppresses cell transformation and induces apoptosis through a p53-dependent pathway. Carcinogenesis, 20 (2): 237-242.

Huang T M, Pan M H, Lin J K, 1999. Biotransformation of curcumin through reduction and glucuronidation in mice. Drug Metab Dispos, 27 (4): 486-494.

Jackson J K, Zhao J, Wong W, et al, 2010. The inhibition of collagenase induced degradation of collagen by the galloyl-containing polyphenols tannic acid, epigallocatechin gallate and epicatechin gallate. J Mater Sci Mater Med, 21 (5): 1435-1443.

Jaismy J P, Manju S L, Ethiraj K R, et al, 2018. Safer anti-inflammatory therapy through dual COX-2/5-LOX inhibitors: A structure-based approach. European Journal of Pharmaceutical Sciences, 8, 356-381.

Ji Q, Liu X, Fu X, et al, 2013. Resveratrol inhibits invasion and metastasis of colorectal cancer Cells via MALAT1 mediated

Wnt/β-Catenin signal pathway. Plos One, 8（11）: e78700.

Ji Q, Liu X, Han Z, et al, 2015. Resveratrol suppresses epithelial-to-mesenchymal transition in colorectal cancer through TGF- 1/Smads signaling pathway mediated Snail/E-cadherin expression. Bmc Cancer, 15, 1-12.

Jin Y, 2006. Food Sources and Bioavailability of Polyphenols. Food & Fermentation Industries.

Joe A K, Liu H, Suzui M, et al, 2002. Resveratrol induces growth inhibition, S-phase arrest, apoptosis, and changes in biomarker expression in several human cancer cell lines. Clin Cancer Res, 8（3）: 893-903.

Jung E M, Lim J H, Lee T J, et al, 2005. Curcumin sensitizes tumor necrosis factor-related apoptosis-inducing ligand(TRAIL)-induced apoptosis through reactive oxygen species-mediated upregulation of death receptor 5 (DR5). Carcinogenesis, 26（11）: 1905-1913.

Jurenka J S, 2009. Anti-inflammatory properties of curcumin, a major constituent of Curcuma longa: a review of preclinical and clinical research. Altern Med Rev, 14（2）: 141-153.

Kalra N, Roy P, Prasad S, et al, 2008. Resveratrol induces apoptosis involving mitochondrial pathways in mouse skin tumorigenesis. Life Sci, 82（7-8）: 348-358.

Kanai M, 2014. Therapeutic applications of curcumin for patients with pancreatic cancer. World J Gastroenterol, 20（28）: 9384-9391.

Kang H G, Jenabi J M, Liu X F, et al, 2010. Inhibition of the insulin-like growth factor I receptor by epigallocatechin gallate blocks proliferation and induces the death of Ewing tumor cells. Mol Cancer Ther, 9（5）: 1396-1407.

Kasiotis K M, Pratsinis H, Kletsas D, et al, 2013. Resveratrol and related stilbenes: their anti-aging and anti-angiogenic properties. Food & Chemical Toxicology, 61, 112-120.

Khalil N M, Nascimento T C, Casa D M, et al, 2013. Pharmacokinetics of curcumin-loaded PLGA and PLGA-PEG blend nanoparticles after oral administration in rats. Colloids Surf B Biointerfaces, 101: 353-360.

Kim D G, Kwon T K, Park J W, et al, 2002. Curcumin induces apoptosis and inhibits metalloproteinase activity in renal cancer cell line. Korean J Urol, 43: 423-430.

Kim D S, Shin M R, Kim Y S, et al, 2015. Anti-inflammatory effects of glutamine on LPS-stimulated human dental pulp cells correlate with activation of MKP - 1 and attenuation of the MAPK and NF-κB pathways. Int Endod J, 48（3）: 220-228.

Kobayashi E H, Suzuki T, Funayama R, et al, 2016. Nrf2 suppresses macrophage inflammatory response by blocking proinflammatory cytokine transcription. Nat Commun, 7: 11624.

Koppenol W H, Bounds P L, Dang C V, 2011. Otto Warburg's contributions to current concepts of cancer metabolism. Nat Rev Cancer, 11（8）: 618.

Kossler S, Nofziger C, Jakab M, et al, 2012. Curcumin affects cell survival and cell volume regulation in human renal and intestinal cells. Toxicology, 292（2-3）: 123-135.

Kumar A, Ahuja A, Ali J, et al, 2012. Curcumin loaded nano globules for solubility enhancement: preparation, characterization and ex vivo release study. J Nanosci Nanotechnol, 12（11）: 8293-8302.

Lambert J D, Lee M J, Lu H, et al, 2003. Epigalloca-techin-3-gallate is absorbed but extensively glucuronidatedfollowing oral administration to mice. J Nutr, 133（12）: 4172-4177.

Lambert J D, Yang C S, 2003. Cancer chemopreventive activityand bioavailability of tea and tea polyphenols. Mutat Res, 523-524, 201-208.

Lee J W, Hong H M, Kwon D D, et al, 2010. Dimethoxycurcumin, a structural analogue of curcumin, induces apoptosis in human renal carcinoma caki cells through the production of reactive oxygen species, the release of cytochrome c, and the activation of caspase-3. Korean J Urol, 51（12）: 870-878.

Lee K H, Park E, Lee H J, et al, 2011. Effects of daily quercetin-rich supplementation on cardiometabolic risks in male smokers. Nutrition Research & Practice, 5(1): 28-33.

Lee W J, Shim J Y, Zhu B T, 2005. Mechanisms for the inhibition of DNA methyltransferases by tea catechins and bioflavonoids. Mol Pharmacol, 68（4）: 1018-1030.

Leone M, Zhai D, Sareth S, et al, 2003. Cancer prevention by tea polyphenols is linked to their direct inhibition of antiapoptotic Bcl-2-family proteins. Cancer Res, 63（23）: 8118-8121.

Li M, He Z, Ermakova S, et al, 2007. Direct inhibition of insulin-like growth factor- I receptor kinase activity by (-) - epigallocatechin-3-gallate regulates cell transformation. Cancer Epidemiol Biomarkers Prev, 16（3）: 598-605.

Li W, Ma J, Ma Q, et al, 2013. Resveratrol inhibits the epithelial-mesenchymal transition of pancreatic cancer cells via suppression of the PI-3K/Akt/NF-κB pathway. Curr Med Chem, 20（33）: 4185-4194.

Li Z, Nakashige M, Chain W J, 2011. A brief synthesis of (-) -englerin A. J Am Chem Soc, 133（17）: 6553-6556.

Li Z G, Hong T, Shimada Y, et al, 2002. Suppression of N -nitrosomethylbenzylamine（NMBA）-induced esophageal tumorigenesis in F344 rats by resveratrol. Carcinogenesis, 23（9）: 1531-1536.

Liang Y C, Lin-Shiau S Y, Chen C F, et al, 1999. Inhibition of cyclin-dependent kinases 2 and 4 activities as well as induction of Cdk inhibitors p21 and p27 during growth arrest of human breast carcinoma cells by（-）-epigallocatechin-3-gallate. J Cell Biochem, 75（1）: 1-12.

Lin H Y, Sun M, Tang H Y, et al, 2010. Resveratrol causes COX-2-and p53-dependent apoptosis in head and neck squamous cell cancer cells. J Cell Biochem, 104（6）: 2131-2142.

Lin Y G, Kunnumakkara A B, Merritt W M, et al, 2007. Curcumin inhibits tumor growth and angiogenesis in ovarian carcinoma by targeting the nuclear factor-κB pathway. Clin Cancer Res, 13（11）: 3423-3430.

Liu D, Chen Z, 2013. The effect of curcumin on breast cancer cells. J Breast Cancer, 16（2）: 133-137.

Liu Z, Li Y, Yang R, 2012. Effects of resveratrol on vascular endothelial growth factor expression in osteosarcoma cells and cell proliferation. Oncology Letters, 4（4）: 837-839.

Lu J, Tan M, Cai Q, 2015. The Warburg effect in tumor progression: mitochondrial oxidative metabolism as an anti-metastasis mechanism. Cancer Lett, 356（zptA）: 156-164.

Ludlow M J, Gaunt H J, Rubaiy HN, et al, 2017.（-）-Englerin A-evoked cytotoxicity is mediated by Na^+ influx and counteracted by Na^+/K^+-ATPase. J Biol Chem, 292（2）: 723-731.

Luo Y, Xu Y, Chen L, et al, 2008. Preparative purification of anti-tumor derivatives of honokiol by high-speed counter-current chromatography. J Chromatogr A, 1178（1-2）: 160-165.

Ma L, Chen J, Wang X, et al, 2011. Structural modification of honokiol, a biphenyl occurring in Magnolia officinalis: the evaluation of honokiol analogues as inhibitors of angiogenesis and for their cytotoxicity and structure-activity relationship. J Med Chem, 54（19）: 6469-6481.

Maeda-Yamamoto M, Suzuki N, Sawai Y, et al, 2003. Association of suppression of extracellular signal-regulated kinase phosphorylation by epigallocatechin gallate with the reduction of matrix metalloproteinase activities in human fibrosarcoma HT1080 cells. J Agric Food Chem, 51（7）: 1858-1863.

Mathew R, Karantza-Wadsworth V, White E, 2007. Role of autophagy in cancer. Nat Rev Cancer, 7（12）: 961-967.

Meng X, Sang S, Zhu N, et al, 2002. Identification and characterization of methylated and ring-fission metabolites of tea catechins formed in humans, mice, and rats. Chem Res Toxicol, 15（8）: 1042-1050.

Menon V P, Sudheer A R, 2007. Antioxidant and anti-inflammatory properties of curcumin. Adv Exp Med Biol, 595: 105-125.

Miura T, Koike T, Ishida T, 2005. Antidiabetic activity of green tea in genetically Type 2 diabetic mice. Health Sci, 51, 708-710.

Monika, Garg R, Sardana S, 2017. Research Problems Associated with Resveratrol（trans-3, 5, 4′- trihydroxystilbene; RSV）and Various Strategies to Overcome those Problems（Review）. Curr Drug Deliv, 14（3）: 364-376.

Namani A, Li Y, Wang X J, et al, 2014. Modulation of NRF2 signaling pathway by nuclear receptors: Implications for cancer. Biochim Biophys Acta, 1843（9）: 1875-1885.

NeMeth K, Plumb G W, Berrin J G, et al, 2003. Deglycosylation by small intestinal epithelial cell beta-glucosidases is a critical step in the absorption and metabolism of dietary flavonoid glycosides in humans. Eur J Nutr, 42（1）: 29-42.

Okushio K, Suzuki M, Matsumoto N, et al, 1999. Identification of（-）-epicatechin metabolites and their metabolic fate in the rat. Drug Metab Dispos, 27（2）: 309-316.

Parekh P, Motiwale L, Naik N, et al, 2011. Downregulation of cyclin D1 is associated with decreased levels of p38 MAP kinases, Akt/PKB and Pak1 during chemopreventive effects of resveratrol in liver cancer cells. Exp Toxicol Pathol, 63（1-2）: 167-173.

Park C H, Cho S Y, Ha J D, et al, 2016. Novel c-Met inhibitor suppresses the growth of c-Met-addicted gastric cancer cells. BMC Cancer, 16: 35.

Park H J, Carr J R, Wang Z, et al, 2014. FoxM1, a critical regulator of oxidative stress during oncogenesis. Embo J, 28（19）: 2908-2918.

Patel K R, Andreadi C, Britton R G, et al, 2013. Sulfate metabolites provide an intracellular pool for resveratrol generation and induce autophagy with senescence. Sci Transl Med, 5（205）: 205ra133.

Patel S, 2017. Inflammasomes, the cardinal pathology mediators are activated by pathogens, allergens and mutagens: A critical review with focus on NLRP3. Biomed pharmacother, 92: 819-825.

Patel S, 2017. Stressor-driven extracellular acidosis as tumor inducer via aberrant enzyme activation: A review on the mechanisms and possible prophylaxis. Gene, 626: 209-214.

Prasad S, Tyagi A K, Aggarwal B B, 2014. Recent developments in delivery, bioavailability, absorption and metabolism of curcumin:

The golden pigment from golden spice. Cancer Res Treat, 46（1-2）: 2-18.

Qin J, Xie L P, Zheng X Y, et al, 2007. A component of green tea,（－）-epigallocatechin-3-gallate, promotes apoptosis in T24 human bladder cancer cells via modulation of the PI3K/Akt pathway and Bcl-2 family proteins. Biochem Biophys Res Commun, 354（4）: 852-857.

Rachmawati H, Edityaningrum C A, Mauludin R, 2013. Molecular inclusion complex of curcumin-beta-cyclodextrin nanoparticle to enhance curcumin skin permeability from hydrophilic matrix gel. AAPS Pharm Sci Tech, 14（4）: 1303-1312.

Rajendran P, Li F, Shanmugam M K, et al, 2012. Honokiol inhibits signal transducer and activator of transcription-3 signaling, proliferation, and survival of hepatocellular carcinoma cells via the protein tyrosine phosphatase SHP-1. J Cell Physiol, 227（5）: 2184-2195.

Ratnayake R, Covell D, Ransom T T, et al, 2009. Englerin A, a selective inhibitor of renal cancer cell growth, from Phyllanthus engleri. Org Lett, 11（1）: 57-60.

Rauf A, Patel S, Imran M, et al, 2018. Honokiol: An anticancer lignan. Biomed Pharmacother, 107: 555-562.

Ravindranath V, Chandrasekhara N, 1980. Absorption and tissue distribution of curcumin in rats. Toxicology, 16（3）: 259-265.

Ravindranath V, Chandrasekhara N, 1982. Metabolism of curcumin-studies with3H curcumin. Toxicology, 22（4）: 337-344.

Rechtman M M, Har-Noy O, Bar-Yishay I, et al, 2010. Curcumin inhibits hepatitis B virus via down-regulation of the metabolic coactivator PGC-1α2pha. FEBS Lett, 584（1）: 2485-2490.

Rollin J, Regina S, Vourch P, et al, 2007. Influence of MMP-2 and MMP-9 promoter polymorphisms on gene expression and clinical outcome of non-small cell lung cancer. Lung Cancer, 56（2）: 273-280.

Roy A M, Baliga M S, Katiyar S K, 2005. Epigallocatechin-3-gallate induces apoptosis in estrogen receptor-negative human breast carcinoma cells via modulation in protein expression of p53 and Bax and caspase-3 activation. Mol Cancer Ther, 4（1）: 81-90.

Russo M, Spagnuolo C, Volpe S, et al, 2010. Quercetin induced apoptosis in association with death receptors and fludarabine in cells isolated from chronic lymphocytic leukaemia patients. Br J Cancer, 103（5）: 642-648.

Ryu E K, Choe Y S, Lee K H, et al, 2006. Curcumin and dehydrozingerone derivatives: synthesis, radiolabeling, and evaluation for beta-amyloid plaque imaging. J Med Chem, 49（20）: 6111-6119.

Salgia R, 2009. Role of c-Met in cancer: emphasis on lung cancer. Semin Oncol, 36（2suppl1）: S52-S58.

Sasaki H, Sunagawa Y, Takahashi K, et al, 2011. Innovative preparation of curcumin for improved oral bioavailability. Biol Pharm Bull, 34（5）: 660-665.

Saunier E, Antonio S, Regazzetti A, et al, 2017. Resveratrol reverses the Warburg effect by targeting the pyruvate dehydrogenase complex in colon cancer cells. Sci Rep, 7（1）: 6945.

Schütte U, Bisht S, Heukamp L C, et al, 2014. Hippo signaling mediates proliferation, invasiveness, and metastatic potential of clear cell renal cell carcinoma. Transl Oncol, 7（2）: 309-321.

Seo B R, Min K J, Cho I J, et al, 2014. Curcumin significantly enhances dual PI3K/Akt and mTOR inhibitor NVP-BEZ235-induced apoptosis in human renal carcinoma Caki cells through down-regulation of p53-dependent Bcl-2 expression and inhibition of Mcl-1 protein stability. Plos One, 9（4）: e95588.

Shao B Z, Xu Z Q, Han B Z, et al, 2015. NLRP3 inflammasome and its inhibitors: a review. Front Pharmacol, 6: 262.

Sharma R A, Mclelland H R, Hiu K A, et al, 2001. Pharmacodynamic and pharmacokinetic study of oral Curcuma extract in patients with colorectal cancer. Clin Cancer Rcs, 7（7）: 1894-1900.

Shen J, Zhang Y, Yu H, et al, 2016. Role of DUSP1/MKP1 in tumorigenesis, tumor progression and therapy. Cancer Med, 5（8）: 2061-2068.

Shih C, Weinberg R A, 1982. Isolation of a transforming sequence from a human bladder carcinoma cell line. Cell, 29（1）: 161-169.

Shoba G, Joy D, Joseph T, et al, 1998. Influence of piperine on the pharmacokinetics of curcumin in animals and human volunteers. Planta Med, 64（4）: 353-356.

Singh B, Shoulson R, Chatterjee A, et al, 2014. Resveratrol inhibits estrogen-induced breast carcinogenesis through induction of NRF2-mediated protective pathways. Carcinogenesis, 35（8）: 1872-1880.

Singh N, Agrawal M, Dores, 2013. Neuroprotective properties and mechanisms of resveratrol in in vitro and in vivo experimental cerebral stroke models, Acs Chem Neurosci, 4（8）: 1151-1162.

Singh R, Sharma P, 2011. Hepatoprotective effect of curcumin on lindane-induced oxidative stress in male wistar rats. Toxicol Int, 18（2）: 124-129.

Soleas G J, Angelini M, Grass L, et al, 2001. Absorption of trans-resveratrol in rats. Methods Enzymol, 335: 145-154.

Son H, Moon A, 2010. Epithelial-mesenchymal transition and cell invasion. Toxicol Res, 26（4）: 245-252.

Song X，Du J，Zhao W，et al，2017. Epigallocatechin-3-gallate（EGCG）：mechanisms and the combined applications. Comb Chem High Throughput Screen，21（10）.

Sourbier C，Scroggins B T，Ratnayake R，et al，2013. Englerin A stimulates PKCθ to inhibit insulin signaling and to simultaneously activate HSF1：Pharmacologically induced synthetic lethality. Cancer Cell，23（2）：228-237.

Sulzmaier F J，Li Z，Nakashige M L，et al，2012. Englerin a selectively induces necrosis in human renal cancer cells. Plos One，7（10）：e48032.

Takahashi M，Uechi S，Takara K，et al，2009. Evaluation of an oral carrier system in rats：bioavailability and antioxidant properties of liposome-encapsulated curcumin. J Agric Food Chem，57（19）：9141-9146.

Takashina M，Inoue S，Tomihara K，et al，2017. Different effect of resveratrol to induction of apoptosis depending on the type of human cancer cells. Int J Oncol，50（3）：787-797.

Tamaki N，Cristina Orihuela-Campas R，Inagaki Y，et al，2014. Resveratrol improves oxidative stress and prevents the progression of periodontitis via the activation of the Sirt1/AMPK and the Nrf2/antioxidant defense pathways in a rat periodontitis model. Free Radic Biol Med，75，222-229.

Tessitore L，Davit A，Sarotto I，et al，2000. Resveratrol depresses the growth of colorectal aberrant crypt foci by affecting bax and p21（CIP）expression. Carcinogenesis，21（8）：1619-1622.

Truong V L，Jun M，Jeong W S，2018. Role of resveratrol in regulation of cellular defense systems against oxidative stress. Biofactors，44（1）：36-49.

Tsai Y M，Chang-Liao W L，Chien C F，et al，2012. Effects of polymer molecular weight on relative oral bioavailability of curcumin. Int J Nanomedicine，7：2957-2966.

Tse A K，Wan C K，Shen X L，et al，2005. Honokiol inhibits TNF-alpha-stimulated NF-kappaB activation and NF-kappaB-regulated gene expression through suppression of IKK activation. Biochem Pharmacol，70（10）：1443-1457.

Vang O，Ahmad N，Baile C A，et al，2011. What is new for an old molecule? Systematic review and recommendations on the use of resveratrol. Plos One，6（6）：e19881.

Vazquez A，Kamphorst J J，Markert E K，et al，2016. Cancer metabolism at a glance. J Cell Sci，129（18）：3367-3373.

Wahlstrom B，Blennow G，1978. A study on the fate of curcumin in the rat. Acta Pharmacol Toxicol，43（2）：86-92.

Wang B L，Gao X，Men K，et al，2012. Treating acute cystitis with biodegradable micelle-encapsulated quercetin. Int J Nanomedicine，7：2239-2247.

Wang J J，Wang L，Xue-Jin Y U，et al，2018. Comparison study on the pharmacokinetic and tissue distribution of honokiol and its metabolites between normal and diabetic rats. Acta Pharmaceutica Sinica.

Wang P，Sang S，2018. Metabolism and pharmacokinetics of resveratrol and pterostilbene. Biofactors，44（1）：16-25.

Wang T T，Hudson T S，Wang T C，et al，2008. Differential effects of resveratrol on androgen-responsive LNCaP human prostate cancer cells in vitro and in vivo. Carcinogenesis，29（10）：2001-2010.

Wang W R，Li T T，Jing T，et al，2017. SIRT1 regulates the inflammatory response of vascular adventitial fibroblasts through autophagy and related signaling pathway. Cell Physiol Biochem，41（2）：569-582.

Weldin J，Jack R，Dugaw K，et al，2003. Quercetin，an over-the-counter supplement，causes neuroblastoma-like elevation of plasma homovanillic acid. Pediatr Dev Pathol，6（6）：547-551.

Williams R T，Yu A L，Diccianni MB，et al，2013. Renal cancer-selective Englerin A induces multiple mechanisms of cell death and autophagy. J Exp Clin Cancer Res，32：57.

Woo J H，Kim Y H，Choi Y J，et al，2003. Molecular mechanisms of curcumin-induced cytotoxicity：induction of apoptosis through generation of reactive oxygen species，down-regulation of Bcl-XL and IAP，the release of cytochrome c and inhibition of Akt. Carcinogenesis，24（7）：1199-1208.

Wu G J，Lin C J，Lin Y W，et al，2016. Data analyses of honokiol-induced autophagy of human glioma cells in vitro and in vivo. Data Brief，9：667-672.

Wu H J，Li X Y，Qian W J，et al，2018. Dopamine D1 receptor-mediated upregulation of BKCa currents modifies Muller cell gliosis in a rat chronic ocular hypertension model. Glia，66（7）：1507-1519.

Wu S H，Hang L W，Yang J S，et al，2010. Curcumin induces apoptosis in human non-small cell lung cancer NCI-H460 cells through ER stress and caspase cascade- and mitochondria-dependent pathways. Anticancer Res，30（6）：2125-2133.

Wu Z，Zhao S，Fash D M，et al，2017. Englerins：A comprehensive review. J Nat Prod，80（3）：771-781.

Xie X，Tao Q，Zou Y，et al，2011. PLGA nanoparticles improve the oral bioavailability of curcumin in rats：characterizations and mechanisms. J Agric Food Chem, 59（17）: 9280-9289.

Xu S, Yang Z, Fan Y, et al, 2016. Curcumin enhances temsirolimus-induced apoptosis in human renal carcinoma cells through upregulation of YAP/p53. Oncol Lett, 12（6）: 4999-5006.

Xu X, Qin J, Liu W, 2014. Curcumin inhibits the invasion of thyroid cancer cells via down-regulation of PI3K/Akt signaling pathway. Gene, 546（2）: 226-232.

Yadav V R, Prasad S, Kannappan R, et al, 2010. Cyclodextrin-complexed curcumin exhibits anti-inflammatory and antiproliferative activities superior to those of curcumin through higher cellular uptake. Biochem Pharmacol, 80（7）: 1021-1032.

Yamamoto M, Kensler T W, Motohashi H, 2018. The KEAP1-NRF2 system: a thiol-based sensor-effector apparatus for maintaining redox homeostasis. Physiol Rev, 98（3）: 1169-1203.

Yan B, Cheng L, Jiang Z, et al, 2018. Resveratrol inhibits ROS-promoted activation and glycolysis of pancreatic stellate cells via suppression of miR-21. Oxid Med Cell Longev, 2018: 1346958.

Yang C S, Sang S, Lambert J D, et al, 2008. Bioavailability issues in studying the health effects of plant polyphenolic compounds. Mol Nutr Food Res, 52（Suppl1）: S139-S151.

Yang K Y, Lin L C, Tseng T Y, et al, 2007. Oral bioavailability of curcumin in rats and the herbal analysis from curcuma longa by LC-MS/MS. J Chromatogr B Analyt Technol Biomed Life, 853（1-2）: 183-189.

Young I S, Woodside J V, 2001. Antioxidants in health and disease. J Clin Pathol, 54（3）: 176-186.

Yu C, Shin Y G, Kosmeder J W, et al, 2010. Liquid chromatography/tandem mass spectrometric determination of inhibition of human cytochrome P450 isozymes by resveratrol and resveratrol-3-sulfate. Rapid Commun Mass Spectrom, 17（4）: 307-313.

Zahner G, Wolf G, Ayoub M, et al, 2002. Cyclooxygenase-2 overexpression inhibits platelet-derived growth factor-induced mesangial cell proliferation through induction of the tumor suppressor gene p53 and the cyclin-dependent kinase inhibitors p21waf-1/cip-1 and p27kip-1. J Biol Chem, 277（12）: 9763-9771.

Zhang H, Xu W, Li B, et al, 2015. Curcumin promotes cell cycle arrest and inhibits survival of human renal cancer cells by negative modulation of the PI3K/AKT signaling pathway. Cell Biochem Biophys, 73（3）: 681-686.

Zhang J, Chiu J, Zhang H, et al, 2013. Autophagic cell death induced by resveratrol depends on the Ca（2+）/AMPK/mTOR pathway in A549 cells. Biochem Pharmacol, 86（2）: 317-328.

Zhang L, Chow M S, Zuo Z, 2006. Effect of the co-occurring components from green tea on the intestinal absorption and disposition of green tea polyphenols in Caco-2 monolayer model. J Pharm Pharmacol, 58（1）: 37-44.

Zhang X, Wu Q, Zhang Q, et al, 2017. Resveratrol attenuates early brain injury after experimental subarachnoid hemorrhage via inhibition of NLRP3 inflammasome activation. Front Neurosci, 11: 611.

Zhao H, Chen S, Gao K, et al, 2017. Resveratrol protects against spinal cord injury by activating autophagy and inhibiting apoptosis mediated by the sIRT1/AMPK signaling pathway. Neuroscience, 348: 241-251.

Zhao Y, Song W, Wang Z, et al, 2017. Resveratrol attenuates testicular apoptosis in type 1 diabetic mice: Role of Akt-mediated Nrf2 activation and p62-dependent Keap1 degradation. Redox Biol, 14: 609-617.

Zhongfa L, Chiu M, Wang J, et al, 2012. Enhancement of curcumin oral absorption and pharmacokinetics of curcuminoids and curcumin metabolites in mice. Cancer Chemother Pharmacol, 69（3）: 679-689.

Zhou C, Ding J, Wu Y, 2014. Resveratrol induces apoptosis of bladder cancer cells via miR-21 regulation of the Akt/Bcl-2 signaling pathway. Mol Med Rep, 9（4）: 1467-1473.

Zhou D, Kannappan V, Chen X, et al, 2016. RBP2 induces stem-like cancer cells by promoting EMT and is a prognostic marker for renal cell carcinoma. Exp Mol Med 48: e238.

Zhu W, Fu A, Hu J, et al, 2011. 5-Formylhonokiol exerts anti-angiogenesis activity via inactivating the ERK signaling pathway. Exp Mol Med, 43（3）: 146-152.

Zielińska-Przyjemska M, Kaczmarek M, Krajka-Kuźniak V, et al, 2017. The effect of resveratrol, its naturally occurring derivatives and tannic acid on the induction of cell cycle arrest and apoptosis in rat C6 and human T98G glioma cell lines. Toxicol Vitro, 43: 69-75.

Zong W X, Thompson C B, 2006. Necrotic death as a cell fate. Genes Dev, 20（1）: 1-15.

第五章　中药在肾癌治疗中的应用及研究

肾癌在中医典籍中无明确记载，但因其三大症状（腰痛、血尿、肿块）可归属中医学"腰痛""血尿""积聚"等范畴。中医认为肾癌的病位在肾、脾、胃、肺、肝，病机多为虚实夹杂，正气不足，阴阳气血逆乱，气、血、痰、湿、瘀、浊积聚为毒，治疗以健脾益肾、补气养血、清利湿热、活血化瘀等为法。

刘沈林教授认为，肾癌的发病以正气亏虚、脾肾亏虚为本，湿热瘀毒互结，结聚于肾为标。刘教授认为肾虚是发病关键，也与脾胃失调有关。虚实之证可互为因果，因虚致实或因实致虚。临床上应根据病史、症状、体征、病期四诊合参，辨证论治，分清本虚和标实的轻重主次，做到有的放矢。刘教授将肾癌分为脾肾两虚证、脾胃失调证、湿热下注证、瘀毒内结证四证，分别治以健脾滋肾、调补脾胃、清热利湿、化瘀解毒。本病肾虚是发病根本，临证时当辨证论治，分清本虚标实的轻重主次。

吴良村教授亦认为肾虚是肾癌发病的关键。因虚致积，因积更虚，恶性循环，因此治疗应注意把肾与肝、脾、肺等作为一个整体考虑。吴教授提出肾癌可分为肾阴亏虚、湿热下注、气滞血瘀、肺肾两虚、肾虚水泛五型，应辨病与辨证相结合，常以知柏地黄汤加减、猪苓汤加减、补中益气汤加减、益胃汤合沙参麦冬汤加减、甘姜苓术汤加减对应上述证型进行治疗。

郁仁存教授根据中医的辨证论治原则，结合自身多年的医治经验，将肾癌大致分为以下三个基本类型。

1. 脾肾不足，余毒未尽型　临床多表现为术后腰痛，疲乏体弱，偶有低热，舌淡红，苔薄白，脉沉细或细滑；治宜健脾补肾、解毒通淋。郁教授认为此证患者关键在于防止复发和转移，为巩固手术效果，首先必须提高自身免疫力，故此时多以健脾补肾扶正为主。

2. 湿热瘀毒型　临床多表现为血尿不止，腰痛加剧，腰部或腹部肿块日见增大，伴有口渴、发热、纳呆食少，舌暗红，苔黄白，脉滑数或弦滑。治宜清热利湿、活血解毒。此证多见于中晚期患者或者手术后复发的患者，多由湿热瘀毒，以及化疗、免疫治疗药物蕴结体内所致，故郁教授常用白英、龙葵、蛇莓、土茯苓、草河车、白花蛇舌草清热解毒抗癌，萹蓄、瞿麦利湿通淋，仙鹤草清热止血，延胡索活血止痛，合以清热、止血、解毒、抗癌、利湿、活血、止痛，使症状减轻，控制病情发展。

3. 气血双亏、毒热瘀结型　临床多表现为乏力气短，咳嗽气促，面色晦暗少华，消瘦，肿块日见增大、增多，口干，低热，心烦，疼痛，舌淡有瘀，苔白或黄白，脉沉细弱或虚大而数；治宜补气养血、解毒散瘀，常用八珍汤加减。此证多见于晚期肾癌恶病质患者，气血大亏，无法耐受攻伐，故郁教授多以八珍汤加减，以补气养血扶正为主，佐以僵蚕散结，半枝莲、白花蛇舌草清热解毒，延胡索活血止痛，以减轻痛苦，改善生活质量，延长生命。在中医辨证论治过程中，虽然肾亏余毒证多见于肾癌术后患者，湿热瘀毒证多见于肾癌中、晚期患者或术后复发患者，气血双亏、毒热瘀结证多见于晚期恶病质患者，但是临床上病情通常复杂多变，各种证型表现相兼不一，所以郁教授亦常教导学生应融会贯通，灵活辨证，随症加减，对症治疗。周仲瑛教授根据病机的多样性将多种治疗方法结合使用，方药味数超出常规的治疗方法；周维顺教授与周仲瑛教授均认为辨病与辨证应相互结合方能对症下药。邹燕勤教授认为中医学的长处在于肿瘤的预防和手术后的保养，手术治疗、精神调摄、药食并重及定期检查都是不可或缺的，这样才能够减少并发症，防止肾癌的复发及转移。

第一节　中药在肾癌联合用药治疗中的应用

因为肾癌的复杂性及中药组方重在调养的特性，中药在肾癌治疗中多处于辅助治疗的位置。

一、中药在早期肾癌治疗中的应用

倪钊等随机选取了 54 例接受过肾癌根治性切除术的患者，并将其随机平均分成实验组和对照组，对照组在术后第 10 天开始给予 INF-α 免疫治疗，实验组在此基础上辅以中药治疗，2 个月后发现实验组患者的行为状况要优于对照组，消化道反应、流感样症状、神经系统、心血管系统等不良反应发生率明显低于对照组患者，差异有统计学意义。汪益民等对 60 例早期肾癌患者进行了研究，实验组和对照组各 30 例。对照组患者合理应用干扰素等常规药物进行后期治疗，实验组患者在对照组治疗药物的基础上加用中药，6 周为 1 个疗程，共治疗 1~3 个疗程。疗程结束后发现两组患者病情均有好转，1 年后随访，实验组患者病情仍较稳定，未发生恶化的患者达 93.3%，远高于对照组的 66.7%，同时实验组患者并发症发生率较对照组低，预后更加良好。KPS 评分示实验组患者得分较对照组高，患者体力恢复情况更好（$P>0.05$）。

二、中药在联合用药治疗晚期肾癌中的应用

骆彩云等收集了 75 例Ⅳ期肾癌患者的治疗情况，将其分为单纯中医治疗组（38 例）和中西医结合治疗组（37 例），单纯中医治疗组采用辨证治疗+中药注射剂，中西医结合治疗组采用生物免疫治疗或靶向药物+中医辨证论治、中药注射剂治疗，3 周为 1 个疗程，各治疗 2 个疗程。结果发现，单纯中医治疗组在症状改善方面明显优于中西医结合治疗组，中医药参与肾癌晚期患者的治疗可减轻放化疗及生物免疫治疗的毒副作用，尤其是血液毒性方面。

张辰岑等对 40 例Ⅲ、Ⅳ期肾癌患者的治疗情况进行了统计，将患者随机分为治疗组（中药微调五号方联合生物反应调节剂治疗方案）及对照组（单纯生物反应调节剂治疗方案），

每组各 20 例。6 周为 1 个疗程，各治疗 2 个疗程。结果显示治疗组与对照组近期疗效（客观缓解率分别为 20% 和 15%，疾病控制率分别为 55% 和 40%）相比无显著性差异。治疗后治疗组在缓解临床症状、提高 KPS 评分、提高细胞免疫功能、降低肿瘤标志物水平、提高患者生命质量、减轻生物反应调节剂治疗的毒副作用方面优于对照组，差异有统计学意义。因此中药微调五号方联合 IL-2 和 IFNα-2b 治疗Ⅲ、Ⅳ期肾癌，能够缓解患者临床症状和体征，提高患者细胞免疫功能，改善体力状况，提高生命质量，并且治疗的毒副作用减轻，可以作为肾癌综合治疗的重要手段，值得临床配合应用。

尤建良等探究了中药微调五号方联合 IL-2 和 IFNα-2b 治疗Ⅲ、Ⅳ期肾癌的临床疗效。将 40 例Ⅲ、Ⅳ期肾癌患者随机分为 2 组，每组 20 例。治疗组接受微调五号方联合 IL-2 和 IFNα-2b 治疗，对照组单纯接受 IL-2 和 IFNα-2b 治疗。结果显示，治疗组患者倦怠、乏力及食少、纳呆改善的情况明显优于对照组，并且症状有效率显著高于对照组。治疗后，2 组患者 KPS 评分均明显升高，但治疗组升高程度显著大于对照组。两组 NSE 及 β_2-MG 水平均较治疗前明显降低，而治疗组治疗后 NSE 水平显著低于对照组。此外，治疗后治疗组 $CD3^+$、$CD4^+$ 及 $CD4^+/CD8^+$ 水平升高程度显著大于对照组，且 $CD8^+$ 水平降低程度明显小于对照组。因此，可以说中药微调五号方联合 IL-2 和 IFNα-2b 在缓解Ⅲ、Ⅳ期肾癌患者的临床症状、提高细胞免疫功能、改善体力状况、提高生命质量方面有显著疗效。

此外，值得注意的是中医治疗肾癌多以补法为主。单纯用中医药治疗肾癌时，健脾益肾为常用治法，中西医结合治疗中益气养阴法应用最多。

第二节　中药对抗肾癌药物毒性反应的控制及综合治疗

一、抗癌药物的常见毒性反应

靶向药物是肾癌确诊后临床治疗常用的药物之一，但是长期使用出现的药物副作用常给患者身心带来痛苦，此时配合中医药治疗具有一定优势。首先是皮疹问题，轻度皮疹呈淡红色，分布稀疏，伴有轻度瘙痒，治以疏风透疹为主，用防风、薄荷、荆芥、升麻、葛根等药物；中度皮疹颜色较深，分布密集，色红或暗红，治疗常予以五味消毒饮化裁，以清热解毒、凉血消斑；重度皮疹甚至会出现皮疹破溃、流脓，治疗应在清热凉血解毒的基础上，加用黄芪、鹿角胶等补益之品，以益气养血、透脓外出，促进溃疡面恢复。其次是腹泻症状，轻度腹泻患者病位多在脾，治疗上多用参苓白术散、六君子丸等方以健脾化湿、补脾益气。如经过积极治疗，患者症状仍无缓解，可在健脾基础上，加用补肾益气之品，如四神丸、金匮肾气丸、麦味地黄丸等，以补脾益肾、固肠止泻，减少腹泻次数，缓解症状。

还有很多患者选择在肾癌确诊后使用 IL-2 和 IFN-α 等生物反应调节剂进行治疗，进一步控制肿瘤。然而，部分患者在生物治疗过程中对 IL-2 和 IFN-α 常出现不良反应，如恶心、呕吐、关节痛、药物热、乏力等，最终不得不中断治疗。中医认为，生物治疗出现的以上不良反应，病机多为本虚标实，脾肾两虚，兼有痰瘀挟热。因此，治疗应在补肾健脾的基础上，联合化痰祛瘀、清热，同时因脾胃属中焦，还要兼顾中焦枢纽的运转、气机的升降，给予和胃降逆、泄浊化气之品，不仅可以减轻甚至是消除不良反应，还可以降低肿瘤标志物水平，改善患者一般状态及 KPS 评分。

二、中药对肾癌治疗中毒性反应的作用

应用中医药治疗肿瘤一直是医学界研究的重要课题，尤其是中药注射液具有用药操作简单、毒副作用小等显著优点。已有研究表明，采用中西医结合的方法，即在放化疗的同时辅以中药治疗，能够减轻放化疗的毒副作用，调节机体免疫功能，改善治疗效果和提高生活质量。

王珂等自拟参芪减毒汤，药物组成为：党参 30g，黄芪 30g，当归 15g，白术 15g，云苓 15g，枸杞子 15g，女贞子 15g，炙甘草 6g。气阴两虚者酌加麦冬 15g，旱莲草 15g，百合 15g；阴虚内热者酌加生地黄 15g，白花蛇舌草 30g；脾虚失运者酌加鸡内金 15g，山楂 15g，神曲 15g，炒麦芽 15g；肝气不舒者酌加广木香 6g，砂仁 10g，陈皮 10g，八月札 15g，每天 1 剂，分早晚 2 次温服，每次约 200ml。此方在改善化疗后白细胞减少症方面效果显著，有效率达 93.33 %。此外，参芪减毒汤在降低感染的发生、保护胃黏膜、增强机体抗肿瘤能力方面疗效也很显著，减少了化疗引起的毒副作用，保证了化疗的如期进行，进一步提高了恶性肿瘤患者的生活质量。张芳等将中医辨证分型符合气虚痰湿型的 80 例肺癌患者随机分为治疗组和对照组，每组各 40 例患者。两组均给予化疗，治疗组在化疗的基础上按培土生金法的原则加服汤药治疗。培土生金法的组成药方如下：党参、炙黄芪各 25g，白术和茯苓各 15g，木香、熟地黄、法半夏、桔梗、陈皮各 10g，炙甘草 6g。随症加减：胸闷胁胀者，加全瓜蒌 20g，制香附 15g；胃灼热、反酸甚者，加吴茱萸 10g，黄连 6g；便秘者，加麻子仁 10g；食滞不消者，加炒麦芽、鸡内金各 15g。结果发现治疗组的有效率不仅高于对照组，在骨髓抑制、消化道反应和神经毒性等毒副作用方面治疗组也明显低于对照组。胡静等研究生姜与芦根的天然药物组合物在减少癌症放化疗引起的呕吐等副作用方面的用途时，用经典的水貂呕吐模型观察组合物的止吐作用，在小鼠肿瘤模型上探索了组合物抑制肿瘤的作用。结果证明生姜与芦根的天然药物组合物对于顺铂所致的呕吐反应有对抗作用，并且可以减少抗癌药顺铂所引起的呕吐次数。张凯等将 78 例肾癌根治性切除术后患者随机分为治疗组（48 例）和对照组（30 例）。对照组术后 10 天开始应用 INF-α 肌内注射或皮下注射，每周 3 次，治疗组在对照组治疗的基础上加服中药（药物组成：黄芪 30g，生地黄 30g，熟地黄 30g，炒白术 20g，黄精 12g，川芎 12g，山药 20g，杜仲 12g，桑寄生 12g，丹参 30g，白花蛇舌草 30g，薏苡仁 30g，猪苓 15g，茯苓 15g，山茱萸 12g，墨旱莲 15g，女贞子 15g）。结果显示，治疗组流感样症状、消化道反应、骨髓抑制、神经系统和心血管系统等副作用发生率明显低于对照组（$P<0.05$），行为状况及 KPS 评分高于对照组（$P<0.05$）。

陈静等对 109 例恶性肿瘤患者的治疗情况进行了统计。其中对照组 54 例患者采用单纯放疗或化疗：放疗为模拟定位靶区后，用 8MV X 线照射，剂量根据肿瘤类型和患者体质确定；化疗为根据不同病理类型按常规方法进行。中药辅助治疗组 55 例患者在放化疗的基础上加用艾迪注射液 50～100ml 静脉滴注。放疗患者每日使用 1 次艾迪注射液，化疗

患者在每个化疗周期前 1～3 天开始使用艾迪注射液，每日 1 次，连续用药 15 天。结果显示中西医结合组有效率和控制率均显著高于单纯放化疗组，观察组放化疗引起的 T 细胞含量下降的不良反应得到改善，患者免疫力得到了提高，两组毒副作用总发生率相比无显著性差别（$P>0.05$），但是中西医结合组Ⅲ～Ⅳ级毒副作用的发生率显著低于单纯放化疗组（$P<0.01$）。

三、中药外治法的减毒作用

外治法也经常用于化疗的减毒治疗。丁建萍采用清艾条灸大椎、双合谷、三阴交等穴治疗化疗所致的白细胞减少。结果显示，在 20 例治疗组中显效 12 例，有效 7 例，总有效率为 95.00%，疗效令人满意。程俊将 81 例晚期肺癌患者分为治疗组（41 例）和对照组（40 例）。两组均予以化疗，治疗组加用参附注射液穴位注射，取双侧足三里、三阴交穴，以防治化疗性骨髓抑制，2 个疗程后，治疗组白细胞、血小板及血红蛋白减少的发生率均显著低于对照组，两组比较差异有统计学意义（$P<0.05$）。张国栋采用芦荟、海带外敷以预防化疗性静脉炎，结果显示对照组（采用 50%硫酸镁外敷）静脉炎发生率为 29.72%，显著高于芦荟组（14.84%）和海带组（16.13%），且芦荟组静脉炎的发生率显著低于海带组，两组比较差异有统计学意义（$P<0.05$），表明芦荟、海带对化疗性静脉炎有明显的预防作用，而芦荟的毒性控制效果还要优于海带。因此，中药外治法作为中医药治疗的重要组成部分，可以使药效直达病所，发挥作用，且药物副作用小，无肝肾损害，更容易被患者接受。

四、静 脉 用 药

随着中药有效成分的提取和制备工艺的进步，越来越多的中药被制成注射液，在临床上广泛运用，疗效显著。刘亚民等用随机方法将 105 例胃肠道恶性肿瘤术后患者分为促红细胞生成素和细胞刺激因子 G-CSF 组（对照 1 组）、鲨肝醇/利血生组（对照 2 组）及康艾注射液组（观察组），每组 35 例。结果发现观察组化疗总有效率显著高于对照 1 组和对照 2 组（$P<0.05$）；观察组在 1～2 级不良反应程度方面显著高于对照 1 组和对照 2 组（$P<0.05$）；观察组血液中自然杀伤细胞、CD8$^+$/CD4$^+$显著高于对照组而 CD8$^+$显著低于对照 1 组和对照 2 组（$P<0.05$）。此外，观察组在社交功能、精神健康等生活质量的评分上显著高于对照 1 组和对照 2 组（$P<0.05$），对照 1 组和对照 2 组的化疗效果、细胞免疫情况及生活质量差异均无统计学意义（$P>0.05$）。因此，康艾注射液在胃肠道恶性肿瘤的治疗中可起到辅助化疗的作用，同时能减轻化疗期间的毒副作用，进而提高患者的生活质量。

综上所述，临床数据证明，中药在肿瘤的防治与化疗中毒副作用的控制方面拥有很大的优势。随着中药与现代化技术的结合，中药在肿瘤防治中的作用也会越来越重要。但是中药治疗存在辨证分型、临床观察方法及疗效评价标准不统一的问题，直接影响了其在防治化疗毒副作用方面的发展。但是，随着实验研究与临床研究更加密切的结合，中药治疗肿瘤的机制也逐步被发现，基于传统中药的抗肿瘤新药及新剂型的研发，中药在肾癌和其他恶性肿瘤的辅助治疗或治疗中发挥越来越重要的作用。

第三节　拒绝或不能接受手术患者的中药治疗
（带瘤患者的中药治疗）

肾癌的治疗以手术和靶向药物为主，但对于拒绝或不能接受手术的患者，中药作为一种补治结合的治疗手段，显示出其特有的治疗作用。终末期肾癌患者病机更为复杂，虚实寒热互见，临床用药通常需要反复斟酌，谨慎用药。此时的治疗主要以保守治疗为主，旨在减轻患者痛苦，提高生存质量，延长生命。晚期患者常见的问题很多，如癌性发热、癌性疼痛、胸腔积液、腹腔积液、恶病质、血尿等，中药可在此方面进行积极干预，提高患者带瘤生存能力。

王兰英教授于 2015 年运用中药治疗了一例拒绝接受手术治疗的肾癌患者。该患者女，65 岁，经医院检查确诊为肾癌。初诊时患者神志清醒，精神尚可，但自感乏力，右腰部困顿不适，睡眠尚可，二便调，舌淡苔腻，脉象较差。证系脾肾气虚、水湿停聚，治以补益脾肾、利水渗湿、解毒抗癌。开方如下：太子参 30g，黄芪 30g，制附子 10g，薏苡仁 30g，败酱草 15g，山慈菇 15g，白花蛇舌草 30g，半枝莲 15g，枸杞子 15g，草薢 30g，炮姜 30g，杜仲 15g，山药 30g，山茱萸 10g，干姜 10g，菟丝子 15g，仙鹤草 15g，苍术 15g，川牛膝 10g，赤芍 15g，五味子 10g，红豆杉 3g，白英 15g，猫爪草 30g，鹿衔草 15g，蛇莓 10g，甘草 5g。上方共 6 剂，每天 1 剂，水煎，早晚分服。第二次就诊时乏力及右腰部困顿不适较前减轻，纳可，睡眠可，二便调，舌淡苔腻，脉象仍旧沉细。后调方如下：去赤芍，加黄芪至 45g，牛膝至 15g，仙鹤草至 30g，五味子至 15g，共计 6 剂，服用方法不变。坚持服用中药治疗 1 年后，患者临床症状消失。复查 CT 结果显示双肾下极病灶较前显著缩小，增强后无明显血供，从上述治疗结果来看，患者不仅临床症状得到改善，而且肿瘤瘤体显著缩小，疗效显著。

李惠义、李飞等对 1 例确诊为晚期肾癌的患者进行了中药治疗，通过中药的调理，患者的生活质量得到了提高，带瘤生存已逾 15 年。患者初诊时癌细胞两肺转移 13 个月，胸闷时痛 2 个月。刻诊：疲乏、口干欲饮、胸闷不适、胸痛间作、咳吐脓痰、大便干结。经诊：脉弦滑，舌质淡红，苔薄白，证系气阴不足、痰郁肺热。开方以益气养阴、清肺化痰为主：潞党参 10g，黄芪 20g，白术 10g，茯苓 10g，南沙参 10g，生地黄 10g，当归 10g，女贞子 10g，制何首乌 10g，肉苁蓉 10g，郁金 10g，薏苡仁 10g，仙鹤草 10g，鱼腥草 15g，甘草 3g，共 7 剂，水煎服。药后饮食正常，胸闷不痛，大便干结好转，脉弦滑，舌质淡红，苔薄白。后期医师根据患者的病情多次调整药方，最终使患者的病情得到了较好的控制，极大延长了患者的带瘤生存期。

李真喜等依照中医辨证施治法则，自拟"肾癌方"治疗晚期肾癌 5 例。在 5 例患者中，男性 4 例，女性 1 例，年龄在 48～76 岁，平均为 62 岁。5 例患者均有腰痛，3 例有血尿，3 例体检可触及腰部肿物。2 例患者经 B 超、CT 检查确诊为肾肿瘤，3 例患者经病理检查确诊。手术探查发现肿瘤广泛粘连，未能切除。伴双肺转移和肝转移各 1 例。根据 TNM

分期，Ⅲ期 2 例，Ⅳ期 3 例。自拟"肾癌方"组成如下：黄芪 30g，白术 15g，鹿角霜 20g，鳖甲 15g，菟丝子 15g，女贞子 15g，莪术 12g，田七末 3g（冲），赤芍 15g，全蝎 8g，大黄 6g，生甘草 3g。随症加减：腰痛剧加延胡索、乳香、土鳖虫；血尿明显去全蝎，加仙鹤草、山楂炭；肿物巨大、硬实加三棱；腹水去鳖甲，加大腹皮、半边莲；寒湿重去女贞子，加台乌、益智仁。经治疗，5 名患者中生存半年以下 1 例，生存 1 年 3 个月 2 例，生存 2 年 1 例，生存 6 年 1 例。5 例患者中 4 例腰痛消失，1 例腰痛减轻；3 例血尿治疗后消失，4 例贫血改善及体重增加，2 例腹水治疗后腹水减少；1 例病灶明显缩小（肿瘤直径从 >10cm 缩小至 3cm），3 例病灶稳定，1 例病灶增大。

杨瑞敏等于 1983 年 5 月收治晚期右肾癌未能手术切除患者 1 例，采用化疗、放疗、中药及支持疗法，使患者带瘤生存长达 10 年之久。患者入院时检测到肿瘤大小为 25cm×15cm×15cm，血管怒张，与周围组织粘连，无法手术切除，故只进行活体标本组织检查而术终。术后 3 周给予化疗，采用 FVCM 方案[5-氟尿嘧啶（5-Fu）500mg，长春新碱（VCR）1mg，环磷酰胺（CTX）800mg，丝裂霉素（MMC）6mg]每周 1 次，4 周为 1 个疗程。间隔 4 周重复以上疗程，化疗结束后给予放疗。经过化放疗后，血尿消失，症状明显好转。之后对症予以清热解毒、消炎散结、扶正固本药（西黄丸、扶正冲剂、平消片、优福定等）治疗。经过治疗，患者病情得到控制，生活质量得以提高。

因此，晚期肾癌采用综合性治疗不可缺少，同时给予中药以清热解毒、消炎散结、扶正固本、攻补兼施是治疗的宗旨，对控制癌瘤及提高生存率有重要的作用。

第四节　肾癌治疗的中药组方

中医认为肾癌属于复杂疾病，中药对肾癌的治疗主要着眼于调节肾虚和脾胃失和，因此组方配伍用药通常旨在同时调节复杂病情、促进疗效和减轻毒副作用。民间治疗肾癌的组方纷繁芜杂，因个体不同而不同，收集和总结起来并不现实，代表性较差。因此编者整理了国家知识产权局的专利检索与服务系统（patent search and service system of SIPO）中公开的治疗肾癌的部分组方专利，专利描述中的组方和功效陈列及总结如下。

题目：一种治疗肾癌的中药组合物，发明人：植国繁等，年份：2016 年，公开（公告）号：CN106310045A

1. 成分　天葵子 60 份，鬼针草 60 份，肿节风 60 份，土茯苓 60 份，黄精 30 份，白花蛇舌草 30 份，山银花 15 份，马鞭草 15 份，山豆根 15 份。

2. 制备方法

（1）取天葵子、鬼针草、肿节风、土茯苓各 60 份及黄精、白花蛇舌草各 30 份，加 10 倍量体积重量比的水，于 90℃加热直至浓缩为原体积的 1/6～1/5，过滤，得滤液 a。

（2）取山银花、马鞭草、山豆根各 15 份，以 10 倍 50% 乙醇溶液于功率 250W、频率 40kHz 超声中提取 1h，过滤，将滤液置于 60℃挥干，得浸膏，将该浸膏置于滤液 a 中摇匀制得 1 剂，分早晚 2 次服用。每天服用 1 剂，30 天为 1 个疗程。

3. 药效　清热解毒、利尿通淋，能有效抑制肿瘤细胞生长。

4. 临床应用

病例一：李某，男，55岁，2005年检查示尿中带血、下肢水肿、四肢无力，虚损严重，肾部CT可见肿瘤，医院确诊为恶性肾癌。患者放弃化疗。使用本专利药物，每天1剂，1个疗程后疼痛减轻，出血减少，食欲增强。3个疗程后，CT显示肾部肿瘤瘤体缩小，其他部位未发现新生肿瘤。

病例二：何某，男，60岁，2002年检查示尿中带血，肾部CT可见肿瘤，医院确诊为肾癌，住院半年未见明显改善，服用本专利药物，每天1剂，3个疗程后体质增强，血尿、水肿有所缓解，肾部肿瘤瘤体未见增长，其他部位未见新生肿瘤。

病例三：吴某，男，51岁，可见排便困难等症状，肾部CT可见肿瘤，确诊为肾癌早期，经1个月化疗无明显好转，后服用本专利药物，每天1剂，3个疗程后症状减轻，并逐步进食。继续服用3个疗程后，患者身体逐渐康复，能够自理和工作。

题目：一种用于治疗肾癌的中药组合物，发明人：白吉祥等，年份：2016年，公开（公告）号：CN106038818A

1. 成分　由黄芪、龙葵和石见穿的醇提物/水提物组成。所述黄芪水提物、龙葵醇提物和石见穿水提物的重量比为（8～10）∶（2～5）∶（1～4）；优选为9∶4∶3。

2. 制备方法　将黄芪粉碎成粗粉，加5～7倍水浸泡0.5～1h，回流提取1.5～2h，过滤，滤液备用，将药渣加入5～7倍水，回流提取1.5～2h，过滤，合并2次滤液，浓缩至原体积的1/3，加入95%的乙醇溶液至乙醇浓度达到70%～75%，静置，沉淀，过滤，将所得沉淀物干燥，超微粉碎至200～300目，得黄芪水提物；将龙葵粉碎成粗粉，加入5～8倍量的70%～75%的乙醇溶液加热回流提取，提取1.5～2h，过滤，滤液备用，将药渣再加入4～7倍量的70%～75%的乙醇溶液加热回流提取，提取1～1.5h，过滤，合并2次滤液，减压浓缩除去乙醇，将所得稠膏干燥，超微粉碎至200～300目，得龙葵醇提物；将石见穿粉碎成粗粉，加5～7倍水浸泡0.5～1h，回流提取2～2.5h，过滤，滤液备用，将药渣再加入5～7倍水，回流提取1.5～2h，过滤，合并2次滤液，浓缩至原体积的1/3，加入95%的乙醇溶液至醇浓度达到70%～75%，静置，沉淀，过滤，将所得沉淀物干燥，超微粉碎至200～300目，得石见穿水提物。

将所述黄芪水提物、龙葵醇提物和石见穿水提物按9∶4∶3的重量比混合均匀，得所述中药组合物。在所述中药组合物中加入适量微晶纤维素，混合均匀，装入硬胶囊壳中，制得胶囊剂。

3. 临床应用　随机选取接受化疗的肾癌患者38名，其中男性26名，女性12名，年龄为41.6～70.3岁，平均年龄为55.7岁。将这38名患者随机分为试验组和对照组，两组患者在年龄、性别及肾癌分期等方面均无统计学差异。治疗方法：对照组保持原有的化疗给药方法，试验组加服本专利药物，每天3次，每次3～5粒，持续3个月。结果：治疗3个月后，试验组患者的病情改善情况明显优于对照组，两组间的差异具有统计学意义（$P<0.05$）。试验组患者发生的不良反应率明显低于对照组患者，两组之间的差异具有统计学意义（$P<0.05$）。

题目：一种治疗肾癌的药物及制备方法，发明人：李仁珍等，年份：2016 年，公开（公告）号：CN105663446A

1. 原料   地榆 37～69 份，八月札 33～65 份，飞廉 33～65 份，半枝莲 31～63 份，丹参 29～61 份，石见穿 29～61 份，通光散 27～51 份，淡菜 27～51 份，四叶草 25～49 份，石蝉草 25～49 份，茯苓 24～45 份，黄瑞木 24～45 份，八仙草 23～43 份，昆布 22～42 份，海芙蓉 20～40 份，竹节参 18～30 份。

2. 制备方法

（1）将地榆、石见穿和八仙草绞汁，滤杂质，留汁液，备用。

（2）将八月札、飞廉、石蝉草和竹节掺加 10 倍量体积浓度为 70% 乙醇溶液提取 3 次，每次 3h，滤过，合并滤液，放置过夜，回收乙醇并浓缩至 60℃相对密度为 1.12～1.151 的浓液备用。

（3）将半枝莲、丹参、淡菜、四叶草、茯苓、黄瑞木、昆布和海芙蓉放入容器中，加入蒸馏水煮沸提取 3 次，第一次加 10～15 倍量蒸馏水浸泡 4～5h，加热煮沸 3～4h，提取；第二次加 8～10 倍量蒸馏水加热煮沸 2～3h，提取；第三次加 6～8 倍量蒸馏水加热煮沸 1～2h，提取；合并 3 次提取液，滤过，得滤液，浓缩成干浸膏备用；将干浸膏加入体积浓度为 90% 乙醇溶液，静置，将上清液抽取出，沉淀下来的浸膏备用。

（4）将通光散微波烘干，研末，得到过 180 目的细粉，备用。

（5）将前 4 个步骤制得的汁液、浓液、浸膏和细粉混合，制成片剂，即为所述的治疗肾癌的药物。

3. 药效   凉血止血、清热解毒、利水消肿、软坚散结、补肝肾、益精血、消瘿瘤、抗癌等功效，可医治肾癌引起的血尿、肿块、腰痛、体重减轻、发热、肝功能异常、贫血、高血压等病症。

4. 临床应用   服用本发明药物的治疗组总有效率明显高于对照组。

从专利及文献中查到的治疗肾癌的中药复方中，使用最为频繁的药物有黄芪、半枝莲、茯苓、龙葵等。这些使用频数高的药物反映了组方配伍的主要思路，按功效分类以补气药、清热药、利水消肿药居多，主要归肺、脾、胃经，体现了益气养阴、清热解毒、化痰祛瘀等治疗肾癌的基本治则，与肾癌的证型能够相对应。

（一）黄芪

黄芪是豆科植物蒙古黄芪或膜荚黄芪的根，具有补气升阳、益卫固表、托毒生肌、利水消肿等功效，对肿瘤的治疗作用已经得到公认。临床研究中发现，黄芪不仅具有对放化疗增效减毒的作用，还能改善患者生存质量。黄芪还具有直接的抗肿瘤作用。其机制可能与其增强宿主免疫功能、抑制肿瘤细胞增殖、促进肿瘤细胞凋亡等因素相关。田明等发现黄芪可以下调 MSC 对多种细胞因子，包括 IL-8 和 PDGF 的表达。韩子敏等报道应用黄芪、川芎嗪注射液加免疫化学治疗转移性肾癌，与单一免疫化疗组相比，治疗组有效率为 50%，肿瘤进展率为 5.6%，对照组分别为 33.3% 和 27.8%，治疗组疗效优于对照组。

（二）龙葵

龙葵（*Solanum nigrum* L.）是全草入药，性寒，味苦、微甘，有小毒，具有清热解毒、利水消肿等功效，在临床中常作为抗肿瘤中药使用。龙葵碱是龙葵的主要成分，包括澳洲茄边碱（solamargine）、澳洲茄碱（solasonine）及龙葵碱（solanine）等，具有广泛的抗肿瘤作用。研究发现龙葵碱在肺癌、乳腺癌、肝癌、胰腺癌、大肠癌、宫颈癌、前列腺癌、黑色素瘤、脑胶质瘤、骨髓瘤、白血病等肿瘤中具有广泛的抗癌作用，其作用机制可能是抑制细胞增殖、激发细胞凋亡、阻滞细胞周期、诱导细胞自噬，以及抑制上皮-间质转化、肿瘤转移、血管生成和增强放化疗作用。

（三）半枝莲

半枝莲，学名为大花马齿苋，隶属唇形科植物，该药性寒，味辛、苦，临床常用于治疗咽喉肿痛、痈疽、蛇咬伤、水肿等，半枝莲与其他中草药组成配方可以较好地缓解各种癌症如胰腺癌、胃癌、直肠癌、肺癌和妇科肿瘤等。

林敬明等发现，半枝莲提取物可抑制 HepG2 细胞增殖，阻滞细胞周期，促进细胞凋亡，推测可能与激活肿瘤坏死因子受体（TNFR）超家族有关。半枝莲及其提取物均具有良好的抗肿瘤活性，可在体外和动物体内发挥对肿瘤细胞的细胞毒作用。研究表明，半枝莲提取物可抑制和清除自由基，抑制肿瘤组织的生长，有报道称荷瘤小鼠脾细胞分泌免疫因子 TNF-α 和 IL-2 可使小鼠的淋巴细胞功能显著提高，并可明显降低 H22 肝癌小鼠的肿瘤重量，促进肿瘤组织的吸收。已有研究报道，半枝莲乙醇提取物与低剂量顺铂联合应用，体外试验提示其可明显增强顺铂对肝癌细胞增殖的抑制作用，同时动物试验提示其能显著提高顺铂对小鼠 H22 肝癌移植瘤的抑瘤效果。

（四）灵芝

灵芝（*Ganoderma lucidum*）是担子菌纲多孔菌科灵芝属真菌赤芝和紫芝的总称。目前，研究发现灵芝乙醇提取物有较强的抗肿瘤活性，抗肿瘤作用主要表现在对肿瘤细胞具有直接细胞毒性、阻滞细胞周期和诱导细胞凋亡等方面。尤为重要的是，这类化合物对肿瘤细胞具有细胞毒作用的同时，对正常细胞毒性很低，故可能不具有传统细胞毒性抗癌药物的骨髓抑制等严重毒副作用，即对肿瘤细胞有选择性杀伤作用。

研究表明，灵芝的乙醇提取物中富含三萜类化合物，这些三萜类物质显示了较强的抗癌作用，主要的作用机制有以下几点。①促进细胞凋亡。三萜类化合物可以降低线粒体膜电位，使细胞色素 C 的水平增加，随后激活细胞凋亡蛋白-9 和细胞凋亡蛋白-3。有文献报道，使用细胞凋亡蛋白-9 抑制剂和细胞凋亡蛋白-3 抑制剂可以阻断灵芝酸抑制细胞活力的作用。②阻滞细胞周期。可使细胞周期停留在 G_1 期或 G_2/M 期，从而抑制细胞的分裂和增殖。③抗血管生成。其可使肿瘤中微血管密度值降低，降低肿瘤细胞对新生血管的诱导作用从而抑制血管新生。④增强抗癌基因 *p53* 和 *Bax* 表达，影响转运蛋白 MDR 和 MRP，降低 MMP 的表达。

（五）三七

Hedgehog 信号通路在人类胚胎发育过程中起着调控细胞增殖分化和胚胎发育成熟的

作用，目前关于其与肿瘤的调控研究较为透彻，在消化系统疾病中，已经证实 Hedgehog 通路的激活是肿瘤发生的一个因素。

Hedgehog 信号通路在人类胚胎发育过程中起着调控细胞增殖分化和胚胎发育成熟的作用，目前关于其与肿瘤的调控研究较为透彻，在消化系统疾病中，已经证实 Hedgehog 通路的激活是肿瘤发生的一个因素。Gli、SUFU 及 Cyclin D1 位于 Hedgehog 信号通路的下游，人类基因组有三种 Gli 相关基因，分别是 *Gli-1*、*Gli-2* 和 *Gli-3*，因首次在恶性胶质瘤中发现其异常高表达而得名。其中 Gli-1 是一种转录激活剂，Hedgehog 信号通路的激活可上调 Gli-1 的表达，因此 Gli-1 可作为检测 Hedgehog 通路是否激活的标志。Gli-1 只具有转录激活功能，而 Gli-2、Gli-3 同时具有激活和阻遏两种功能。当通路未被激活时，Gli-2 和 Gli-3 依次被磷酸化，然后被切割失去转录活性。当通路被激活后，Gli-2 和 Gli-3 可以保持其全长型，并进入细胞核，与靶基因的一段保守序列 5′-TGG GTG GTC-3′结合，促进转录的进行。SUFU 是 Hedgehog 信号转导通路中的负性调控因子，可通过结合转录因子 Gli-1，抑制 Gli-1 与下游靶基因的亲和力，从而起到抑制 Hedgehog 通路的作用。赵唯含等的研究发现三七组可明显升高 Gli-1 蛋白表达，降低 Gli-2、Gli-3 和 SUFU 的蛋白表达，黄芪+三七组对 Gli-3 及 SUFU 的蛋白表达具有改善作用，而黄芪组仅能降低 SUFU 蛋白表达，对其余指标没有明显影响。活血药三七对 PLGC 大鼠胃黏膜 Hedgehog 信号通路关键因子有较好的调控作用，起到类似通路激动剂 Purmorphamine 的作用，这可能是三七对癌症起到控制的药物机制之一。

（六）丹参

丹参味苦，性微寒，归心、心包、肝经。功效为祛瘀止痛，凉血消痈。临床主要用于疮痈肿毒、热病烦躁神昏等。药理学研究表明，丹参具有抗肿瘤、改善微循环、抗血栓、促进组织恢复、抗脂质过氧化和清除自由基等广泛的药理作用。目前从丹参中提取了众多抗肿瘤活性物质，主要包括脂溶性的二萜醌类化合物和水溶性的酚酸两大类成分，脂溶性成分主要包括丹参酮Ⅰ、丹参酮ⅡA、丹参酮ⅡB、二氢丹参酮Ⅰ、隐丹参酮、丹参新酮等，水溶性成分包括丹参素钠、原儿茶醛、丹酚酸 B 等。

研究发现丹参酮类化合物联合化疗药对肺癌、胃癌、宫颈癌、肝癌等皆具有抗肿瘤增敏化疗的作用，且可降低化疗药物的毒副作用，其增敏机制或与细胞周期阻滞、*p53* 基因、MAPK 信号通路的磷酸化等相关。前期研究发现隐丹参酮可通过抑制 STAT3 磷酸化 705 位点增敏顺铂抗非小细胞肺癌 PC9 细胞的疗效，而信号转导与转录激活因子 3（STAT3）是一条经典的肿瘤发生、发展的信号转导通路，与肿瘤细胞凋亡、转移侵袭、肿瘤新生血管生成、放化疗抗性密切相关。

（七）人参

人参为五加科植物人参（*Panax ginseng* C. A. Mey.）的干燥根，始载于《神农本草经》，性平，味甘、微苦，归脾、肺、心经，具有大补元气、复脉固脱、补脾益肺、生津止渴、安神益智之功能。人参乃补脾之要药。人参的化学成分比较复杂，目前为止已分离鉴定出 40 余种人参皂苷单体。此外，人参还含有多糖类、挥发成分、有机酸及其脂、蛋白质、酶类、甾醇及其苷、多肽类、含氮化和物、木质素、黄酮类、维生素、无机元素等成分。其中最主要的有效成分为人参皂苷和人参多糖，它们的生物活性尤为明显和重要，其药理研究也是人们目前研究的重点。

李秋影等发现20（S）-人参皂苷Rh2可通过阻滞人结肠癌细胞处于S期来抑制癌细胞增殖。韩萍等发现人参皂苷Rg3可通过促进结肠癌Caco-2细胞凋亡来抑制癌细胞增殖和迁移。丛中一等发现人参皂苷Rh3可通过抑制人结肠癌细胞SW480增殖，诱导其凋亡，并且其作用呈剂量依赖性和时间依赖性。

夏菁等发现人参皂苷Rg1可明显抑制TF-1细胞的增殖并促进其凋亡，他们猜测其促凋亡机制可能与降低TF-1细胞对EPO的反应性、下调EPOR下游相关蛋白的表达并激活caspase-3的表达有关。杨春肖等发现人参皂苷Rh2可以抑制卵巢癌SKOV3细胞的增殖，并有一定的剂量依赖性。其机制可能是人参皂苷Rh2上调caspase-3的表达诱导卵巢细胞凋亡。郭敬强等发现人参皂苷Rg3能够通过抑制胰腺癌血管生成拟态的形成来抗胰腺癌，下调MMP-2和MMP-9的表达可能是其机制之一。

（八）白术

白术为菊科苍术属植物白术（*Atractylodes macrocephala* Koidz）的干燥根茎，性温，味甘、苦，归脾、胃经，具有燥湿利水、止汗安胎、健脾补气的功效，主产于浙江、安徽等地，又以浙江磐安、鄞县地区产量最大，於潜所产品质量最佳，亦称为於术。白术主要成分为挥发油、多糖及内酯类等化学物质，其中挥发油在白术中含量约为1.4%，其主要含苍术酮、苍术醇、苍术醚、白术内酯Ⅰ、白术内酯Ⅱ、白术内酯Ⅲ、白术内酯Ⅳ等成分。研究表明，白术挥发油是白术抗肿瘤的主要有效成分，白术多糖可提高免疫力，而内酯类成分具有调节胃肠道功能和促进营养物质吸收、健脾运脾的作用，其中以白术内酯Ⅰ作用最为显著。利用白术抗肿瘤及促进胃肠运动、调节胃肠功能、促进营养物质吸收的作用而将其运用于肿瘤临床取得了良好治疗效果，并且明显改善了放化疗后肿瘤患者的生活质量，具有重要的临床应用价值。

白术可通过多种途径产生抗肿瘤作用，主要表现在促进肿瘤细胞凋亡，降低瘤细胞的增殖，提高机体抗肿瘤能力，增加对瘤细胞的细胞毒作用及降低瘤组织的侵袭转移能力等。邱根全等通过建立鼠移植性肿瘤模型，并给予白术、环磷酰胺对比处理后发现白术能显著抑制肿瘤*Bcl-2*基因的表达水平，说明白术抑制肿瘤生长的作用是通过降低凋亡抑制基因的表达来实现的。姚淑娟等以S180荷瘤C57BL/6小鼠为模型，治疗后发现白术可显著增加化疗荷瘤小鼠T细胞转化能力，促进化疗荷瘤小鼠IL-2分泌水平，并且可明显恢复化疗引起的免疫功能低下，说明白术可激活机体的免疫细胞的功能，从而间接引起抗肿瘤作用的增加，白术的抗肿瘤作用与特异性免疫的增强有关。关晓辉等通过伊文思蓝比色发现白术挥发油能使小鼠体内二硝基氯苯（DNCB）所致迟发型超敏反应增强，吸光度较对照组明显增加，另外EA花环试验法显示白术挥发油可显著提高小鼠腹腔巨噬细胞EA花环率，提示白术挥发油可通过提高巨噬细胞的活性来增强机体非特异性免疫功能，从而抑制肿瘤细胞生长。阎克里等报道分解前、后白术挥发油均表现出对人卵巢癌顺铂耐药细胞株-3（SKOV-3）细胞的杀伤抑制作用，且呈现出时间和剂量依赖性。但分解前、后发挥杀伤作用的阶段及细胞阻滞周期不同，分别是凋亡早期和凋亡早期、晚期，G_2/M 期和 S 期，说明白术挥发油除可直接杀伤肿瘤细胞外，还可将肿瘤细胞阻滞在不同的细胞周期而起到杀伤肿瘤的作用。

白术在抗肿瘤侵袭转移中也具有一定作用。王郁金等研究发现白术挥发油能抑制 H22 肝癌血道及淋巴道转移模型小鼠肺转移率，且血清中基质金属蛋白酶-9（MMP-9）显著降低，因而推测白术挥发油通过抑制与细胞外基质降解相关的酶 MMP-9 的分泌来发挥其抗肿瘤侵袭转移作用。在人高转移型肺癌 PG 细胞中，白术挥发油同样具有抗增殖、黏附及侵袭的能力，且具有一定的剂量依赖性。

白术挥发油是白术抗肿瘤的主要有效成分，但研究证实白术的其他成分也具有抗肿瘤的功效。白术提取物白术内酯 I 可通过抑制超氧化物歧化酶（SOD）活性诱导 HL-60 和 P-388 肿瘤细胞发生凋亡，从而发挥对肿瘤细胞的毒性作用。白术内酯Ⅲ可通过诱导肺癌细胞的凋亡来抑制肿瘤的生长和增加乳酸脱氢酶的释放，而且白术内酯Ⅲ可能是肺癌治疗的一个有效成分。经白术多糖处理的人高转移型肺癌 PG 细胞的黏附能力及侵袭能力明显降低，说明白术酯类及白术多糖也具有潜在抗肿瘤作用。此外，还发现白术甲醇提取物抗肿瘤作用也与诱导肿瘤细胞的凋亡相关。目前，对于白术其他成分的抗肿瘤作用的报道越来越多，但是具体机制仍不十分清楚，需要更进一步的研究去发现和证实。

综上所述，现有的肾癌中药专利组方中 60%以上已提供了疗效和安全性研究数据，为处方疗效的可靠性提供了支撑，并且从研究结果来看中药复方的有效率和安全性均较高，为临床用药提供了一些参考。不过大部分研究仅处于临床前研究阶段，还有部分专利仅提供了典型病案，缺乏规范的实验及临床数据支持，临床疗效有待进一步认证。同时这也给中药复方后期的开发应用带来难度，真正要走向市场仍需要大量的临床和非临床研究数据验证，并保障其有效性和安全性。

参 考 文 献

陈静, 2014. 中西医结合治疗对肿瘤放化疗患者的影响. 现代中西医结合杂志, 23 (24): 2631-2633.

陈晓萍, 张长林, 2011. 白术不同化学成分的药理作用研究概况. 中医药信息, 28 (2): 124-126.

陈志成, 史仁杰, 2013. 半枝莲提取物对人大肠癌细胞系凋亡的影响. 江苏医药, 39 (2): 141-144.

程俊, 2009. 参附注射液穴位注射防治化疗骨髓抑制临床观察. 中国中医急症, 18 (11): 1812-1813.

丛中一, 林双娃, 丛登立, 等, 2010. 人参皂苷 Rh3 对人结肠癌细胞增殖与凋亡的影响. 中国老年学杂志, 30: 2644-2646.

崔虎军, 2008. 中医药治疗肾癌浅探. 实用中医内科杂志, 22 (3): 39-40.

丁建萍, 2010. 艾灸治疗化疗所致白细胞下降的疗效观察与护理. 实用中西医结合临床, 10 (3): 74-75.

董岩, 辛炳炜, 2003. 白术化学成分研究新进展. 山东医药工业, 22 (3): 32-33.

高坤, 易岚, 周恩超, 等, 2013. 邹燕勤教授治疗肾脏肿瘤的经验. 国医论坛, 28 (4): 21-22.

龚亚男, 许冠华, 邹建华, 等, 2015. 丹参酮类化合物增敏化疗的研究进展. 广州中医药大学学报, 32 (2): 375-378.

关晓辉, 曲娴, 杨志萍, 等, 2001. 白术挥发油对小鼠免疫功能的影响. 北华大学学报（自然科学版）, 2 (2): 122-124.

郭敬强, 林胜璋, 2014. 人参皂苷 Rg3 对胰腺癌血管生成拟态的作用研究. 肝胆胰外科杂志, 26 (4): 308-311, 322.

韩萍, 罗阔, 蒋青松, 等, 2014. 人参皂苷 Rg3 对结肠癌 Caco-2 细胞增殖和迁移的影响. 免疫学杂志, 30 (8): 722-726.

韩子敏, 王巧凤, 高福音, 等, 2005. 黄芪与川芎嗪注射液加免疫化学治疗转移性肾癌的临床观察. 中国中西医结合肾病杂志, 6 (8): 481-482.

胡静, 王海伦, 张辉, 等, 2014. 芦根与生姜对癌症放、化疗的减毒增效作用. 泰山医学院学报, 35 (9): 848-850.

李惠义, 李飞, 李烜, 2012. 中医中药治疗晚期肾癌 1 例. 浙江中医药大学学报, 36 (8): 883, 896.

李秋影，颜璐璐，马晓慧，等，2011. 20（S）-人参皂苷 Rh2 对人结肠癌细胞增殖和周期的影响. 中成药，33（11）：1874-1878.

李英英，贾晓玮，郭立中，2011. 周仲瑛教授辨治肾癌转移 1 例. 吉林中医药，31（9）：903-904.

李真喜，陈春永，1995. 中医治疗晚期肾癌的体会（附 5 例分析）. 实用医学杂志，12：832-833.

林敬明，刘煜，罗荣城，2006. 半枝莲提取物抗人肝癌 Hep-G2 细胞增殖及其机制研究. 南方医科大学学报，26（7）：975-977.

刘睿，邓跃毅，2009. 肾癌术后的中医药治疗体会. 中国中西医结合肾病杂志，10（7）：629.

刘亚民，2014. 康艾注射液治疗恶性肿瘤化疗副反应的临床观察. 中药材，37（10）：1902-1905.

骆彩云，2014. 中医药参与治疗晚期肾癌回顾性临床研究. 北京：北京中医药大学.

马艳春，韩宇博，贾晓聪，等，2015. 中医药治疗肾细胞癌的现状分析及展望. 中医药学报，43（1）：81-83.

马云飞，孙旭，念家云，等，2018. 郁仁存教授辨治肾癌经验探析. 四川中医，36（1）：14-16.

缪昊均，沈敏鹤，阮善明，等，2014. 吴良村教授治疗肾癌经验. 长春中医药大学学报，30（2）：242-244.

牟卫伟，许焕丽，2017. 半枝莲乙醇提取物对顺铂抗肝癌的增效作用研究. 中华中医药杂志，32（1）：306-308.

倪钊，丁国富，王勤章，等，2012. 肾癌根治性切除术后联合中药治疗的疗效观察. 中国中医基础医学杂志，18（9）：997，1000.

邱根全，赵云，刘昳，等，2009. 白术对小鼠移植性肉瘤 S180 的抑瘤作用及对 Bcl-2 基因表达的影响. 西安交通大学学报（医学版），30（6）：759-761.

田明，2016. 间充质干细胞促进肾癌细胞迁移与增殖及黄芪对间充质干细胞的影响. 北京：北京中医药大学.

万秀贤，朱垚，郭立中，2011. 周仲瑛应用复法大方辨治肾癌一则. 山东中医杂志，30（3）：207-208.

汪益民，屈维龙，尤志新，等，2013. 中西医结合疗法对早期肾癌保肾术后远期疗效的影响. 中华中医药学刊，31（12）：2810-2811.

王珂，付勃，王祥麒，2014. 参芪减毒汤治疗化疗后白细胞减少症. 中医临床研究，6（25）：57-58.

王郁金，苏衍进，2009. 白术挥发油对小鼠 H22 肝癌血道转移的抑制作用及机理研究. 陕西中医，30（6）：735-736.

夏菁，李静，左国伟，等，2014. 人参皂苷 Rg1 对人白血病 TF-1 细胞 EPOR 信号通路的影响. 肿瘤，34（2）：113-120.

许冠华，雷俊华，金丽莎，等，2014. 隐丹参酮联合顺铂作用于非小细胞肺癌 PC9 细胞的体外研究. 浙江中西医结合杂志，24（12）：1043-1045，1048.

闫霞，郑佳露，胡兵，2017. 龙葵碱抗肿瘤作用及机制. 世界中医药，12（9）：2241-2245.

阎克里，朱秀卿，刘芳芳，等，2011. 分解前后白术挥发油对细胞凋亡及细胞周期影响的研究. 中国药物与临床，11（12）：1372-1375.

杨春肖，黄运兰，司立慧，等，2012. 人参皂苷 Rh2 对人卵巢癌细胞的作用及其机制的研究. 中国妇幼保健，27（32）：5162-5165.

杨瑞敏，刘永生，1994. 晚期巨大肾癌 1 例. 临床荟萃，（21）：993.

姚淑娟，刘伯阳，吕丽艳，2006. 白术对化疗荷瘤小鼠减毒增效作用的研究. 中国基层医药，13（1）：74-75.

尤建良，张辰岑，2013. 中药益肾消结方联合白介素-2 和干扰素-α2b 治疗Ⅲ/Ⅳ期肾细胞癌的疗效分析. 实用临床医药杂志，17（17）：12-15.

张辰岑，2011. 中药微调五号方联合白介素-2 和 α2b-干扰素治疗Ⅲ、Ⅳ期肾癌的临床研究. 南京：南京中医药大学.

张芳，孟宪明，2014. 培土生金法对气虚痰湿型肺癌化疗减毒增效的临床研究. 西部中医药，27（10）：94-95.

张国栋，2010. 芦荟外敷、海带外敷预防化疗性静脉炎的研究. 时珍国医国药，21（4）：1011-1012.

张俭，王兰英，2018. 王兰英教授运用中医中药治疗肾癌验案一则. 中医临床研究，10（1）：42-43.

张凯，朱永土，马楠，等，2011. 肾癌根治性切除术后应用中药联合干扰素的疗效观察. 中医药临床杂志，23（8）：672-673.

张毅，赵阳，杨天仁，2015. 中医药在肿瘤化学治疗中的减毒作用研究进展. 中国医学创新，12（9）：153-156.

赵宏波，刘浩，2018. 肾癌中医辨治思路探析. 江苏中医药，50（2）：42-45.

赵洪敏，2006. 白术提取物抗人高转移肺癌 PG 细胞株增殖与转移的实验研究. 山东：山东中医药大学.

赵唯含，毛堂友，高康丽，等，2018. 黄芪、三七及其配伍对 MNNG 诱导萎缩性胃炎癌前病变大鼠 Gli1/2/3、SUFU 及 CyclinD1 水平的影响. 北京中医药，37（1）：44-48.

周微红，奚颖，2012. 周维顺治疗肾癌经验. 江西中医药，43（2）：12.

邹玺，张力，刘沈林，2014. 刘沈林教授治疗肾癌经验. 新中医，46（1）：14-16.

Hsu C L，Yu Y S，Yen G C，2008. Lucidenic acid B induces apoptosis in human leukemia cells via a mitochondria-mediated pathway. J Agric Food Chem，56（11）：3973-3980.

Thaodo T，Phuongdo T，rlanh TT，et al，2014. Two new neoclerodane diterpenoids from Scutellaria barbata D. Don growing in Vietnam. J Asian Nat Prod Res，16（4）：364-369.

第六章　精准医疗在肾癌治疗中的研究
和面临的挑战

第一节　精准医疗的概念及其在肾癌治疗中的研究

一、精准医疗的提出及发展

精准医疗（precision medicine）是针对各种肿瘤不同的分子和药理学特征，为每一位癌症患者制订最佳的治疗方案，以期达到治疗效果最大化和不良反应最小化的特定医疗模式。精准医疗目前已经在包括肾癌在内的多类肿瘤中开展试验并获得大量数据积累。它是一种新兴的疾病预防和治疗方法，这种医疗方法将人们独特的基因差异性、生活环境和生活方式纳入疾病治疗的考虑范围，从而将科学的证据运用到疾病治疗中。

2011年，美国国家科学研究委员会（National Research Council）在 *Toward Precision Medicine* 中首次正式提出"精准医疗"这一概念。专家探讨了创建"基于分子生物学的人类疾病新分类法"的可行性、需要、范围、影响和后果，提出精准医疗的目标是为每一个人提供最佳的最有针对性的护理。

生物医药领域的科技发展带来的成果是巨大的。癌症基因组图谱（The Cancer Genome Atlas，TCGA）计划始于2005年，目的是通过高通量测序技术了解癌症的遗传分子基础。到2014年，TCGA已经完成了20多种肿瘤的基因组分析，这为美国启动"精准医疗计划"提供了必要的技术基础。

2015年1月20日，奥巴马在国情咨文演讲中提出了"精准医疗计划"。2015年1月30日，奥巴马宣布正式启动该计划，提议在2016年投入2.15亿美元，资助4个方面的研究：①1.3亿元资助美国国立卫生研究院（NIH），用于建立百万人群规模的全国研究队列，为100万或更多志愿者建立疾病、遗传和代谢数据库，形成数据共享机制，为深入了解疾病，进一步开展精准医疗相关研究奠定基础。②7000万美元资助美国国家癌症研究所（NCI），用于为肿瘤这一危害最大的疾病开展肿瘤基因组学研究，并将相关知识用于开发更有效的癌症治疗手段中。③1000万美元资助美国食品药品监督管理局（FDA），用于开发高质量的新一代测序技术，确保能为患者提供准确、可靠、安全的技术，满足精准医疗的技术需求。④500万美元资助美国国家卫生信息技术协调办公室（ONC），以建立保障患者隐私和数据信息安全的相关标准，保护患者隐私。

奥巴马在宣布正式启动"精准医疗计划"时承诺：我们将确保从第一天开始就保护患者隐私。之后，白宫科技政策办公室与一个跨部门小组合作制订了隐私和信任原则，以指导精准医疗工作。白宫召集了政府内外的专家，讨论他们对与大规模健康数据收集、分析和分享相关的独特隐私挑战的个人观点。该小组审查了生物伦理学文献，分析了大型生物银行和研究队列的隐私政策，并于 2015 年 7 月发布了一套原则草案供公众评论。2015 年11 月，白宫正式发布了"精准医疗计划"的"隐私和信任原则"，这些原则是保护参与者隐私和建立对"精准医疗计划"内活动的信任的基础，并于 6 个月后发布了最终的"数据安全政策原则和安全框架"。

2016 年 2 月，NIH 院长发表声明称，准备启动精准医疗计划的百万人队列计划，目标是在 2016 年底招募 79 000 名志愿者，并期望在 4～5 年完成计划，2019 年能招募到 100 万甚至更多的志愿者。声明中指出，NIH 已经采取多项行动来推进百万人队列计划，具体行动如下。

（1）向田纳西州纳什维尔的范德比尔特大学授予直接志愿者试点研究计划，并与来自Verily（原 Google 生命科学）、山景学院及加州的顾问合作，探索最佳的方法和系统，以在"精准医疗计划"队列计划中参与、注册和保留来自美国各地的参与者。试点中的志愿者将帮助研究团队建立和测试创新的方法和技术，以实现强健的志愿者参与及方便用户的数据收集。这种方法将帮助我们学习如何与志愿者建立持久的关系，他们是研究过程中的合作伙伴，这将是一个民主化的、变革性的研究环境的基础。

（2）与卫生资源和服务管理局（HRSA）合作，开始与一些联邦合格的保健中心建立伙伴关系，以开发、试行和改进将服务不足的个人、家庭和社区纳入"精准医疗计划"队列计划的方法，特别是那些历史上在生物医学研究中任职人数不足的项目。这些社区保健中心为社区内的个人提供高质量的预防和初级保健服务。让所有经济级别、种族的志愿者和社区参与，对于在历史上任职人数偏低的社区产生有意义的健康结果至关重要。

（3）与 ONC 办公室合作开展一项名为"同步科学"的计划，该计划将试用开放的标准化应用程序，使个人能够将数据贡献给研究，包括"精准医疗计划"的队列计划。这些试点将展示一种新的研究模型，使参与者能够访问其电子健康记录，控制和管理他们的数据，并在他们选择的情况下协调其医疗服务提供者和研究人员之间的护理。此外，该试用旨在打破通常会减缓科学进步的孤岛。建立中央"精准医疗计划"队列计划机构审查委员会（IRB），该委员会具备移动健康、生物信息学、健康差异、流行病学、基因组学和环境健康方面的专业知识，用于监督和审查本计划中进行的研究。NIH 一直处于创建中央 IRB的最前沿，以确保对人类研究参与者的问题进行一贯的、周到的和及时的审查。

2016 年 5 月，NIH 宣布将在五年内向明尼苏达州罗切斯特的梅奥诊所（Mayo Clinic）捐赠 1.42 亿美元，用于建立世界上最大的"精准医疗计划"队列计划的生物数据库。梅奥诊所将提供基础设施，用于存储、分析和提供超过 3500 万个生物样本和相关数据，使用最先进的实验室自动化和机器人技术进行高效处理和检索。生物数据库工作人员将遵循一套详细的政策，以保护样本免受污染或损失，并保护参与者的机密性。此外，梅奥诊所佛罗里达州生物样本接收与处理核心实验室将为 20%～25% 的样本（800 万～1000 万个样本）提供存储，以保护国家资源免受局部自然灾害的影响。

2016 年 10 月 13 日，"精准医疗计划"百万人队列计划正式改名为"All of Us"研究计划，改名的意义在于希望所有人能共同改变医疗保健的未来。参与的人越多，意味着人们为这个研究平台贡献的数据越多，能利用数据的研究人员也就越多，获得医学突破的机会也就越大。

2017年6月，NIH宣布开始招募第一批志愿者作为"All of Us"计划的beta测试者。此前，NIH已经完成了初步试点研究，投资了最先进的生物数据库，建立了"大数据"IT系统来传输和存储数据，并建立了安全的措施来保护参与者信息的私密性和安全性。

2018年5月，NIH正式面向全美开放"All of Us"计划的志愿者招募。年满18岁者，无论健康状况如何，都可以报名参加。NIH已向社区团体、保健中心、学术医疗中心和私营公司等100多个组织提供资金，以执行该计划。这些组织合作开发该计划的协议和技术系统，各种社区参与招募参与者，并安全地收集和存储参与者的信息和生物样本用于研究。

在该计划的未来阶段，儿童将被纳入招募对象，为该计划添加更多数据类型，如遗传数据。此外，该计划的数据将广泛用于研究。最终，"All of Us"研究计划将成为传统学术研究人员、科学工作者及两者之间所有人员的丰富而开放的数据资源。

二、精准医疗行业领先机构和公司

癌症基因组图谱（TCGA）计划由美国国家癌症研究所（NCI）和美国国家人类基因组研究所（NHGRI）合作开发，该图谱涵盖了33种癌症的关键基因组变化。TCGA数据集（包含已公开提供的超过2pb的基因组数据）可以帮助癌症研究机构改进癌症的预防、诊断和治疗。

TCGA的研究人员分析了数百名癌症患者的肿瘤和正常组织，给出了产生每种癌症完整基因组图谱所需的统计数据，这是识别这些基因组变化的关键，并且为癌症治疗水平的提高提供最大的机会。

1. TCGA基因组鉴定中心（GCC）　负责描述TCGA研究的肿瘤中发现的基因组变化。GCC利用多个平台向癌症研究领域提供了miRNA和基因表达、单核苷酸多态性和拷贝数变化的数据。GCC还通过靶向测序验证了感兴趣的特定区域。按照研究领域的不同，有以下为GCC服务的平台。

（1）拷贝数变化（单核苷酸多态性）

1）布列根和妇女医院和哈佛医学院，波士顿，马萨诸塞州（Brigham and Women's Hospital and Harvard Medical School, Boston, Mass.）。

首席研究员：Raju Kucherlapati博士，Lynda Chin硕士，Jonathan Seidman博士。

2）布罗德研究所，剑桥，马萨诸塞州（The Broad Institute, Cambridge, Mass.）。

首席研究员：Matthew Meyerson硕士，博士；Stacey Gabriel博士。

（2）表观基因组学

1）范安德尔学院，大急流域，密歇根州（Van Andel Institute, Grand Rapids, Mich.）。

2）约翰·霍普金斯大学，巴尔的摩，马里兰州（Johns Hopkins University, Baltimore, Md.）。

首席研究员：Peter Laird博士，Stephen Baylin硕士。

（3）基因（mRNA）表达：北卡罗来纳大学教堂山分校，教堂山，北卡罗来纳州（University of North Carolina at Chapel Hill，Chapel Hill，N.C.）。

首席研究员：Chuck Perou 博士；Neil D. Hayes 硕士，公共卫生硕士。

（4）miRNA 分析：不列颠哥伦比亚癌症中心，温哥华，不列颠哥伦比亚省，加拿大（British Columbia Cancer Agency，Vancouver，B.C.，Canada）。

首席研究员：Marco Marra 博士。

（5）靶向测序中心：贝勒医学院，休斯顿，得克萨斯州（Baylor College of Medicine，Houston，Texas）。

首席研究员：David Wheeler 博士，Richard Gibbs 博士，Rui Chen 博士。

（6）功能蛋白质组学：MD 安德森癌症中心，休斯顿，得克萨斯州（MD Anderson Cancer Center，Houston，Texas）。

首席研究员：Gordon Mills 硕士，博士。

2. TCGA 基因组测序中心（GSC）　对每个 TCGA 癌症病例的两个 DNA 样本（一个来自肿瘤样本，另一个来自血液或非恶性组织，作为对照）进行了大规模的 DNA 测序。在 NHGRI 大规模测序计划的支持下，GSC 产生了 TCGA 所需的大量数据，同时不断改进现有技术和方法，以拓展癌症基因组测序的前沿。GSC 由 NHGRI 的大规模测序研究网络资助，包括以下机构。

（1）布罗德研究所基因组学平台，剑桥，马萨诸塞州（Broad Institute Genomics Platform，Broad Institute，Cambridge，Mass.）。

首席研究员：Eric Lander 博士。

（2）人类基因组测序中心，贝勒医学院，休斯顿，得克萨斯州（Human Genome-Sequencing Center，Baylor College of Medicine，Houston，Texas）。

首席研究员：Richard Gibbs 博士。

（3）华盛顿大学麦克唐纳基因组研究所，华盛顿大学医学院（The McDonnell Genome Institute at Washington University，Washington University School of Medicine，St. Louis，Mo.）。

首席研究员：Richard Wilson 博士。

3. TCGA 基因组数据分析中心（GDAC）　为整个计划提供信息处理、分析和可视化工具，以促进 TCGA 数据的更广泛使用。GDAC 包括以下机构。

（1）布罗德研究所，剑桥，马萨诸塞州（Broad Institute，Cambridge，Mass.）。

首席研究员：Lynda Chin 硕士，Gad Getz 博士。

（2）系统生物学研究所，西雅图，华盛顿州（Institute for Systems Biology，Seattle，Wash.）。

（3）得州大学 MD 安德森癌症中心，休斯顿，得克萨斯州（University of Texas/M. D. Anderson Cancer Center，Houston，Texas）。

首席研究员：Ilya Shmulevich 博士，Wei Zhang 博士。

（4）纪念斯隆-凯特琳癌症中心，纽约，纽约州（Memorial Sloan-Kettering Cancer Center，New York，N.Y.）。

首席研究员：Chris Sander 博士，Marc Ladanyi 博士。

（5）俄勒冈健康与科学大学，波特兰，俄勒冈州（Oregon Health and Science University, Portland, Ore.）。

首席研究员：Paul Spellman 博士。

（6）加州大学圣克鲁兹分校，圣克鲁兹，加利福尼亚州（University of California, SantaCruz, Santa Cruz, Calif.）。

（7）巴克衰老研究所，诺瓦托，加利福尼亚州（Buck Institute for Research on Aging, Novato, Calif.）。

首席研究员：David Haussler 博士，Christopher Benz 博士。

（8）北卡罗来纳大学教堂山分校，教堂山，北卡罗来纳州（University of North Carolina at Chapel Hill, Chapel Hill, N.C.）。

首席研究员：D. Neil Hayes 硕士，公共卫生硕士。

（9）得州大学 MD 安德森癌症中心，休斯顿，得克萨斯州（University of Texas M. D. Anderson Cancer Center, Houston, Texas）。

首席研究员：John Weinstein 硕士，博士；Gordon Mills 硕士，博士；W. K. Alfred Yung 硕士。

包括癌症在内的疾病遗传信息的揭示离不开基因测序技术的发展，国外测序公司以 Illumina 和 Life Technologies（被 Thermo Fisher Scientific 收购）为代表，国内则以华大基因为代表。

1. Illumina 由 David Walt、Larry Bock、John Stuelpnagel、Anthony Czarnik 和 Mark Chee 于 1998 年 4 月创建。在与风险投资公司 CW Group 合作时，Bock 和 Stuelpnagel 在塔夫茨大学（Tufts University）发现了 Illumina 的 BeadArray 技术，并就该技术的独家许可进行了谈判。1999 年，Illumina 公司收购了 Spyder Instruments 公司（由 Michal Lebl、Richard hou 和 Jutta Eichler 建立），以获得高通量合成技术。

Illumina 公司于 2001 年开始提供单核苷酸多态性（SNP）基因分型服务，并于 2002 年使用 GoldenGate® 基因分型技术推出了其首个系统 Illumina BeadLab。Illumina 目前提供基于微阵列的产品和服务，用于扩展基因分析测序范围，包括 SNP 基因分型、基因表达和蛋白质分析。Illumina 的技术广泛应用于学术、政府、制药、生物技术和全球其他领域的领先机构。

2007 年 1 月 26 日，Illumina 完成了对基因测序公司 Solexa, Inc. 的收购。Illumina 还使用 DNA 集落测序技术，该技术是由 Pascal Mayer 和 Laurent Farinelli 于 1997 年发明的。它被用于一系列的分析，包括全基因组重测序、基因表达分析和小核糖核酸（RNA）分析。

2009 年 6 月，Illumina 宣布推出个人全基因组测序服务，深度 30 倍，每个基因组 48 000 美元，一年后价格降至 19 500 美元。截至 2011 年 5 月，Illumina 将价格下调至 4000 美元。

直到 2010 年，Illumina 只销售标有"仅用于研究用途"的仪器；2010 年年初，Illumina 公司通过 FDA 批准其 BeadXpress 系统用于临床测试。这是该公司当时发展战略的一部分，目的是建立自己的 CLIA 实验室，并开始提供临床基因检测。

Illumina 于 2011 年 1 月 11 日收购了位于威斯康辛州麦迪逊市的中心生物技术公司。

2012 年 1 月 25 日，罗氏（Hoffmann-La Roche）主动提出以每股 44.50 美元（约合 57 亿美元）的价格收购 Illumina。之后罗氏又将报价提高到 51.00 美元（约合 68 亿美元），Illumina 拒绝了，罗氏在 4 月份放弃了收购。

2014 年，Illumina 宣布了一款价值数百万美元的产品 HiSeq X Ten，并预测它将以 1000 美元/个基因组的价格提供大规模全基因组测序。该公司宣称，40 台这样的机器在一年内能够测序出比迄今为止所有其他测序器都要多的基因组。2014 年 1 月，Illumina 已经拥有 70% 的基因组测序设备市场。Illumina 的测序仪产生了当时 90% 以上的 DNA 数据。

2015 年末，Illumina 剥离了公司 Grail，专注于癌症肿瘤的血液检测。该公司从比尔·盖茨（Bill Gates）和杰夫·贝佐斯（Jeff Bezos）那里获得了 1 亿美元的 A 轮融资，Illumina 持有 Grail 20% 的股份。公司正在对超过 12 万名女性进行血液检测试验，在明尼苏达州和威斯康辛州进行定期乳房 X 线检查，并与梅奥诊所合作。该公司多种癌症检测产品已获 FDA 认证，在癌症血液循环游离（cfDNA）测序领域处于领先地位。

目前，Illumina 公司已开发出全面的产品线，它们可满足各种实验的规模和功能分析的广度，从而推进疾病研究、药物开发和分子检测的开发。其前沿的测序和芯片解决方案组合可满足各种复杂度和通量的基因组，让研究人员选择应对科学挑战的最佳解决方案。

2. Thermo Fisher Scientific　是美国一家跨国生物技术产品开发公司，由 Thermo Electronic 和 Fisher Scientific 于 2006 年合并而成。2013 年 4 月，在与 Hoffmann-La Roche 进行竞标后，Thermo Fisher 以 136 亿美元的价格收购了 Life Technologies Corp，使其成为基因测试和精密实验室设备市场的领军企业之一。

3. 华大基因　自 1999 年成立以来，坚持"以任务带学科、带产业、带人才"，先后完成了国际人类基因组计划"中国部分"（1%，承担其中绝大部分工作）、国际人类单体型图计划（10%）、第一个亚洲人基因组图谱（"炎黄一号"）、水稻基因组计划等多项具有国际先进水平的基因组研究工作，彰显了世界领先的测序能力和生物信息分析能力，也奠定了中国在基因组学研究领域的国际领先地位。同时，华大基因在全球范围内与众多学术机构和研发企业建立了广泛的合作关系，致力于在人类健康服务事业和科技应用领域的发展。2010 年 1 月，华大基因购买了 Illumina 公司的 128 台 HiSeq 2000 测序仪，成为全球测序通量最大的基因组中心。2013 年 3 月 18 日，华大基因成功收购人类全基因组精准测序的创新领导者 Complete Genomics。2014 年 6 月 30 日，华大基因测序仪及胎儿染色体非整倍体检测试剂盒获国家食品药品监督管理总局批准上市。这是国家食品药品监督管理总局首次批准注册的第二代基因测序诊断产品。

华大基因测序平台主要以 Illumina 高通量测序平台为主，Illumina 高通量测序平台主要由 HiSeq 测序仪和 MiSeq 测序仪组成。此外，华大基因测序平台还包括罗氏 454 测序平台及 Life 公司的 Ion Torrent 测序平台。除测序平台之外，华大基因测序平台还有合成平台、基因分型平台、全基因酶切图谱平台等使测序结果更精确的辅助平台。测序涉及生物学各领域，包括 DNA 测序、RNA 测序、宏基因组测序、甲基化测序、外显子捕获测序、ChIP-Seq、MeDIP 测序等。

华大基因是中国最大的测序服务公司，在 2017 年 7 月完成首次公开募股，获得了 5.47 亿元人民币融资，公司承诺推出新的服务。在 2017 年 1 月的摩根大通会议上，华大基因兑现了这一承诺，推出了 LifePeriodic 计划下的一项基于 SMRT 的测序服务。根据该公司声明，该计划旨在通过测序将地球上所有动植物的数字数据进行数据挖掘，并最终阐明数据中隐藏的生命规律。

自从个性化医疗及精准医疗被提出以来，已经有多家精准医疗相关的公司成立，也有多家生物医药公司涉足这一行业。

4. Editas Medicine CRISPR 基因编辑领域首家 IPO 公司。

Editas Medicine（NASDAQ：EDIT）成立于 2013 年，是由 MIT 的张锋等联合创办的一家改造基因编辑的生物科技公司。Editas Medicine 致力于将基因编辑技术应用到人类治疗中，从基因层面进行精准的分子改造，从而开发出直接更改致病基因的疗法。Editas Medicine 在基因编辑、蛋白质工程、分子和结构生物学，以及 CRISPR/Cas9 和 TALENs 技术方面都处于领先地位。截至目前，Editas Medicine 拥有相关领域内的 21 项专利，还有 200 项专利正在申请当中。Editas Medicine 是基因编辑领域在临床实验上进展较快的公司，于 2018 年开展 CRISPR 基因编辑治疗利伯先天性黑矇症（Lebercongenitalamaurosis，LCA；一种遗传性视力衰退疾病）的人体试验，这将是 CRISPR 基因编辑技术首次应用于临床试验。另外，Editas 开展的项目还有与 Juno 合作开展的癌症 CAR-T 治疗项目，以及良性血液疾病、遗传性肌肉疾病、遗传性肺病、遗传性和感染性肝病等。

5. Intellia Therapeutics 独家享有 CRISPR/Cas9 知识产权。

Intellia Therapeutics 成立于 2014 年，主要致力于 CRISPR/Cas9 技术在治疗领域的发展，如白血病、癌症等。Intellia 在 CRISPR/Cas9 技术治疗领域独家享有一项极为重要的知识产权，并获得了 Atlas Venture 和诺华的首轮融资。Intellia Therapeutics 未来的发展方向是将 CRISPR 与 CAR-T 更好地结合。2015 年 1 月，Intellia Therapeutics 与 CAR-T 领域处于领先地位的诺华展开了一项长达 5 年的研发合作计划，两者的合作将促使 CAR-T 技术与 CRISPR/Cas9 基因组编辑技术的结合，开发出威力更加强大的癌症治疗方法。此外，两者还会共同利用 CRISPR 基因组编辑技术研究造血干细胞（hematological stem cell，HSC）相关的疾病，包括镰状细胞病和 β-地中海贫血。2015 年，Intellia Therapeutics 获得了 7000 万美元的 B 轮融资。

6. Bluebird Bio 专注开发罕见病基因疗法。

Bluebird Bio（NASDAQ：BLUE）成立于 1992 年，是一家为儿童提供基因检测与基因疗法的医药公司，通过对患儿的基因研究，为小儿麻痹症、儿童营养不良、贫血等病症提供有针对性的早期治疗。Bluebird Bio 开展了多个临床项目，如用于治疗儿童大脑肾上腺脑白质营养不良的 Lenti-D、β-地中海贫血和镰状细胞贫血的药物 LentiGlobin，并在第 1 例患者治疗中显示有效。Bluebird Bio 是基因治疗领域的"独角兽"，2018 年市值一度超过 90 亿美元。当然，这跟它正在研究治疗高发的单基因遗传病"地贫"有很大关系。

7. Moderna Therapeutics 打造 mRNA 治病平台。

2015 年是 mRNA 治疗爆发的一年，因为包括 Moderna Therapeutics 在内的 4 家 mRNA 治疗公司竟收投资 40 多亿美元。Moderna Therapeutics 成立于 2010 年，是一家生物技术公司，致力于研究 mRNA，以期治疗肿瘤、传染病和罕见疾病。Moderna Therapeutics 的核心技术是帮助人们在自己的细胞内制造药物，而不是在实验室配置用于口服或注射的药物（这是所有其他生物技术公司的做法）。具体方法是，在患者体内植入 mRNA，这种 mRNA 随后会刺激人体细胞制造治疗所需的蛋白质，且不会触发常见的人体免疫反应。其中在 2015 年 1 月，公司完成了史上生物技术公司最大额的融资——4.5 亿美元。这笔融资使 Moderna Therapeutics 成为当今世界上药物研发行业中最有价值的、具有风险投资支持的私有公司。《财富》曾撰稿称，Moderna Therapeutics 可能是过去至少 10 年中诞生的唯一一家最具革命性的制药公司，或至少是与谷歌支持的 Calico 平分秋色，后者旨在延缓细胞老化。

8. SQZ Biotech　领先的细胞疗法平台。

SQZ Biotech 成立于 2013 年，同年 12 月 7 日制药巨头罗氏（Roche）与初创公司 SQZ Biotech 达成 5 亿美元的合作订单，并于 2018 年再次扩大合作。双方依托 SQZ 的技术平台，共同开展癌症的免疫治疗研究。该细胞疗法将应用 SQZ Biotech 的 Cell Squeeze 技术，引入肿瘤相关的蛋白到患者 B 细胞中，从而激活 T 细胞对抗癌症。Cell Squeeze 技术是一种微流控芯片，能够让被呈递的物质进入几乎所有的细胞类型中。SQZ Biotech 拥有 MIT Cell Squeeze 技术平台的独家全球授权。SQZ 在 2015 年被 Fierce Biotech 评选为"十五大热门公司"之一；它的技术平台在 2014 年被美国著名科普杂志《科学美国人》评选为"十大改变世界的创意"之一。

9. Seres Therapeutics　开启人类微生物组 IPO 时代。

Seres Therapeutics（NASDAQ：MCRB）是由 Flagship Venture Labs 于 2010 年成立，致力于研发基于微生物组药物的治疗产品，主要治疗微生物生态失衡引起的感染和代谢类疾病。2012 年 Seres Therapeutics 先后获得 4 轮融资，累计超过 1.3 亿美元。Seres 目前处于临床Ⅲ期的微生物混合药物 SER-109，主要是帮助人体重新建立平衡的微生物生态，治疗艰难梭菌感染（CDI）引起的肠道疾病。SER-109 获得 FDA "突破性治疗"称号，同时还被评为治疗成人 CDI 的"孤儿药"。除了 SER-109 之外，Seres 还在进行 SER-287、SER-401、SER-301、SER-262 和 SER-155 等基于人类肠道微生物组疾病治疗药物的临床研究。随着基础研究和临床数据的不断积累，肠道微生物组和消化道疾病、免疫系统疾病及癌症的关联逐渐被阐释，Seres 的产品可能具有更广阔的应用前景。

10. Evelo Biosciences　利用微生物治疗癌症。

Evelo Biosciences 是成立于 2015 年的一家初创型生物科学企业，主要致力于用微生物技术探寻治疗癌症的方法。Evelo 的研究人员认为，微生物在肿瘤的治疗中起作用有两个原因，一是微生物可以直接杀死肿瘤细胞；二是特定的微生物可以扰乱肿瘤的微环境，给免疫细胞攻击肿瘤细胞扫除了障碍。基于对癌症相关细菌（CAB）和细菌免疫激活剂（BIA）的深入研究，Evelo 建立了 Oncobiotic 平台以开发基于微生物的癌症治疗方法，并于 2015 年 11 月获得 3500 万美元种子轮融资，之后于 2018 年在纳斯达克上市。

11. Jounce Therapeutics　领先的癌症免疫疗法。

Jounce Therapeutics 成立于 2013 年，致力于研发一流的免疫疗法。该免疫疗法的特点是并非直接治疗患者肿瘤，而是通过管理患者的免疫系统使其能自主发现并攻击癌细胞和恶性肿瘤。目前正在研发的重点项目有可以刺激诱导性共刺激分子的单克隆抗体 JTX-2011、破坏肿瘤相关巨噬细胞上靶点交互的超 T 细胞等。Jounce Therapeutics 于 2013 年获得 4700 万美元 A 轮融资，于 2015 年获得 5600 万美元 B 轮融资。Jounce Therapeutics 成立的第一年就被 Fierce Biotech 评选为"十五大热门公司"之一。

12. WuXi NextCODE　基于基因测序的临床诊断企业。

WuXi NextCODE 成立于 2013 年，是药明康德的全资子公司，致力于帮助全球临床医生、科研机构和企业研发人员充分利用全基因组学更好地诊断和治疗疾病。WuXi NextCODE 是全球基因组医学领域的领军企业，拥有独一无二的基因医学综合一体化能力，包括基于 CLIA 认证实验室的全面测序能力、全球领先的基因测序分析系统、全新的数据库构架，可实现快速高效的大规模基因数据查询、管理、存储和共享，以及应用基因组学全方位优化新药开发的专业知识和经验。WuXi NextCODE 从世界各大领先测序分析供应商中脱颖而出，成为 Genomics England 选用的唯一一家应用在所有分析类别的数据分析系统。

13. Foundation Medicine　癌症全基因组测序的商业级企业。

Foundation Medicine（NASDAQ：FMI）成立于 2010 年，由 MIT 和哈佛 Broad 研究所的医生创立，是一家分子信息商业级公司，专注于利用基因组数据从根本上改变癌症患者治疗方法。Foundation Medicine 研发了两款临床产品——用于治疗实体瘤的 FoundationOne 及用于治疗血液恶性肿瘤的 FoundationOne Heme，为鉴别癌症患者的分子变异情况、匹配对应的靶向治疗和临床试验而提供全面的基因组图谱。2015 年初，制药巨头罗氏以 10 亿美元入股 Foundation Medicine，希望借助 Foundation Medicine 先进的测序技术为公司未来开发肿瘤个性化治疗扫平道路。

14. Dimension Therapeutics　主治血友病的基因公司。

Dimension Therapeutics 成立于 2013 年，是一家主要研究血友病药物的基因公司，是基于 RegenX 基因疗法（将正确的基因序列对应插入患者缺陷的基因序列中，以此来对抗疾病）而成立的。Dimension Therapeutics 主要产品是针对腺相关的罕见病及基因突变疾病的基因治疗产品。龙头产品有针对 B 型血友病的 DTX101、针对鸟氨酸氨甲酰基转移酶（OTC）缺乏症的 DTX301、针对 1a 型糖原贮积病的 DTX401、与拜耳公司合作的针对 A 型血友病的 DTX201 等。

15. Voyager Therapeutics　腺相关病毒基因疗法新锐。

Voyager Therapeutics（NASDAQ：VYGR）成立于 2014 年，是一家研究处于临床阶段的针对中枢神经系统严重疾病的基因治疗公司，致力于提高腺相关病毒基因疗法。Voyager Therapeutics 研发的产品有针对帕金森病的 VY-AADC01、针对单基因型肌萎缩侧索硬化的 VY-SOD101、针对 Friedreich 型共济失调的 VY-FXN01、针对亨廷顿病的 VY-HTT01，以及针对脊肌萎缩症的 VY-SMN101 等。

16. Surface Oncology　下一代肿瘤免疫疗法。

Surface Oncology 成立于 2014 年，致力于开发下一代肿瘤免疫疗法，通过改善抗原呈递和表达、阻断抑制细胞填充肿瘤微环境、阻止细胞因子和代谢产物等来减弱免疫系统的攻击。该公司被认为是全球最热门的创新型生物科技公司之一，并于 2018 年在纳斯达克上市。

17. Padlock Therapeutics　专注自身免疫药物开发。

Padlock Therapeutics 是一家专门开发自身免疫疾病药物的公司，正在开发靶向蛋白精氨酸脱亚氨酶（介导蛋白瓜氨酸化的一类酶，PAD）的新颖疗法。蛋白瓜氨酸化可导致强劲自身抗原的产生，参与导致类风湿关节炎的最早期事件，并驱动活动性自身免疫性疾病的炎症和免疫复合物的形成。

18. Unum Therapeutics 癌症治疗的 T 细胞疗法。

Unum Therapeutics 成立于 2014 年，是采用 CAR-T 研发抗体药物的生物科技公司。Unum Therapeutics 已建立了 ACTR（抗体偶联 T 细胞受体疗法）平台，通过对不同抗体的选择，能够对多种肿瘤起到治疗作用。2014 年底，Unum 就开始招募一期临床患者，通过 T 细胞免疫疗法药物 ATTCK20 和 Rituxan 联用于慢性白血病（CLL）的治疗。

19. Yumanity Therapeutics 专注于帕金森病、阿尔兹海默症和 ALS 药物开发。

Yumanity Therapeutics 成立于 2014 年，旨在研发神经退行性疾病相关药物。Yumanity Therapeutics 由 Onyx Pharmaceuticals 前 CEO Tony Coles 和麻省理工学院 Susan Lindquist 教授成立，以 Lindquist 教授的酵母筛选体系为技术平台，目的是开发治疗帕金森病、阿尔兹海默症和肌萎缩侧索硬化的新药。目前，Lindquist 实验室已经采用这个技术筛选了超过 50万个化合物，并已发现了至少 1 个治疗帕金森病的分子靶点和先导化合物。

三、精准医疗在抗癌领域的研究和应用

精准医疗计划的首要目标集中在肿瘤防治上，主要通过开展创新性肿瘤靶向治疗的临床研究、运用综合疗法治疗肿瘤及攻克肿瘤耐药性问题等，将精准医疗技术应用于肿瘤防治，提高肿瘤的防治水平。

2011 年美国国家科学研究委员会发布的报告 *Toward Precision Medicine* 中陈述了实现精准医疗的道路——重新定义和整合疾病的分类系统。通过这套系统，医学和科学界将能更准确地对疾病进行分类。报告指出，患者的生物标志物不同，疾病的进展风险、预后情况或对治疗的反应可能也会不同（图 6-1），因此临床研究需要发现更多、更新的生物标志物并加入到当前的疾病表型特征中，以便重新修订疾病的定义，增加新的疾病亚型。这样，针对新疾病亚型的新的治疗标准就会逐渐被开发出来，应用于临床治疗。

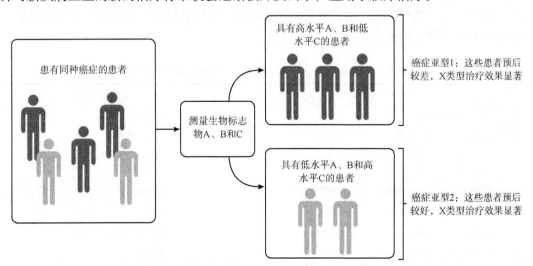

图 6-1 有相同症状的癌症患者往往有不同的结局

如图 6-1 所示，精准医疗可以让医生从大量的数据中识别生物标志物，从而将同一癌症患者归类为更精细的分类（子类 1 与子类 2）。例如，子类 1 患者的预后较差（即有与生存不良相关的生物标志物）可能会被给予更积极的治疗（治疗 X），而那些有更好预后的子类 2（即有与良好的结果相关的生物标志物），需要更少的积极治疗（治疗 Y）。当然也有相反的情况，如果预后较差的患者没有从积极治疗的方案中获得改善，下一步方案也可能提供较少的积极治疗。

准确针对不同肿瘤中的不同生物标志物，使用对应的靶向药物，正是精准医疗的目标之一。过去十几年，美国 FDA 批准上市了多种针对不同靶点的靶向药物。截至 2016 年，已有 66 种靶向药物批准上市。其中，最重要的靶向药物是针对肺癌、肝癌、乳腺癌和肾癌。

2015 年，我国肺癌发病人数约为 73.33 万，死亡人数约为 61.02 万。肺癌的治疗靶点主要有两类，一类是表皮生长因子受体（EGFR），以吉非替尼和厄洛替尼为代表；另一类是间变性淋巴瘤激酶（ALK），主要是克唑替尼和色瑞替尼等。

2015 年，我国肝癌发病人数约为 46.61 万，死亡人数约为 42.2 万。大部分肝癌在早期是无症状的，多数患者确诊时已处于中晚期，因此预后极差。对于肝癌的治疗，手术切除是最根本的方法，但对于无法手术切除特别是伴有肝外转移的患者，有效的方法极少，临床治疗十分棘手。索拉非尼是第一个被多个国家批准可以用于治疗原发性肝癌的分子靶向药物。

2015 年，我国乳腺癌发病人数约为 27.24 万，死亡人数约为 7.07 万。目前用于乳腺癌分子靶向治疗的药物主要有以人表皮生长因子受体 2（HER2）为靶点的拉帕替尼、以西罗莫司靶蛋白（mTOR）为靶点的依维莫司。

根治性手术仍为肾癌的主要治疗方法，但仍有 1/3 左右的肾癌患者在初诊时即已发生转移或在根治性手术后出现局部复发或远处转移。转移性肾癌对放化疗均不敏感，预后较差。靶向药物的获批是肾癌患者的曙光。索拉非尼（sorafenib）是 FDA 批准的第一个用于治疗肾癌的分子靶向药物，此后又陆续批准了数个品种。目前 FDA 批准的用于治疗肾癌的靶向药物主要包括甲苯磺酸索拉非尼、苹果酸舒尼替尼、贝伐珠单抗、替西罗莫司、依维莫司、帕唑帕尼、帕唑帕尼、卡博替尼、阿西替尼、乐伐替尼等（详见第二章和第四章），用于治疗肿瘤的靶向药物共 66 种（表 6-1）。

表 6-1　FDA 批准上市的靶向药、作用靶点和适用癌症

	药名	作用靶点	适用癌症
1	利妥昔单抗（rituximab）	CD20	淋巴瘤、白血病
2	曲妥珠单抗（trastuzumab）	HER2	胃癌、乳腺癌
3	甲磺酸伊马替尼（imatinib mesylate）	BCR-ABL	白血病、胃肠间质瘤、皮肤纤维肉瘤
4	替伊莫单抗（ibritumomab）	CD20	淋巴瘤
5	吉非替尼（gefitinib）	EGFR	肺癌
6	硼替佐米（bortezomib）	蛋白酶体	淋巴瘤、多发性骨髓瘤
7	托西莫单抗（tositumomab）	CD20	淋巴瘤

续表

	药名	作用靶点	适用癌症
8	盐酸厄洛替尼（erlotinib hydrochloride）	EGFR、PDGFR、c-KIT 受体	肺癌、胰腺癌
9	甲苯磺酸索拉菲尼（sorafenib tosylate）	c-KIT 受体、FLT-3、RET、VEGFR1/ 2/3、PDGFR-β	肾癌、肝癌、甲状腺癌
10	帕尼单抗（panitumumab）	EGFR	结直肠癌
11	贝伐珠单抗（bevacizumab）	EGFR	宫颈癌、结直肠癌、胶质母细胞瘤、肺癌、卵巢癌、输卵管癌、腹膜癌、肾癌
12	苹果酸舒尼替尼（sunitinib malate）	PDGFR-α/β、VEGFR1/2/3、c-KIT 受体、FLT-3、RET 蛋白、CSF-1R	胃肠间质瘤、肾癌、胰腺神经内分泌瘤
13	西妥昔单抗（cetuximab）	EGFR	结直肠癌、头颈部鳞癌
14	达沙替尼（dasatinib）	BCR-ABL、Src 激酶	白血病
15	伏立诺他（vorinostat）	HDAC1/2/3/6	淋巴瘤
16	二甲苯磺酸拉帕替尼（lapatinib ditosylate）	EGFR、HER2	乳腺癌
17	尼洛替尼（nilotinib）	BCR-ABL、PDGFR、c-KIT 受体、CSF-1R、DDR1	白血病
18	替西罗莫司（temsirolimus）	mTOR	肾癌
19	依维莫司（everolimus）	mTOR	乳腺癌、神经内分泌瘤、肾癌、巨细胞型星形细胞瘤
20	阿仑单抗（alemtuzumab）	CD52	白血病
21	罗米地辛（romidepsin）	HDAC	淋巴瘤
22	帕唑帕尼（pazopanib）	PDGFR-α/β、VEGFR1/2/3、FGFR1/3、c-KIT 受体、Itk、Lck、c-Fms 激酶	肾癌、软组织肉瘤
23	克唑替尼（crizotinib）	ALK、c-Met 受体、ROS1、RON 受体	肺癌
24	凡德他尼（vandetanib）	EGFR、VEGFR、RET、BPK、TIE-2、EPH 受体	甲状腺癌
25	本妥昔单抗（brentuximab）	CD30	淋巴瘤
26	维罗非尼（vemurafenib）	BRAF V600E	黑色素瘤
27	伊匹单抗（ipilimumab）	CTLA-4	黑色素瘤
28	瑞戈非尼（regorafenib）	VEGFR1/2/3、PDGFR-α/β、FGFR1/2、RAF 激酶、RET、c-KIT 受体、BRAF、ABL	胃癌、结直肠癌
29	阿柏西普（ziv-aflibercept）	VEGFA/B、P1GF	结直肠癌
30	帕妥珠单抗（pertuzumab）	HER2	乳腺癌
31	卡博替尼（cabozantinib）	RET、c-Met 受体、VEGFR1/2/3、c-KIT 受体、TrkB、FLT-3、ROS1、AXL 受体、TYRO3 受体、MER 受体、TIE-2	甲状腺癌、肾癌
32	博苏替尼（bosutinib）	BCR-ABL、Src 激酶	白血病
33	普纳替尼（ponatinib）	BCR-ABL	白血病
34	阿西替尼（axitinib）	VEGFR1/2/3	肾癌

续表

	药名	作用靶点	适用癌症
35	维莫德吉（vismodegib）	Smoothened	基底细胞癌
36	卡非佐米（carfilzomib）	蛋白酶体	多发性骨髓瘤
37	二马来酸阿法替尼 （afatinib dimaleate）	EGFR1/2、HER4	肺癌
38	曲妥珠单抗-美坦新偶联物 （ado-trastuzumab emtansine）	HER2	乳腺癌
39	阿托珠单抗（obinutuzumab）	CD20	白血病、淋巴瘤
40	伊鲁替尼（ibrutinib）	BTK	淋巴瘤、白血病
41	达拉非尼（dabrafenib）	BRAF、CRAF 激酶、SIK1、NEK11、 LIMK1	黑色素瘤
42	曲美替尼（rametinib）	MEK1/2 激酶	黑色素瘤
43	地舒单抗（denosumab）	RANKL	骨巨细胞瘤
44	色瑞替尼（ceritinib）	ALK、IGF1R、ROS1	肺癌
45	雷莫司单抗（ramucirumab）	VEGFR2	肺癌、胃癌、结直肠癌
46	纳武单抗（nivolumab）	PD-1	黑色素瘤、肺癌、肾癌、淋巴瘤、头颈 部鳞癌、膀胱癌
47	博纳吐单抗（blinatumomab）	CD19、CD3	白血病
48	艾代拉里斯（idelalisib）	PI3K-δ	白血病、淋巴瘤
49	奥法木单抗（ofatumumab）	CD20	白血病
50	贝利司他（belinostat）	HDAC	淋巴瘤
51	奥拉帕尼（olaparib）	PARP	卵巢癌
52	帕博利珠单抗（pembrolizumab）	PD-1	黑色素瘤、头颈部鳞癌、肺癌、淋巴 瘤、膀胱癌
53	阿来替尼（alectinib）	ALK、RET	肺癌
54	耐昔妥珠单抗（necitumumab）	EGFR	肺癌
55	奥希替尼（osimertinib）	EGFR	肺癌
56	帕博西尼（palbociclib）	CDK4/6	乳腺癌
57	乐伐替尼（lenvatinib）	VEGFR1/2/3、FGFR1/2/3/4、PDGFR-α、 c-KIT 受体、RET	甲状腺癌、肾癌
58	索尼得吉（sonidegib）	Smoothened	基底细胞癌
59	地努图希单抗（dinutuximab）	GD2 抗原	高危神经母细胞瘤
60	帕比司他（panobinostat）	HDAC	多发性骨髓瘤
61	达雷木单抗（daratumumab）	CD38	多发性骨髓瘤
62	埃罗妥珠单抗（elotuzumab）	SLAMF7	多发性骨髓瘤
63	伊沙佐米（ixazomib）	蛋白酶体	多发性骨髓瘤
64	考比替尼（cobimetinib）	MAPK、MEK1/2 激酶	黑色素瘤
65	维奈托克（venetociax）	BCL-2	白血病
66	阿特珠单抗（atezolizumab）	PD-L1	膀胱癌、肺癌

四、精准医疗在肾癌治疗中的研究进展

肾癌的诊治在过去十年已经取得很大进展，如今其已具有多种治疗方式，可以得到有效治疗。肾癌的病因非常复杂，目前已经确定遗传因素、吸烟、肥胖和高血压是肾癌发生的危险因素，通常可导致 VHL、HIF 等表达异常，从而诱发 VEGF、mTOR 等通路异常，促进血管生成、肿瘤发生（详见第一章第二节）。

血管生成（一种维持肿瘤细胞生长和迁移的动态过程，由多种促血管生成因子如 VEGF 介导，并受肿瘤微环境影响）是肾癌的标志性特点。因此，血管生成成为治疗肾癌的关键目标之一。抗 VEGF 靶向药，如 VEGFR 酪氨酸激酶抑制剂舒尼替尼、帕唑帕尼、阿西替尼、索拉非尼，以及抗 VEGF 贝伐珠单抗，在肾癌的治疗中发挥重要作用。此外，肿瘤生长依赖于 mTOR 通路的过度活化，因此 mTOR 抑制剂替西罗莫司和依维莫司也有良好的抗肾癌活性。最近发现，免疫检查点抑制剂纳武单抗能靶向控制肾癌发生和发展的 PD-1/PD-L1，调节患者免疫系统抵抗肿瘤，发挥长效抗肿瘤能力，提高患者生存率，成为治疗肾癌的一个重大突破。

临床上，手术切除依然是临床局限期肾癌的首选治疗手段，包括根治性肾切除术和保留肾单位手术，两种手术治疗方式都有其相关的益处和风险，两者的平衡应使长期肾功能和预期无瘤生存情况最优化。

根治性肾切除术包括肾周筋膜、肾周脂肪、区域淋巴结和同侧肾上腺的切除。如果肿瘤侵入下腔静脉，首选根治性肾切除术。保留肾单位手术用于临床上行根治性肾切除术会导致功能性无肾、肾功能不全或尿毒症的患者，如先天性孤立肾、对侧肾功能不全或无功能者及双侧肾瘤。当与根治性肾切除术比较时，保留肾单位手术可以实现肾功能保留及总死亡率降低。目前保留肾单位手术已经越来越多地用于 T1a 期和 T1b 期肾肿瘤且对侧肾正常的患者，其预后与根治性肾切除术相当。可行保留肾单位手术患者不应接受根治性肾切除术。Ⅱ期和Ⅲ期肾癌患者的首选治疗是根治性肾切除术。患有Ⅳ期病变的患者也能从手术中获益。

对于复发和肿瘤无法通过手术切除的患者，则应通过组织取样确定组织学类型，指导后续治疗方案。

1. 针对肾透明细胞癌为主型患者的帕唑帕尼一线治疗　帕唑帕尼是一种口服血管生成抑制剂，靶点为 VEGFR1、VEGFR2、VEGFR3、PDGFRα、VEGFRβ 及 c-KIT。帕唑帕尼的安全性与有效性在一项Ⅲ期、开放标签的、国际性、多中心研究中获得了评估。435 名从未接受过治疗或接受过 1 种以细胞因子为基础治疗的肾透明细胞癌和转移性肾癌的患者，按照 2∶1 的比例被随机分配接受帕唑帕尼或安慰剂治疗。帕唑帕尼在全部研究人群中均使无进展生存期（PFS）延长，平均为 9.2 个月；相对应的，安慰剂组患者为 4.2 个月。未接受过治疗的 223 名患者构成的亚群随机按 2∶1 的比例分配接受帕唑帕尼或安慰剂治疗，帕唑帕尼组中位生存期为 11.1 个月，安慰剂组为 2.8 个月。帕唑帕尼组的客观缓解率为 30%，而安慰剂组为 3%。所有数据都具有统计学意义。

帕唑帕尼的常见不良反应包括腹泻、高血压、发色改变、恶心、不思饮食、呕吐、疲乏、虚弱、腹痛和疼痛。此外其具有肝脏 3 级毒性，因此在药物治疗前和治疗期间需要检测肝功能。

在一项帕唑帕尼与舒尼替尼头对头对照的非劣性Ⅲ期临床研究及后续研究中，帕唑帕尼在疾病无进展时间及总体生存时间上并不显著劣于舒尼替尼，两者具有不同的不良反应。

美国 NCCN 肾癌专家组将帕唑帕尼列为复发或医学上无法切除的以透明细胞为主型Ⅳ期肾癌患者的首选一类一线治疗药物。

2. 针对肾透明细胞癌为主型患者的舒尼替尼一线治疗 苹果酸舒尼替尼［商品名：索坦（Sutent），辉瑞公司］是一种口服的小分子多靶点受体酪氨酸激酶抑制剂，具有抗肿瘤血管生成和抑制肿瘤细胞生长的多重作用。该药发挥抗癌作用的靶点包括血小板源性生长因子受体 PDGFR（PDGFRα 和 PDGFβ），血管内皮生长因子受体 VEGFR（VEGFR1、VEGFR2、VEGFR3），类 Fms 酪氨酸激酶 FLT-3，集落刺激因子受体 CSF-1R，干细胞因子受体 c-KIT 和神经营养因子 RET。

在舒尼替尼作为一线药物治疗转移性肾细胞癌的国际多中心Ⅲ期临床研究中，共入组 750 例转移性肾透明细胞癌患者，按 1∶1 随机分入舒尼替尼组与干扰素 α 组，所有患者之前并未接受过全身性治疗。患者中位年龄为 60 岁，90% 的患者之前接受过肾切除术。舒尼替尼组与干扰素 α 组的疾病无进展时间分别是 11 个月和 5 个月；经第三方机构独立评估，两组的客观反应率分别是 31% 和 6%；两者的中位总体生存时间分别为 26.4 个月和 21.8 个月，如果考虑到试验后期对照组患者交叉入治疗组，则数据更为可观。主要的不良反应包括中性粒细胞减少、血小板减少、腹泻、手足综合征、高血压等，但大多不良反应是安全可控的。在后期的扩大试验中，进一步证实了舒尼替尼在脑转移、体能状况差和非透明细胞癌患者中的疗效及安全性。基于以上研究，大多数版本的 NCCN 肾癌指南都推荐舒尼替尼作为复发或转移性肾透明细胞癌的一线治疗药物。

3. 针对肾透明细胞癌为主型患者的贝伐珠单抗联合干扰素 α 一线治疗 贝伐珠单抗是一种重组的人单克隆抗体，用来结合及中和循环中的 VEGF。在一项多中心、随机、双盲的Ⅲ期临床试验中，将贝伐珠单抗+干扰素 α 与安慰剂+IFN-α 治疗转移性肾癌的效果进行了对照。随机选取 649 例患者，最终 641 例患者接受治疗。贝伐珠单抗可以显著提升患者的疾病无进展时间和客观反应率，而且治疗组相较于对照组并未增加额外的不良反应。治疗组的总体生存时间也有改善趋势，但未达到显著性差异（23.3 个月比 21.3 个月）。在另一项类似的研究中，贝伐珠单抗+干扰素组的疾病无进展时间和客观反应率也要优于安慰剂+干扰素组（PFS：8.5 个月比 5.2 个月；ORR：25.5% 比 13.1%），但治疗组的毒副作用要比安慰剂组严重。基于上述研究，贝伐珠单抗联合 IFN-α 被近年来的 NCCN 肾癌指南推荐为转移性肾透明细胞癌一线治疗。

4. 针对肾透明细胞癌为主型患者的替西罗莫司一线治疗 替西罗莫司是特异性 mTOR 受体阻滞剂，mTOR 在细胞营养、生长、凋亡及血管生成过程中具有重要的调控作用。其安全性和有效性已被多中心、随机、开放的Ⅲ期临床研究（ARCC 试验）证实，该研究入组患者为从未接受过系统治疗的转移性肾癌患者，并且具有 3 项或以上的不良预后因素。这些不良预后因素包括自诊断到开始系统性治疗的时间 <1 年，KPS 评分为 60～70 分，血

红蛋白＜正常值下限，经矫正血钙＞10mg/dl，LDH＞正常值上限的 1.5 倍，多器官系统转移。626 例患者被随机分入替西罗莫司组、IFN-α 组和替西罗莫司+IFN-α 组，70%的患者年龄＜65 岁，69%为男性患者。替西罗莫司单药治疗组的总体生存时间要显著优于干扰素组和联合用药组。替西罗莫司组和 IFN-α 组的中位总体生存时间分别为 10.9 个月和 7.3 个月；中位疾病无进展时间分别为 5.5 个月和 3.1 个月。替西罗莫司和干扰素的联合用药并未使总体生存时间和疾病无进展时间得到改善，但使严重不良反应的发生率增高，如皮疹、口腔黏膜炎、疼痛、感染、外周水肿、血小板减少、中性粒细胞减少、高脂血症、高胆固醇血症及高血糖。基于上述研究，替西罗莫司被推荐用于预后不良的以透明细胞癌为主的转移性肾癌患者。

5. 针对肾透明细胞癌为主型患者的索拉非尼一线治疗　索拉非尼是一种多激酶抑制剂，它能同时抑制多种存在于细胞内和细胞表面的激酶，包括 RAF 激酶、VEGFR2、VEGFR3、PDGFRβ、KIT 和 FLT-3。索拉非尼具有双重抗肿瘤效应：①通过抑制 RAF/MEK/ERK 信号转导通路，直接抑制肿瘤生长；②通过抑制 VEGFR 和 PDGFR 而阻断肿瘤新生血管的形成，间接抑制肿瘤细胞的生长。

一项随机化Ⅱ期试验比较了索拉非尼和 IFN-α 在既往未治疗的肾透明细胞癌患者中的疗效和安全性。189 名患者被随机分配接受持续每天 2 次（bid）口服索拉非尼治疗（400mg，bid）或 IFN-α 治疗，当疾病进展时，可选择增加索拉非尼剂量（至 600mg，bid）或是从 IFN-α 转至索拉非尼治疗（400mg，bid）。主要终点是 PFS。在 IFN-α 组中，90 名患者接受了治疗；56 名疾病进展，其中 50 名转至索拉非尼治疗（400mg，bid）。索拉非尼组 97 名患者接受了治疗，其中位 PFS 为 5.7 个月，而 IFN-α 治疗组为 5.6 个月。结果显示更多的索拉非尼治疗患者获得肿瘤缓解（68.2%比 39.0%）。

美国国家综合癌症网络（NCCN）将索拉非尼列为部分复发或无法切除Ⅳ期透明细胞癌为主型肾癌患者的一线治疗选项。

6. 针对肾透明细胞癌为主型患者的阿西替尼二线治疗　阿西替尼也是多靶点酪氨酸激酶抑制剂，是第二代口服的选择性血管内皮细胞生长因子受体抑制剂，可以抑制血管内皮细胞生长因子受体 VEGFR1、VEGFR2、VEGFR3；但对于其他靶点抑制作用较弱，并且具有较短的半衰期。阿西替尼最初被作为二线治疗药物进行评估，在一项阿西替尼与索拉非尼对照的二线治疗转移性肾癌的国际Ⅲ期临床研究中，共入组 723 例曾一线接受细胞因子治疗或靶向治疗失败的患者，阿西替尼组和索拉非尼组的中位疾病无进展时间分别为 6.7 个月和 4.7 个月；在一线治疗为细胞因子治疗的亚组中，阿西替尼和索拉非尼组的疾病无进展时间分别为 12.1 个月和 6.5 个月；在一线治疗为靶向治疗的亚组中，两者的疾病无进展时间分别为 4.8 个月和 3.4 个月；但最终的总体生存分析两者并未出现显著差异。在该研究中，3 级以上的毒副作用主要有腹泻（11%）、高血压（16%）和疲劳（11%）。患者出现不同程度恶心、呕吐、乏力的比例分别为 32%、24%和 21%。在同一试验的更新报道中，阿西替尼组与索拉非尼组的中位生存期分别为 20.1 个月和 19.2 个月，虽然两组间生存期无显著差异，但阿西替尼组比索拉非尼组的 PFS 更长一些（8.3 个月比 5.7 个月）。基于上述研究结果，阿西替尼被大多数肾癌指南推荐为二线治疗药物，近来在临床中表现良好。2019年后的肾癌指南将其列为一线治疗药物。

7. 针对肾透明细胞癌为主型患者的依维莫司后续治疗　依维莫司是一种口服的 mTOR 受体阻滞剂，其有效性在一线酪氨酸激酶抑制剂治疗失败的患者中得到确立。在该药的 Ⅲ 期临床研究中，入组患者为既往抗 VEGFR 治疗失败的转移性肾癌患者，其中 46% 的患者之前只接受了舒尼替尼治疗，而其余患者还曾接受过其他二线甚至三线治疗；所有患者随机分入依维莫司+最佳支持治疗组与安慰剂+最佳支持治疗组。治疗组与对照组的中位疾病无进展时间分别为 4 个月和 1.9 个月。在一项随机的依维莫司与舒尼替尼对照的 Ⅱ 期临床研究中，入组患者为既往未接受过系统治疗的转移性肾癌患者，依维莫司组与舒尼替尼组的中位疾病无进展时间分别为 7.9 个月和 10.7 个月。提示：作为一线治疗，舒尼替尼的效果优于依维莫司。基于上述研究，大多数指南推荐依维莫司用于二线、三线及四线治疗。

作为精准医疗的一部分，选择最佳疗效和最小毒性的疗法是未来的挑战。到目前为止，因为还没有可靠的生物标志物可以用于预后评估，所以经过验证的转移性肾癌患者的预后分级系统依然只能依赖于临床诊断。

第二节　精准医疗技术面临的挑战

一、精准医疗的目标

美国"精准医疗计划"提出了以下 5 个目标。

1. 更多更好的癌症治疗方法　NCI 将通过扩大基于基因的临床癌症试验，探索癌症生物学的基本方面，建立全国性的"癌症知识网络"用以产生和分享新的知识，并推动科学发现和指导治疗决策，加速设计和测试有效的、量身定做的癌症治疗方案。

2. 建立一个自愿的国家研究队列　NIH 将与其他机构和利益相关者合作，发起一个由 100 多万或更多的美国人自愿参与的全国性的研究队伍。参加者将参与该倡议的设计，并将有机会提供各种数据，包括医疗记录、患者的基因、代谢物（化学成分）和体内微生物的剖面图、环境和生活方式数据，以及患者产生的信息、个人设备和传感器数据。隐私将受到严格保护。这个项目将利用现有的研究和临床网络建立创新的研究模式，使患者成为积极的参与者和合作伙伴。该队伍将向合格的研究人员广泛开放，并将邀请多个学科的科学家加入，运用他们的创造性思维，产生新的洞察力。ONC 将制订协同工作的标准和要求，确保在患者同意的情况下进行安全的数据交换，给患者和临床医生信心，促进个人、社区和人口健康。

3. 致力于保护隐私　确保从一开始，这项倡议坚持严格的隐私保护，白宫将与卫生部和其他联邦机构展开多方利益攸关者的工作，征求生物伦理学家、隐私和公民自由倡导者、技术人员和其他专家的意见，查明和处理与精准医疗背景下的数据隐私和安全有关的任何法律及技术问题。

4. 监管现代化　包括审查目前的管理情况，以确定需要进行何种改变以支持这一新的研究和护理模式的发展，其中包括关键的隐私和参与者保护框架。作为这项工作的一部分，FDA 将开发一种新的方法来评估下一代测序技术，即快速测序一个人 DNA 的大片段，甚至是整个基因组。这种新的方法将提供有关基因变化对患者护理的知识并促进基因测序技术的创新，同时确保测序准确可靠。

5. 公私伙伴关系　政府将与现有的研究团体、患者群体和私营部门建立强有力的伙伴关系，以发展必要的基础设施，扩大癌症基因组学，发起自愿的百万人队列。政府将号召学术医疗中心、研究人员、基金会、隐私专家、医学伦理学家和医疗产品创新者为这一计划打下基础，包括制订新的患者参与方法和授权。政府当局会审慎考虑及制订精密药物的方法，包括适当的规管架构，确保消费者能够获得自身的健康数据并安全、准确分析它，因此除了治疗疾病，还可以授权个人和家庭投资来管理他们的健康。

二、精准医疗在"五个目标"面前的挑战

为了实现上述五大目标，美国"精准医疗计划"面临着多方面的挑战。首先，为了生成经过验证的生物标志物，从而提高对个体的疾病风险或对治疗的反应进行分类的精确度，需要从更多的个体收集更多的数据。然而，大量的个人数据的收集给研究人员、医学界和收集数据的个人带来了挑战。这些挑战包括以下内容。

（1）需要收集、处理、储存和运送数以百万计的生物样本，然后使用多种不同的分子测量技术对这些数据进行分析。

（2）需要收集电子病历数据，合并来自不同类型医疗记录和调查表的数据，然后大量存储这些数据。

（3）需要分析不同来源的数据（如调查表、分子测量和电子病历）同时尊重每类数据的长处和局限性。

（4）需要结合多种不同学科的专业知识，包括临床医生、实验室研究员、生物信息学者、生物统计员和律师。

（5）需要传播这些数据供给研究人员使用，同时需要确保所有参与者的法律、道德和隐私关切都得到解决。

三、我国与国际上精准医疗的比较和差距

与美国相比，我国发展精准医疗也具有一些先天的优势，主要来自以下三方面。

第一，政策执行优势。特别是一些重大项目在发展初期，需要耗费较多资源，只有在发展一段时间后，才能取得阶段性成果，显示出普通大众能感受到的获益。我国具有集中力量办大事的优势，发展高速铁路、水电核电是如此，发展精准医疗也是如此。

第二，医疗资源集中优势。美国的医疗资源分散，数千家医疗机构之间信息共享很难建立和普及，我国的医疗资源相对集中，特别在癌症领域，全国最顶尖的 300 家医院集中了几乎 70%的癌症患者。这在医疗资源的分配上本来是极大的挑战，然而在精准医疗的数据共享方面，反而是中国的优势。我国可以以相对较少的资源投入，迅速建立起医院之间的数据共享网络，收集、存储、分享、分析肿瘤精准治疗大数据。

第三，临床资源丰富优势。我国人口多，在癌症发病率不断增加的大环境下，发病人数也逐年增多，这对于癌症防控的卫生形势提出了巨大挑战。然而，辩证地来看，这也给

我国的精准医疗提供了优质的临床资源。很多在国外发病人数少、收集不到足够的基因突变信息和用药信息的癌种和变异形式，在我国都能找到足够的病例，因此我们可以建立数据库，指导我国甚至全球的癌症治疗的临床实践。

中国精准医疗发展迅速，有望在未来 1~2 年跨越美国在过去 5 年所走过的发展历程，但我国也面临两方面的瓶颈。

一方面，技术和与临床结合的力度偏弱。精准治疗的技术基础主要分为基因检测、数据分析和临床注释这三个环节。基因检测已经是较为成熟的技术。测序能力和技术的发展已经基本可以满足产业发展的需要。然而在数据分析和临床注释方面，产业发展有明显掣肘。此外，创新药物的匮乏和冗长过时的审批制度，已成为我国精准医疗发展的最大短板。

另一方面，支持良性竞争的政策环境和商业环境不够完善。国家卫生和计划生育委员会在 2015 年初发布了肿瘤高通量测序试点名单，这体现了良性竞争的开放政策。但为了支持行业发展，政策的步子还可以迈得更大一些，进一步营造公平竞争的政策环境，在政策的引导下，建立市场竞争的技术标准。在达到标准的前提下，以市场规则引导市场行为。

四、肾癌精准医疗所面临的挑战

肾癌的精准医疗也面临着一些挑战。总体来讲，肾癌早期不易于扩散，行部分或完全肾切除术后，早期肾癌的治愈率高，但是早期肾癌由于症状较为不明显，患者难以及时诊治；转移性肾癌或不适用手术切除的患者，则面临着生存期短等困境，这种现象则与现有的靶向药物疗效有限有关。具体来讲，肾癌的精准医疗所面临的挑战包括以下几点。

（1）对于早期肾癌的诊断，找到肾癌特异性生物标志物是一大难点。这些生物标志物应该具有易于获取（如血液、尿液样本）和特异性高的特点。然而尽管已经对与肾癌发生、发展相关的一些基因和蛋白进行了研究，但是目前还没有能用于早期诊断的生物标志物。

（2）现有的靶向药物易于产生抗药性，或者只对部分肾癌患者有效，这产生了肾癌精准医疗的又一大难点——开发更有效的靶向药物。靶向药物的开发，需要对肾癌的分子机制有更清晰的了解，需要找到其中的关键靶点，这也正是其中的挑战所在。

（3）在开发出更有效的靶向药物的基础上，还需要建立更完善的肾癌分类标准，并且需要确立可靠的预后判断的生物标志物，以便于医生根据患者的情况选择最佳的治疗方案，尽最大可能延长患者的生存期。

第三节　总　　结

美国推动的"精准医疗计划"意义重大，对现有的医疗模式和医学发展产生了深远影响，推动了基础研究和临床探索的更紧密结合，也将推动肾癌个性化治疗的发展。

一、精准医疗在肾癌防治方面，更利于具有针对性的个体策略制订

一方面，原有的医疗模式通常是对所有患者进行"一刀切"的诊疗。这种方式对某些患

者来说可能是非常有效的，但对其他患者来说却不是，在肾癌患者中尤为明显。随着精准医疗的出现，这种新的疾病预防和治疗方法将个体的基因、环境、生活方式的差异纳入参考范围，通过更好地了解患者的健康、疾病历史或发病机制，来更好地预测哪种治疗更有效。

另一方面，"精准医疗计划"的提出和实施将会加快医学的发展。通过公共和个人的共同努力，精准医疗将利用基因组学、蛋白组学、代谢组学等技术的发展，为患者提供更为全面的健康数据，通过将现代医学技术与大数据和信息技术结合，将全面提供疾病预防、诊断、治疗相关的研究和药物开发的效率，推动医学领域的快速发展。

"精准医疗计划"也将彻底改变肾癌的诊治方式。随着肾癌精准医疗的发展，过去的病理诊断分期—根治性手术—复发—靶向药物治疗的模式，将会因人而异。当患者肾或泌尿系统出现病症而就诊时，加入血液或尿液的标志物检测，根据检测结果区分肾癌的分子分型，针对确定的靶点进行靶向药物的治疗，对于多个可用靶点可以实施多靶点的联合用药，根据患者的实际情况选择辅助治疗手段，根据预后生物标志物判断预后情况，并决定后续的管理方案。基因组学、蛋白组学、转录组学、代谢组学等组学相关技术的发展和数据库的建立，以及大量研究和医护人员的工作，将使我们距离实现肾癌的精准医疗越来越近。

二、分子肿瘤遗传学研究成果推动了肾癌个性化治疗进展

基础研究的进展是肾癌个性化治疗的基础。新靶点的发现和治疗药物作用靶点信号网络的建立，以及肿瘤遗传学研究成果，为个性化治疗提供了最基础的数据。约90%的肾透明细胞癌（肾癌中最常见的病理类型）患者的 Von Hippel-Lindau（VHL）基因失活（本书第一章第二节有叙述）。VHL 的经典靶标是 HIF-α 亚基。HIF-α 在肾癌早期可诱导并促进血管生成和细胞内代谢重编程的转录活动发生。除 HIF-α 外，其他 VHL 靶标的发现为开发肾癌新疗法提供了潜在可能性。例如，VHL 下游的新型转录抑制因子锌指同源框蛋白2（zinc-fingers and homeoboxes 2，ZHX2），可通过调节 NF-κB 信号通路促进肾癌发生。VHL 缺陷型肾癌中，ZHX2 和 HIF-α 转录因子逃脱了被降解的命运。这些因子在细胞内累积，与特定的 DNA 序列结合，促进肿瘤生长相关基因的激活。相反，在肝癌和霍奇金淋巴瘤中，ZHX2 扮演肿瘤抑制因子的角色，其机制是转录抑制细胞周期蛋白 A 和细胞周期蛋白 E 的表达。这些研究强调了特定分子的致癌或抑癌活性与细胞类型和谱系紧密相关。

肾部肿瘤可能源于发生在儿童期和青春期的关键遗传改变。患者体内起初只有几百个细胞发生遗传改变，随后这些细胞内的通路会遵循一种持续性的改变在几十年后逐渐缓慢进展为肾癌。很可能大多数人的肾中都会有这种所谓的"流氓细胞"存在，然而除非个体机体发生进一步突变，否则这种"流氓细胞"不会进展为肾癌。其中，有些风险因子会促进这些细胞进展为肾癌细胞，如吸烟、肥胖和肾癌遗传性风险等。在超过90%的肾癌患者体内发现了染色体3p 缺失，此区域常携带多个肿瘤抑制基因，此外，35%～40%的患者在该过程中会同时获得染色体5q，即染色体碎裂，这一过程极有可能造成关键基因突变。了解这些事件发生的先后顺序和时机对于个性化治疗中进行肾癌的预防和干预至关重要。

基于以上研究成果，近年来免疫治疗、免疫联合靶向治疗在肾部肿瘤治疗中得到长足发展。目前免疫检查点抑制剂治疗被认为是肿瘤治疗史上的里程碑，以免疫检查点抑制剂

为主的联合治疗方式较单用舒尼替尼治疗更具优越性（详见第四章），晚期肾癌逐步进入免疫联合治疗的时代。然而免疫治疗仍存在诸多问题，如药物费用昂贵、患者应答率低、脱靶效应、肿瘤抗原靶点表达差异等。有价值的生物标志物尚未确定，患者的治疗方案选择仍是难题，肿瘤发展程度和标记分子，以及基因图谱的相关性分析可能有助于肾癌的治疗选择。部分靶基因的表达量可预测靶向药物的敏感性，其表达量越高，药物敏感性越高。常见的针对晚期转移性肾癌治疗的靶向药物（详见本书第二章和本章第二节）有：①多靶点酪氨酸激酶抑制剂，可以通过抑制 VEGFR、PDGFR 和 FLT3 等的酪氨酸激酶活性，从而抑制血管生成，达到抑制肿瘤生长的目的，这类药物包括索拉非尼、舒尼替尼、帕唑帕尼和阿西替尼等。②西罗莫司受体蛋白（mTOR）抑制剂，可以通过阻断 mTOR 信号转导通路，抑制蛋白质合成，导致细胞周期阻滞，进而调节细胞循环和血管生成，这类药物包括依维莫司和替西罗莫司等，目前此类药物在我国上市的只有依维莫司。③抗血管生成药物，包括贝伐珠单抗、索拉非尼、舒尼替尼、帕唑帕尼，在我国均是晚期转移性肾癌的一线治疗药物，但目前尚无临床用药指南明确规定各自适用于何种患者，因此药物选择大多基于泌尿外科医生的临床经验，导致无法针对患者个性化应用靶向药物。相对于经验性用药，应用基因检测技术个性化选择靶向药物治疗晚期转移性肾癌患者的疗效明显，在一定程度上可延长患者无进展生存时间。然而由于药物对不同人群、种族间的疗效和不良反应均存在显著差异，我国学者应努力探索适合我国人群的免疫联合靶向治疗方案，开发我国原创肾癌免疫和靶向药物治疗是重要的研究方向。

三、基因编辑和类器官技术加快了基础研究成果在肾癌个性化治疗中的临床应用

慢病毒与 CRISPR/Cas9 系统基因编辑技术的运用，在基因功能在体研究方面发挥了巨大作用。在体基因编辑虽然还存在诸多问题，如脱靶效应和基础研究数据不够完善等，但是为在基因和蛋白分子水平上的精准医疗进程的推进打开了广阔的天地。类器官体外研究模型的运用，既能很好地模拟体内情况，又可像肿瘤细胞系一样长期培养，并且还具有体外基因编辑的特点，可能成为肿瘤研究的重要工具。

大型二维肿瘤细胞系为药物筛选提供了重要模型，但存在反应性较差的问题，可能导致基于此类模型开发的药物不能在临床试验中得到验证。源自癌症患者的肿瘤类器官可更好地模拟原始肿瘤器官，并且成为识别和测试新型抗癌药物的良好模型。目前，利用肿瘤类器官模型生物库进行的小规模药物筛选已取得了实质性进展。其一大优势在于药物筛选的准确性高，有利用已知化合物测试类器官对药物的敏感性，并与患者的反应进行比较的研究，发现阳性预测值（预测特定药物起作用）为 88%，阴性预测值（预测特定药物不起作用）为 100%，表明肿瘤类器官模型在临床试验中可反映患者对药物的治疗效果，可用于抗肿瘤药物有效性筛选。利用类器官技术进行药物开发的另一个主要优点是，可以建立肿瘤和健康组织的类器官，在筛选肿瘤靶向药物的时候能够更有效比较并区分对肿瘤具有杀伤作用而对健康组织不响应的药物。其局限性也是研究人员正在探索解决的问题，如类器官模型缺乏神经、血管及免疫细胞，使其不能完全表现出器官的全部特征，对于疾病过程

的模拟也只能是部分重现。

"类器官生物库"的创建为癌症患者个性化治疗提供了可能。生物库可以包含具有不同遗传特征的不同类型的肿瘤，并能识别特定的药物–遗传学相互作用。随着对癌症发展了解的深入，并且确定了更多的癌症干细胞标志物，类器官可成为癌症患者个性化治疗的强有力研究工具。

四、肾癌预后评估标准的制订是临床精准治疗的关键

长期以来，肾癌组织学分化程度（Fuhrman 分级系统）在临床肾癌患者的预后分析中应用广泛，然而其在应用过程中存在一定的局限性（如判读困难及可重复性差等）。因此在2016 版新分类中，WHO/国际泌尿外科病理学会（ISUP）分级系统取代长期使用的 Fuhrman 系统，并证实该分级系统是透明细胞性肾细胞癌和乳头状肾细胞癌很好的预后指标。同时，病理形态中肉瘤样、横纹肌样形态及肿瘤性坏死是肾癌不良预后因素。然而，基于病理形态分析的预后评估仍然存在定量误差较大的问题，将阻碍未来快速发展的精准治疗效果的判断。

不良反应评价是肾癌预后的重要部分。"WHO 不良反应评价标准"自 1979 年发布以来，作为化疗药物不良反应评价标准在我国的应用十分广泛。2003 年后，NCI 发布了通用不良事件术语标准 3.0 版（Common Terminology Criteria Adverse Events Version 3.0，CTCAE v3.0），该版共包含 1059 项不良反应条目，并逐渐统一了国际肿瘤治疗不良反应评价标准，但其尚存在不足，如有研究人员建议对常规或长期使用药物的不良反应进行更加详细的分级。2008 年 7 月 NIH 和美国 NCI-生物医学信息学和信息技术中心（Center for Biomedical Informatics and Information Technology，CBIIT）发布了 CTCAE v4.0。2010 年 6 月，美国 NCI 又发布了 CTCAE v4.03 最新版本。然而，我国应用比较广泛的仍然是 CTCAE v3.0 版。

与 CTCAE v3.0 版相比较，CTCAE v4.0 版无较大变动，仍采用 5 级评分系统对不良反应的严重度进行评价，并对每一种不良反应的严重度从 1～5 级进行特定的临床描述。1 级不良反应是指较轻微的不良反应，通常无症状，且不需要对机体进行干预治疗，也不需要进行介入治疗或药物治疗。2 级不良反应是指中等程度的不良反应，通常有临床症状，且需要在当地进行药物或其他方面的干预治疗，这类反应可能影响机体的功能，但是不损害日常生活与活动。3 级不良反应是指较为严重的不良反应，可能造成不良后果，通常症状复杂，需要进行外科手术或住院治疗等积极的干预治疗。4 级不良反应是指可能对生命构成潜在威胁的不良反应，这类反应通常可致残，甚至导致器官损害或器官功能的丧失。5 级不良反应是指死亡。然而，并非所有的不良反应都有 1～5 级标准。在制订该标准的过程中，专家们更关注于 2 级和 3 级不良反应的临界值。低级反应（1 级和 2 级）被认为是可耐受且易控制的，因此必须明确地将低级反应和严重反应（3 级和 4 级）进行区分。若出现严重不良反应时，应立即停止相关治疗，当严重不良反应降至 1 级以下时，应适当降低药物剂量并重新开始治疗。但是，CTCAE v4.0 版采用 MedDRA 对不良反应进行更加详细的分类，并且对每一种不良反应都给出了定义，加强了 CTCAE v4.0 版的可操作性和区分度。例如，CTCAE v3.0 版中的疼痛和出血类别在 CTCAE v4.0 版中被分至更多的系统器官

分类（SOC）中，如"胃肠疾病"和"肾和尿路疾病"等。因此，在我国推广新的标准有利于对肿瘤治疗中的不良反应报道和监测进行标准化，从而促进临床精准治疗预后评价系统的形成。

同时，在临床前研究领域，越来越多的肾癌预后因素研究将重点放在分子生物标志物上，通过研究其对肾癌临床进展和生物学行为的影响，从而帮助提高个体化预后预测及危险分级临床治疗策略的制订。细胞核增殖抗原（Ki-67）是目前运用最广泛的分子预后标志物，是与侵袭性相关的细胞增殖的标志物，它与更高的复发和肿瘤特异性死亡率相关。此外，存在 *VHL* 基因突变透明细胞癌患者的无复发生存率更高，而肿瘤特异性死亡率更低，同时相对于无 *VHL* 基因突变患者的治疗应答更敏感。而对于转移性肾癌患者，细胞核中 HIF-1α 或细胞质中 HIF-1α 水平的提高与癌症特异性生存率下降有关。另外，碳酸酐酶Ⅸ的表达水平与肾肿瘤分期和肾切除术后复发率增加有关。还有血管内皮生长因子、核糖体蛋白 S6、蛋白激酶 B、胰岛素样生长因子Ⅱ、信号转导子和转录激活子 3 及程序性死亡蛋白配体-1（PD-L1）也被证实与肾癌预后相关。近年来针对肾癌靶向药物敏感性或预后的预测分子逐渐被发现。单核苷酸多态性分析的发展给靶向药物治疗预后的分子标志物研究带来了新的突破，一批针对靶向药物治疗预后的分子标志物相继被发现，PTGS2、KDR rs34231037、VEGFR1 rs9582036 均被报道可对舒尼替尼治疗晚期转移性肾癌的疗效进行预测，但其预测强度尚有待确定。其中，血管内皮生长因子 A（VEGFA）的高表达提示索拉非尼治疗的良性预后，但是 VEGFRA 的 2 个突变体 VEGFRA rsl885657 和 rs3024987 却与更短的生存时间相关，提示靶向药物靶基因的单核苷酸多态性对靶向药物的疗效至关重要，其不同突变体在治疗过程中可能发挥不同甚至相反的作用。

随着分子生物学手段的不断增多，并运用于临床前实验研究，肾癌发生的分子机制不断被阐明，以分子机制为基础的诊断及治疗靶点越来越多。在现有的基因突变与治疗药物选择性关系的基础上，整合肾癌相关 lncRNA、miRNA 及免疫治疗研究（PD-1/PD-L1）的成果逐渐更具可行性。同时，常见靶向药物不良反应包括血小板减少、白细胞减少、高血压和甲状腺功能减低的发生率均等，这些不良反应均是预测靶向药物治疗晚期转移性肾癌疗效的生理学指标，并与患者的良性预后密切相关。利用综合分析的方法，整合针对靶向药物治疗预后的分子标志物与治疗效果的关系、量化的不良反应参数，建立更为精细、可靠的肾癌预后预测模型，将会是肾癌精准医疗研究的发展方向。

参 考 文 献

程帆，2019. 肾癌实验研究发展现状与展望. 中华实验外科杂志，3（6）：1437-1439.

皋文君，刘砚燕，袁长蓉，2012. 国际肿瘤化疗药物不良反应评价系统——通用不良反应术语标准 4.0 版. 肿瘤，32（2）：142-144.

高坚钧，秦伟，王浩，等. 2019. 类器官技术在肿瘤研究中的应用与展望. 中国组织工程研究，23（7）：1136-1141.

郭子寒，杜琼，戴贤春，等，2018. 肿瘤分子靶向治疗药物的发展概况. 上海医药，39（5）：5-9.

马潞林，宋一萌，葛力源，2018. 基因测序技术的发展与临床应用概述. 重庆医科大学学报，43（4）：7-9.

徐达，潘秀武，陈佳鑫，等，2019. 基因检测技术指导晚期转移性肾癌个体化靶向治疗的初步经验. 中华泌尿外科杂志，40（5）：365-369.

徐可，周启东，2019. 晚期肾癌治疗与基础研究进展. 上海医药，42（3）：143-146.

Ciccarese C, Brunelli M, Montironi M, et al, 2016. The prospect of precision therapy for renal cell carcinoma. Cancer Treat Rev, 49: 37-44.

Escudier B，Pluzanska A，Koralewski P，et al，2007. Bevacizumab plus interferon alfa-2a for treatment of metastatic renal cell carcinoma：a randomised，double-blind phaseⅢtrial. Lancet，370（9605）：2103-2111.

Escudier B，Szczylik C，Hutson T E，et al，2009. Randomized phase Ⅱ trial of first-line treatment with sorafenib versus interferon Alfa-2a in patients with metastatic renal cell carcinoma. J Clin Oncol，27（8）：1280-1289.

Gharwan H，Groninger H，2016. Kinase inhibitors and monoclonal antibodies in oncology：clinical implications. Nat Rev Clin Oncol，13（4）：209-227.

Hudes G，Carducci M，Tomczak P，et al，2007. Temsirolimus，interferon alfa，or both for advanced renal-cell carcinoma. N Engl J Med，356（22）：2271-2281.

Motzer R J，Barrios C H，Kim T M，et al，2014. Phase Ⅱ randomized trial comparing sequential first-line everolimus and second-line sunitinib versus first-line sunitinib and second-line everolimus in patients with metastatic renal cell carcinoma. J Clin Oncol，32（25）：2765-2772.

Motzer R J，Escudier B，Oudard S，et al，2008. Efficacy of everolimus in advanced renal cell carcinoma：a double-blind，randomised，placebo-controlled phaseⅢtrial. Lancet，372（9637）：449-456.

Motzer R J，Escudier B，Tomczak P，et al，2013. Axitinib versus sorafenib as second-line treatment for advanced renal cell carcinoma：overall survival analysis and updated results from a randomised phase 3 trial. Lancet Oncol，14（6）：552-562.

Motzer R J，Hutson T E，Cella D，et al，2013. Pazopanib versus sunitinib in metastatic renal-cell carcinoma. N Engl J Med，369（8）：722-731.

Motzer R J，Hutson T E，McCann L，et al，2014. Overall survival in renal-cell carcinoma with pazopanib versus sunitinib. N Engl J Med，370（18）：1769-1770.

Motzer R J，Hutson T E，Tomczak P，et al，2007. Sunitinib versus interferon alfa in metastatic renal-cell carcinoma. N Engl J Med，356（2）：115-124.

Rini B I，Escudier B，Tomczak P，et al，2011. Comparative effectiveness of axitinib versus sorafenib in advanced renal cell carcinoma（AXIS）：a randomised phase 3 trial. Lancet，378（9807）：1931-1939.

Rini B I，Halabi S，Rosenberg J E，et al，2008. Bevacizumab plus interferon alfa compared with interferon alfa monotherapy in patients with metastatic renal cell carcinoma：CALGB 90206. J Clin Oncol，26（33）：5422-5428.

Sternberg C N，Hawkins R E，Wagstaff J，et al，2013. A randomised，double-blind phaseⅢstudy of pazopanib in patients with advanced and/or metastatic renal cell carcinoma：final overall survival results and safety update. Eur J Cancer，49（6）：1287-1296.

National Research Council，2011. Toward precision medicine：building a knowledge network for biomedical research and a new taxonomy of disease. Washington DC：National Academies Press.

Vargas A J，Harris C C，2016. Biomarker development in the precision medicineera：lung cancer as a case study. Nat Rev Cancer，16（8）：525-537.